BIBLIOTHÈQUE SCIENTIFIQUE CONTEMPORAINE

LA VIE DU SOLDAT

AU POINT DE VUE DE L'HYGIÈNE

PAR LE DOCTEUR

E. RAVENEZ

Médecin major à l'École de cavalerie de Saumur

AVEC 55 FIGURES INTERCALÉES DANS LE TEXTE

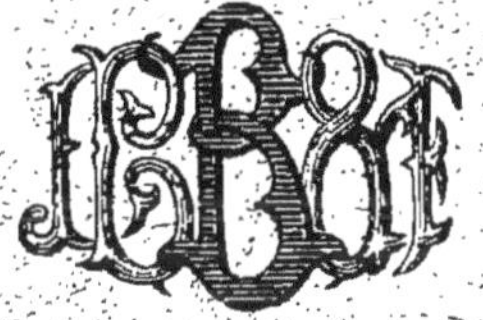

PARIS

LIBRAIRIE J.-B. BAILLIÈRE ET FILS

RUE HAUTEFEUILLE, 19, PRÈS DU BOULEVARD SAINT-GERMAIN

1889

BIBLIOTHÈQUE SCIENTIFIQUE CONTEMPORAINE

LA VIE DU SOLDAT

AU POINT DE VUE DE L'HYGIÈNE

ARNOULD. — Nouveaux éléments d'hygiène, par JULES ARNOULD, professeur d'hygiène à la Faculté de médecine de Lille, médecin inspecteur de l'armée. 1888, 1 vol. gr. in-8, 1,403 pages, avec 272 fig., cartonné. . . . . 20 fr.

BEGIN (L.-J.). — Études sur le service de santé militaire en France, son passé, son présent et son avenir. in-8 de 370 pages. . . . . 4 fr. 50

BOISSEAU (Edm.).— Des maladies simulées et des moyens de les reconnaître. 1870, 1 vol. in-8 de 510 pages, avec fig. 7 fr.

COLIN (Léon).— Traité des maladies épidémiques. Origine, évolution, prophylaxie. 1879, 1 vol. in-8 de xx-1,032 pages. 16 fr.

— De la fièvre typhoïde dans l'armée. 1877, 1 vol. gr. in-8 de 200 pages. . . . . 4 fr.

CUYER et ALIX. — Le Cheval : extérieur, structure et fonctions, races, caractères, production et amélioration, par E. ALIX, vétérinaire militaire, lauréat du ministère de la guerre. 1886, 1 vol. gr. in-8 de 703 pages avec fig. et 1 atlas de 16 planches coloriées, découpées et superposées. Dessins par CUYER. Ensemble, 2 vol. cart. . . . . 60 fr.

— *Séparément :* Les allures du cheval, démontrées à l'aide d'une planche. 44 pages avec fig. . . . . . . 7 fr. 50

GUN (le Colonel). — L'Électricité appliquée à l'art militaire. 1889, 1 vol. in-16, avec 80 fig. (Bibliothèque scientifique contemporaine). . . . . 3 fr. 50

— L'artillerie actuelle, canons, fusils, poudres et projectiles, 1889, 1 vol. in-16, avec 66 fig. (Bibliothèque scientifique contemporaine). . . . . 3 fr 50

LEGOUEST. — Traité de chirurgie d'armée, 1 vol. in-8 de 800 pages, avec 149 fig. . . . . 14 fr.

LEVY (Michel). — Traité d'hygiène publique et privée. *Sixième édition*, 1879, 2 vol. gr. in-8 ensemble 1,900 pages, avec fig. . . . . 20 fr.

MARVAUD (Angel).— Les aliments d'épargne : alcool et boissons aromatiques, café, thé, coca, cacao, maté. 1874, 1 vol. in-8 de 504 pages, avec fig. . . . . 6 fr.

MONTILLOT.— La télégraphie actuelle, en France et à l'étranger, lignes, réseaux, appareils, téléphones, par le lieutenant-colonel MONTILLOT, directeur de télégraphie militaire. 1889, 1 vol. in-16 avec 131 fig. (Bibliothèque scientifique contemporaine) 3 fr. 50

— La lumière électrique. 1890, 1 vol. in-16, avec 150 fig. (Bibliothèque scientifique contemporaine). . . . 3 fr. 50

MORACHE.— Traité d'hygiène militaire. *Deuxième édition* entièrement remaniée, mise au courant des progrès de l'hygiène générale et des nouveaux règlements de l'armée. 1886, 1 vol. in-8 de 936 pages, avec 173 fig. . . . . 15 fr.

RIDER (C.) — Étude médicale sur l'équitation. 1870, in-8 de 36 pages. . . . . 1 fr. 50

SCHATZ. — Études sur les hôpitaux sous tentes. 1870, in-8 de 70 pages, avec fig. . . . . 2 fr. 50

TOURS. — IMPRIMERIE E. ARRAULT ET Cie.

LA VIE
DU SOLDAT

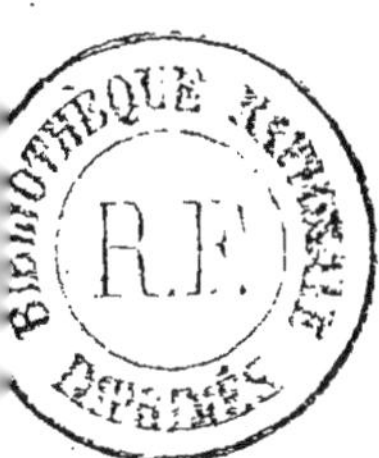

AU POINT DE VUE DE L'HYGIÈNE

PAR LE DOCTEUR

E. RAVENEZ

Médecin major à l'École de cavalerie de Saumur

AVEC 55 FIGURES INTERCALÉES DANS LE TEXTE

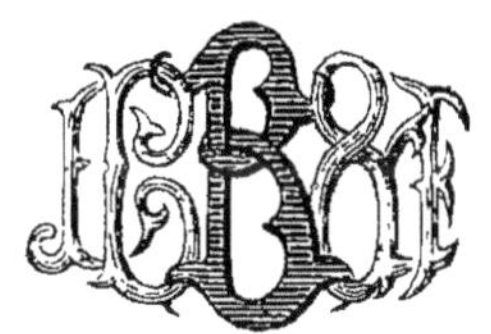

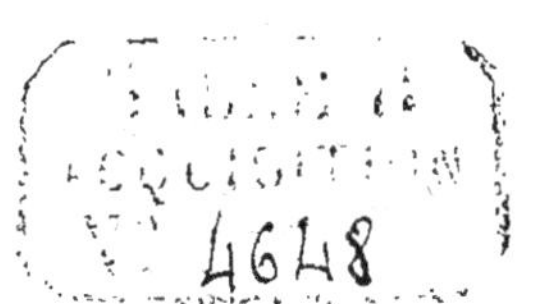

PARIS

LIBRAIRIE J.-B. BAILLIÈRE ET FILS

RUE HAUTEFEUILLE, 19, PRÈS DU BOULEVARD SAINT-GERMAIN

1889

PRÉFACE

En écrivant ce livre après nos devanciers, les médecins principaux d'armée, Morache et Viry, dont les œuvres sont justement appréciées, nous avons eu un but spécial.

Nous avons cherché à apprendre au public qui lit et aux élèves de toutes nos écoles ce que c'était que le soldat, le soldat que l'on ignore trop, le soldat que l'on sera demain, celui que doit être tout Français.

En cherchant à prouver que l'armée française était dans la voie du progrès et qu'au point de vue de l'hygiène, elle se trouvait à la hauteur des autres armées ; en cherchant à détruire des préjugés entachés de sentimentalisme exagéré, préjugés qui posent le soldat en victime ; en cherchant enfin à attirer l'attention de nos lecteurs sur la manière dont ils vivront sous les drapeaux et dont vivront leurs fils, nous pensons avoir fait une œuvre patriotique et accompli un devoir.

Le soldat est un homme de choix, doué d'aptitudes physiques spéciales et éduqué pour lutter contre l'ennemi.

Il est tiré de l'élément le plus actif, le plus vital de la nation, de cette classe d'individus dont les organes et les fonctions ont acquis leur développement presque complet.

Grâce à une éducation spéciale, il arrive au plus haut degré de résistance physique et morale ; grâce à un entraînement particulier et méthodique, il ajoute à son premier acquit, à celui que lui a donné la nature, des qualités nouvelles qui lui permettront d'affronter ses ennemis. Ceux-ci sont nombreux, revêtent des formes multiples, sont tour à tour insaisissables et tangibles, grands et souverainement petits, depuis le microbe de la malaria, de la tuberculose et de la fièvre typhoïde, jusqu'aux troupes armées de fusils à répétition et de canons Krupp.

Pour bien étudier le soldat au point de vue de l'hygiène, il faut s'attacher à lui au moment où il remplit son premier devoir envers son pays, c'est-à-dire à la séance du conseil de revision, et le suivre jusqu'à sa libération.

Dans cet intervalle il est incorporé ; l'Etat doit le nourrir, le loger, le vêtir, faire son éducation militaire et veiller sur sa santé. Arrive l'heure suprême de la lutte : l'Etat doit plus que jamais s'intéresser à son défenseur et se rappeler que si l'enjeu est terrible, le sang a néanmoins son prix.

De ces considérations découle le plan de notre travail. Nous étudierons successivement le *Recrutement*, l'*Incorporation*, l'*Alimentation* du soldat, son *Habitation*, son *Habillement*, son *Education intellectuelle et physique*, les *Soins donnés à sa santé*, enfin l'*Hygiène de guerre*.

Nous verrons comment l'Etat sait compléter, utiliser et ménager un capital précieux, capital avec lequel on ne paye pas de rançon, mais avec lequel on gagne des victoires et on sauve la patrie.

Saumur, 3 Mai 1889.

TABLE DES MATIÈRES

FIN DE LA TABLE DES MATIÈRES

LA VIE DU SOLDAT

AU POINT DE VUE DE L'HYGIÈNE

CHAPITRE PREMIER

Recrutement militaire

ART. 1er. — CONSEIL DE REVISION

Les opérations préliminaires du recrutement sont contrôlées par le conseil de revision. Il en constate la régularité et statue sur les réclamations auxquelles ces opérations ont pu donner lieu; il juge les causes d'exemption et de dispense du service; il décide des ajournements, des sursis et des substitutions de numéros; enfin il arrête les listes de recrutement cantonal. Nous n'avons à nous occuper dans cet ouvrage que des exemptions, des dispenses et des ajournements parce qu'ils ont trait essentiellement à l'hygiène militaire.

Le Conseil de revision se compose : 1° de cinq membres qui ont voix délibérative et qui sont : le préfet, président, ou à son défaut, le secrétaire général de la préfecture ou un conseiller délégué, le général commandant la subdivision militaire, un conseiller de préfecture, un conseiller général, un conseiller d'arrondissement; 2° de trois membres qui ont voix consultative et qui sont : le sous-préfet de l'arrondissement, un fonctionnaire de l'intendance, un médecin militaire qui doit avoir au moins le grade de major.

Prennent place, dans la salle du conseil, le commandant de recrutement et son secrétaire, un secrétaire de la préfecture, les maires des communes d'où sont les conscrits et les représentants de la force publique.

Les cinq membres à voix délibérative votent successivement en commençant par le moins élevé en importance publique. Les décisions sont sans appel. Le sous-intendant est entendu dans l'intérêt de la loi toutes les fois qu'il le demande. Hors de sa présence le conseil ne peut ni délibérer, ni prendre une décision. Si le sous-intendant juge qu'un conscrit a été indûment exempté ou dispensé, il doit en rendre compte au ministre de la guerre, à l'issue de la séance, par l'envoi d'une copie de l'observation dont il aura demandé l'insertion au procès-verbal. Le sous-intendant remplit, auprès du conseil, des fonctions analogues à celles du ministère public auprès des tribunaux civils. Le médecin militaire joue le rôle d'un expert, rôle éminemment délicat et difficile.

Le médecin militaire, quel est-il? d'où vient-il? Il n'est pas oiseux, dans un livre traitant de l'hygiène militaire, de dire quelques mots sur le praticien appelé à fixer les règles de cette hygiène.

Les nations présentant des individualités distinctes, avec leur territoire à sauvegarder, ou avec des idées d'annexion à faire prévaloir, furent en lutte entre elles dès leur origine. Des chocs meurtriers occasionnèrent des plaies sans nombre retentissant sur les nations elles-mêmes ou sur leurs membres en particulier. Au moment psychologique surgirent de tous temps des sauveurs et pour les plaies sociales et pour les blessures particulières. Les premiers ne peuvent nous intéresser ici, les seconds nous représentent la longue généalogie des chirurgiens.

En France, il faut attendre jusqu'à la Renaissance pour trouver le nom d'un chirurgien d'armée.

Ambroise Paré s'inscrit en lettres d'or en tête de nos éphémérides. Ce chirurgien modeste et sublime ramassait lui-même les « navrés » du Pas de Suze tandis qu'il était à la solde de M. de Montejan, colonel général des gens de pied. Ambroise Paré, comme il nous l'apprend lui-même, « fut appelé au service des roys de France, quatre desquels il avait servis, et s'était trouvé en compagnie aux batailles et escarmouches, assauts et sièges des villes et forteresses; comme aussi mêlés ès villes et assiégés ».

Au siège d'Amiens, en 1597, sur les ordres de Sully, furent créés les premiers hôpitaux de campagne. L'édit de 1708 créa en permanence dans l'armée française des médecins et chirurgiens inspecteurs, conseillers du roi, et des majors au nombre de deux cents. Que d'évolutions successives depuis 1708 jusqu'en 1882 où fut décrétée en principe l'autonomie du corps de santé en France ! Et que d'hommes illustres ont travaillé pour aplanir une route qu'il ne nous reste plus qu'à suivre !

Nous ne pouvons pas clore ce trop court historique sans rappeler la vaillante Ecole de Médecine militaire de Strasbourg d'où sortit toute une génération de médecins militaires (de 1856 à 1870) et que nos souvenirs recherchent au-delà des Vosges. L'école tomba comme la cité française; elle ne s'est pas relevée. La pépinière a été saccagée et le vent de la guerre en a dispersé les débris. Le ministre qui vient de la reconstituer à Lyon aura le droit de mettre un fleuron de plus à ses armes.

Le médecin d'armée sort des bancs de l'Université et a fait les mêmes études que ses confrères civils. Il a perfectionné son bagage scientifique et l'a appliqué à la vie militaire pendant un an de séjour à l'Ecole d'application du Val-de-Grâce où, docteur, il vient s'asseoir à nouveau devant la chaire du maître. C'est un soldat doublé d'un homme de science. Exposé au feu de l'ennemi, il subit plus que tout autre les atteintes des épidémies. Les statistiques de mortalité sont les témoins indéniables de son dévouement.

Devant les familles, le médecin d'armée prend la responsabilité de veiller sur leurs fils; devant le pays il prend la responsabilité de garder un capital nécessaire à sa défense et à sa richesse. S'il paraît dur parfois, c'est qu'il est obligé de se montrer inflexible devant la paresse et le mauvais vouloir. S'il se trompe *(errare humanum est)*, c'est qu'il doit toujours être armé contre la duperie. Dans la vie civile, l'homme qui est obligé de vaquer à ses affaires, de gagner sa vie et celle des siens, a tout intérêt à ne pas être malade; dans la vie militaire, on rencontre malheureusement des sujets qui, n'ayant nul souci du lendemain, ont tout intérêt à être indisponibles ou à passer pour tels : le *dolce farniente* est inhérent à la nature humaine. Pendant les séances du conseil de revision, là plus qu'ailleurs, le médecin doit être vigilant pour déjouer les plans de ceux qui exagèrent ou simulent des infirmités. (Voy. fig. 1 pages 8-9.)

Dans les campagnes souvent, on rencontre de braves gens qui vous disent d'un air convaincu : « un tel n'est pas soldat, il a été exempté parce qu'il a des protections, peut-être bien parce que *ça a coûté* » ! Et ils ignorent, dans leur simplicité native, que souvent un tel a tout intérêt à laisser subsister ces bruits et qu'il est certainement plus avantageux de passer pour avoir été réformé par complaisance que pour un cas plus ou moins avouable. Depuis que fonctionnent les conseils de revision, jamais un seul médecin n'a pu être accusé de s'être laissé suborner. Si l'appréciation de l'expert laisse des doutes, si la religion du jury ne peut être suffisamment éclairée, il est toujours jugé en faveur de l'homme.

Il faut juger vite et bon dans une séance qui ne dure que trois ou quatre heures et où 180 à 200 conscrits se présentent devant l'aréopage. Il faut juger vite, trop vite peut-être. Une circulaire ministérielle de 1885 donne au préfet la faculté de visiter deux cantons le même jour, toutes les fois que cette mesure lui paraîtra pouvoir être prise sans qu'il résulte une précipitation nuisible à la bonne composition du contingent et à la constatation raisonnée des aptitudes individuelles. Deux séances le même jour sont lourdes pour le médecin, même lorsque le nombre des conscrits de chaque séance est restreint. L'intervalle de deux séances n'est pas suffisant pour reposer l'esprit et pour lui permettre d'affronter sans tension un nouveau labeur.

Le public est tenté de croire que l'élément militaire du conseil n'exempte un homme que lorsqu'il est porteur d'une tare absolument rédhibitoire. C'est une erreur : nous avons tout intérêt à fermer les portes de l'armée à toute non-valeur, à tout souffreteux, à tout malingre, appât offert aux microbes ; nous savons trop bien que les piliers d'infirmerie et d'hôpital coûtent cher à l'Etat et ne produisent rien.

Outre qu'ils sont une cause de supplément de fatigues pour leurs camarades qui montent des factions ou font le pansage à leur place, tous ces candidats à la tuberculose et à autres affections infectieuses, tomberont dès les premiers jours de la mobilisation, ajouteront à l'encombrement et prendront dans les différents centres de secours, la place des braves éprouvés par le feu de l'ennemi. Nous avons assisté à des conseils où les membres civils étaient assurément plus « militaires » que nous. Si ordinairement l'élément militaire est difficile, il l'est dans le choix des hommes, persuadé que si la quantité n'est pas une valeur négligeable, il faut mettre la qualité au-dessus de tout.

L'honorabilité du conseil ne donne prise à aucun doute ; chaque membre est imbu de la responsabilité qui lui incombe et de l'importance de son jugement. Chaque conscrit représente une molécule de la patrie, un des mille engrenages de cette formidable machine nécessaire à la défense et à la victoire. Il est un principe irréfragable qui veut qu'avant d'accepter, d'exempter ou d'ajourner un conscrit, ses juges se rendent compte péremptoirement de ses aptitudes physiques et des infirmités dont il pourrait être frappé.

ART. 2. — APTITUDES PHYSIQUES

L'éducation militaire et la guerre qui est son corollaire exigent des conditions de force physique que l'on nomme *aptitudes au métier des armes*.

Depuis l'antiquité jusqu'à nos jours, toutes les nations ont compris que les garanties du succès des batailles ne consistaient pas seulement dans l'habileté du stratège, mais aussi dans les qualités spéciales du combattant. L'instrument de la victoire est aussi bien dans la main qui manie le glaive que dans le cerveau qui dirige l'action. Pour l'attaque comme pour la défense le soldat doit déployer une activité, une vigueur que peuvent seules lui donner et l'intégrité des organes et une constitution corporelle perfectionnée. Le froid, le soleil, la pluie, le vent, les influences infectieuses, les veilles, la privation d'aliments, la tension d'esprit, les préoccupations du succès, la fièvre de la lutte, les déboires de la défaite doivent échouer sur l'homme de guerre comme la vague des tempêtes sur le rocher de granit. Les anciens le savaient et les modernes le comprennent. Végèce, l'auteur romain des *Institutions militaires*, écrivait au IVe siècle : « Celui qui sera chargé de la levée des troupes, doit s'attacher avant tout à connaître par les yeux, par l'ensemble des traits du visage et par la conformation des membres, ceux qui peuvent faire les meilleurs soldats. Il y a des indices sûrs et avoués par les gens d'expérience, pour juger des qualités guerrières dans les hommes, comme pour connaître la bonté des chevaux et des chiens de chasse.

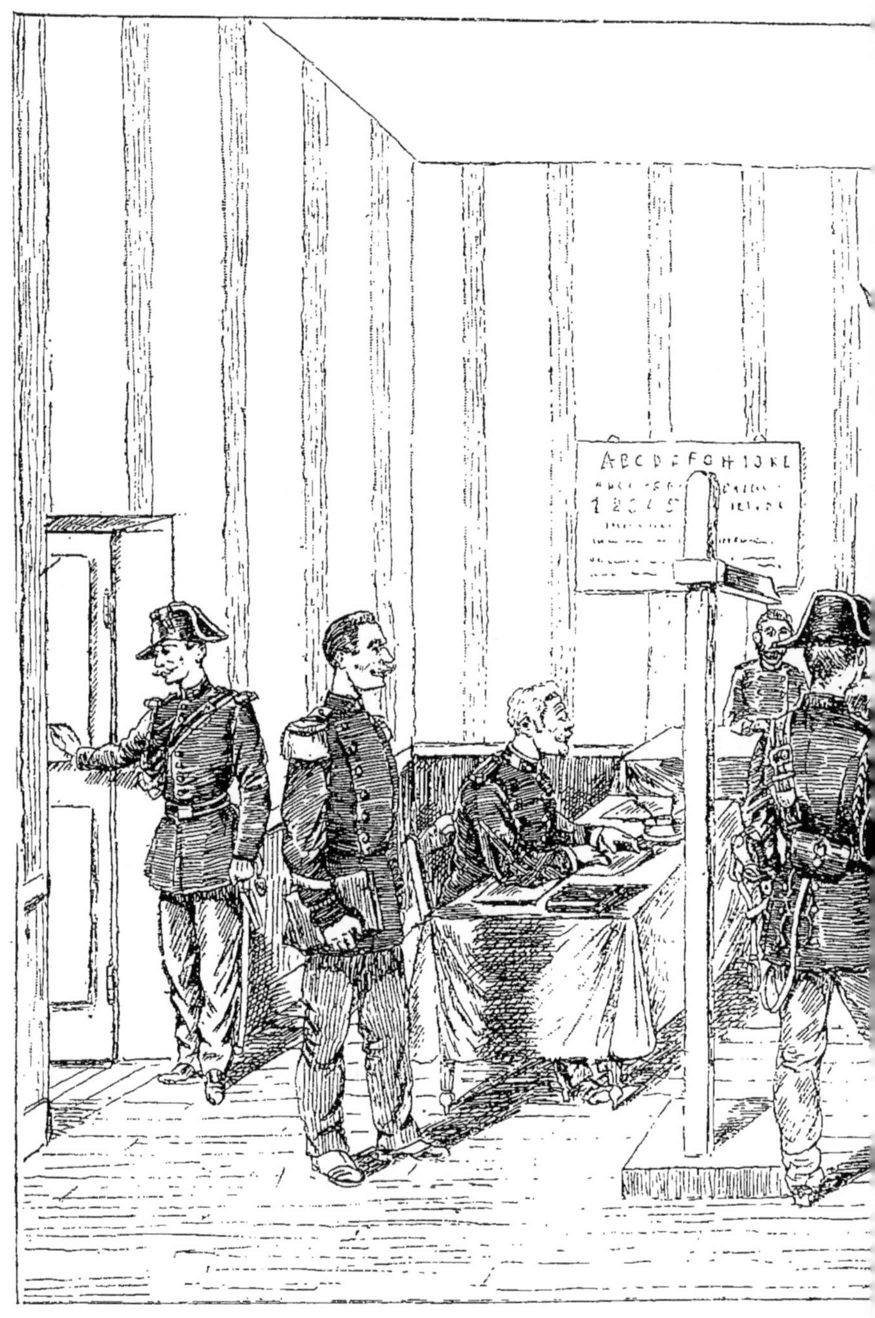

Fig. 1. — Séan

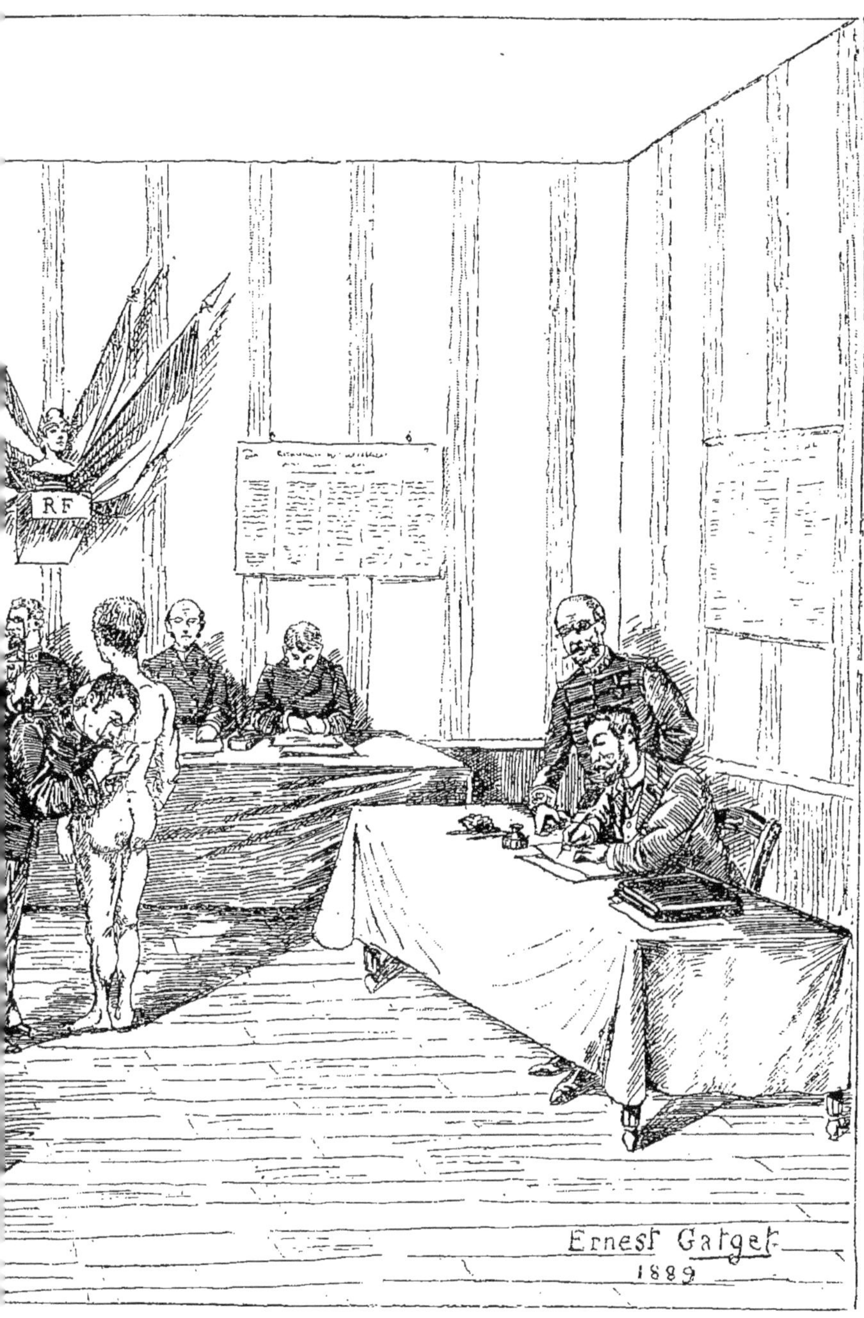

eil de revision.

La recrue doit donc avoir des yeux vifs, une tête élevée, une poitrine large, des épaules musclées, une main forte, des bras longs, un abdomen petit, une taille svelte, la jambe et le pied moins charnus que nerveux. »

Nous, nous exigeons du conscrit des conditions analogues qui se résument en conditions d'âge, de taille, de périmètre thoracique, de poids, de force sthénique ou musculaire, de conformation générale.

§ 1er. **Age.** — C'est de vingt à quarante ans que l'homme est dans toute la plénitude de ses moyens.

Tout Français doit le service personnel de vingt à quarante ans ; il fait partie de l'armée active pendant cinq ans ; de la réserve de l'armée active pendant quatre ans, de l'armée territoriale pendant cinq ans ; de la réserve de l'armée territoriale pendant six ans.

Allemagne. — L'obligation générale du service personnel en Allemagne commence à l'âge de dix-sept ans et finit avec la quarante-deuxième année accomplie. Les hommes ne sont incorporés qu'à partir de vingt ans révolus. La durée du service effectif est de douze ans dont trois dans l'armée active, quatre dans la réserve de l'armée active. cinq dans la *Landwehr*. Les hommes définitivement exemptés du service en temps de paix sont classés dans la réserve de recrutement *(ersatz-reserve)*. Le *Landsturm* se compose de tous les individus qui sont soumis à l'obligation militaire, depuis dix-sept jusqu'à quarante-deux ans accomplis et qui n'appartiennent pas à l'armée en temps ordinaire.

Autriche. — En Autriche le service est obligatoire pendant douze ans. Les recrues se divisent en trois catégories : 1° l'armée active accomplissant trois années sous les drapeaux et assujettie à sept années de réserve et deux de Landwehr ; 2° les hommes placés pendant dix ans dans la réserve de remplacement et deux ans dans la Landwehr ; 3° les hommes classés dans la Landwehr. Il existe de plus deux bans de Landsturm, l'un mobilisable de dix-huit à trente-neuf ans, l'autre sédentaire de trente-neuf à quarante-cinq ans.

Italie. — Le service est obligatoire de dix-huit à quarante ans. L'armée permanente comprend huit classes ; la milice mobile quatre classes. Il y a de plus une milice sédentaire analogue au Landsturm allemand.

Russie. — Le service est obligatoire depuis l'ukase de 1874. Il exige six ans de présence dans l'armée active et neuf ans dans la réserve. La milice (ou les légions nationales) comprend tous les hommes de vingt à quarante ans ; c'est une institution analogue au Landsturm allemand.

Le tirage au sort a été mis en pratique dans toutes les nations qui ont des armées permanentes. Il a même été décrété au Japon. En France il a subsisté à la loi de 1872 pour classer les conscrits en deux catégories, ceux qui doivent un service effectif de cinq ans (première portion du contingent) et ceux qui ne sont appelés sous les drapeaux que pour une période d'instruction de un an (deuxième portion du contingent). Le tirage au sort donne aussi des indications pour le classement des recrues dans la marine.

Les jeunes gens tirent au sort dans l'année qui

suit celle où ont sonné leurs vingt ans. Ils ne peuvent être appelés sous les drapeaux qu'à partir du 1er juillet de l'année du tirage. Comme l'appel de la classe ne se fait généralement que dans les deux ou trois derniers mois de l'année, *ils ont presque tous vingt et un ans révolus lorsqu'ils sont incorporés.*

Ils arrivent donc à l'armée n'ayant plus rien de l'adolescent et ayant à peine franchi le seuil de l'âge viril. Ce sont des hommes jeunes, neufs par excellence. Au point de vue physique ils n'ont pas encore eu le temps de s'user et ils ont à peu près acquis leur complet développement. Flourens donna, comme signe certain de la fin de la croissance, la soudure complète de la diaphyse des os, c'est-à-dire des cylindres osseux, avec leurs épiphyses qui ne sont que des renflements terminaux. Cette soudure, d'après le savant, aurait lieu à vingt ans. Les observations faites depuis Flourens prouvent que rien n'est fixe au sujet de la terminaison de la croissance et qu'il faut attendre jusqu'à vingt-cinq ans, dans la majorité des cas, pour que les soudures osseuses soient certaines. Nous avons vu des hommes qui avaient gagné un centimètre dans l'intervalle de leur incorporation à leur libération. Il n'est pas rare de grandir encore d'un demi-centimètre de vingt-cinq à trente ans.

Des considérations sociales ne permettent pas d'attendre le conscrit au-delà de vingt ou vingt et un ans. Il n'y a qu'un pays, le Danemark, qui attende ses serviteurs jusqu'à l'âge de vingt-deux ans. Au point de vue moral nous pouvons affirmer que la vingt-et-unième année présente de grands avantages. A ce moment de la vie, les hommes ont conservé, pour la plupart, leur enthousiasme, leur entrain.

Les hommes de vingt et un ans ne sont pas attachés par les liens innombrables des affaires ; ils n'ont rien amassé, ils n'ont rien à perdre. Ils ne cherchent pas à user avec parcimonie de la vie qui déborde chez eux. Généreux, ils sont prêts à tous les sacrifices; confiants dans leurs forces, ils ne craignent pas de s'exposer. L'homme jeune est avide de voir, il est assoiffé d'événements nouveaux. Son imagination le pousse aux rêves de gloire, il aime la guerre. Sa qualité prédominente est « *l'allant* ». L'homme mûr est calme, il calcule le prix de la victoire ou de la défaite. Il remplit son devoir comme son cadet, mais avec moins d'entrain. Il n'a pas seulement à lutter pour lui-même et son pays, mais pour sa famille. Celle-là lui restera toujours au cœur. L'homme mûr est soldat par nécessité.

Il y a une tolérance d'âge pour les engagements volontaires. On peut s'enrôler sous les drapeaux à l'âge de dix-huit ans quand on est doué de toutes les aptitudes physiques exigées par le métier des armes.

§ 2. **Taille.** — Montaigne a dit : « La beauté de la taille est la seule beauté des hommes; les autres beautés sont pour la femme ». La taille, à la condition qu'elle soit proportionnée au poids du corps, à l'harmonie des formes, à l'intégrité des organes, est non seulement une caractéristique de la beauté, mais est une garantie de vigueur corporelle. Il est vrai de dire que l'on peut être doué d'une excellente constitution avec une taille ordinaire, une taille relativement petite, de même qu'avec six pieds six pouces l'on peut présenter une constitution des plus débiles.

D'après Isidore Geoffroy Saint-Hilaire, il est extrêmement probable que la taille du genre humain, malgré quelques variations locales, n'a pas sensiblement diminué. D'après la longueur des fémurs et des tibias (squelette de Cro-Magnon) trouvés dans les terrains quaternaires, l'homme préhistorique ne dépassait pas $1^{m}80$.

La hauteur de la taille n'est pas une condition essentielle et ne sert pas de critérium absolu dans le choix du soldat. Le médecin-major Vincent, dans une étude remarquable sur le choix du soldat, relate qu'un organisme réduit, mais bien constitué et parfaitement équilibré dans son ensemble, sauf une certaine déperdition de force due aux raccourcissements des leviers osseux et à l'amoindrissement des moteurs musculaires, disposition très promptement rachetée par la promptitude et la dextérité des mouvements, ne le cède guère en résultat d'action aux organismes les plus développés. On comprendra que dans les armées il faut à la fois des hommes de taille relativement restreinte et des hommes de haute stature, il faut à la fois des hommes vifs, alertes, agiles pour des coups de main ou des manœuvres instantanées et des hommes de consistance, présentant, avec une masse compacte, une certaine force d'inertie.

La moyenne de taille sur la surface du globe est de $1^{m}65$. Parmi les peuples susceptibles de lever des armées, nous trouvons que les Écossais et les Suédois ($1^{m}70$), les Anglais ($1^{m}69$), les Allemands ($1^{m}68$), les Français ($1^{m}66$) sont au-dessus de la moyenne générale. Les Français n'ont guère qu'une surélévation de 1 centimètre. Les Italiens ($1^{m}61$), les Grecs

(1^m59), les Chinois (1^m63) sont au-dessous de la moyenne générale.

Au point de vue de la taille, les Français présentent entre eux des différences très accentuées. Broca divise la carte de France en deux parties par une ligne qui part des confins de l'Isère et de la Savoie, et qui aboutit aux confins de la Manche et de l'Ille-et-Vilaine. Cette ligne fictive irait de Chambéry à Granville. Toute la population située au nord de cette ligne présente une taille relativement élevée, 1^m69, celle qui est située au-dessous, une taille bien inférieure, 1^m64. Cette différence dépendrait de la somme de bien-être des individus, de leur travail manuel ou intellectuel, de la constitution et de la richesse du sol, de l'alimentation et de toutes les conditions de milieu que l'on peut invoquer, mais dépendrait surtout de l'hérédité ethnique, c'est-à-dire des qualités de race transmises par les ancêtres. Au nord de la ligne de Broca stationnaient les Kymris ou Cimbres, les Belges que nous retrouvons dans les Commentaires de César ; au sud de la ligne se trouvaient les Celtes et les Aquitains, ces derniers en proportion moindre. En France se trouvent donc deux races primordiales bien distinctes, la race celtique depuis les Pyrénées jusqu'à la Seine, et la race kymrique depuis la Seine jusqu'au Rhin (?). Les départements formés par la Bourgogne et le département du Nord nous donnent le maximum. Broca admet une zone intermédiaire, ou France kymro-celtique, composée d'hommes à taille et à couleur moyennes. Si la moyenne des exemptions pour défaut de taille est deux fois moins forte dans la zone kymrique que dans la zone celtique, elle est intermédiaire dans la zone kymro-celtique.

Boudin (1), qui a fait de précieuses statistiques avec les résultats des conseils de revision, est, à peu de chose près, d'accord avec celle du professeur Broca.

Les tailles extrêmes dans la race humaine se rencontrent d'un côté chez les Patagons dont la moyenne est de $1^{m}78$, de l'autre chez les Negritos de l'Océanie et les Boschimans d'Afrique dont la moyenne est $1^{m}44$ (2). La taille comparée chez des peuples différents n'indique ni infériorité ni supériorité de race. Les Patagons qui sont presque des géants ne présentent pas plus de résistance physique, de capacités intellectuelles et de longévité que les Boschimans.

D'après les travaux de Boudin et de Sistach, la moyenne de la taille en France ne tend pas à s'abaisser mais à s'élever. Si les hautes tailles, comme tailles extrêmes, s'abaissent tant soit peu, les tailles inférieures s'élèvent dans de fortes proportions et font bien plus que compenser la différence. Nous pensons que cela est dû à la diffusion du bien-être. Maquel nous avait déjà appris que la taille moyenne des classes qui vivent dans l'aisance est plus élevée que celle des classes laborieuses. Le *Statistische Zeitung* de Saxe, établissant un rapport entre la taille des conscrits et leur profession antérieure, trouve que les métiers durs, commencés dès l'adolescence, dans des conditions hygiéniques laissant à désirer, sont atrophiants en général et rapetissent la taille,

(1) Boudin, *Traité de géographie et de statistique médicales*. Paris, 1857, f. II, p. 238.

(2) Voy. de Quatrefages, *les Pygmées* (Bibliothèque scientifique contemporaine),

tandis que les professions de choix exercent une action salutaire sur la croissance.

Les Français (et tous les peuples guerriers) durent abaisser le minimum de la taille pendant les grandes guerres, au moment des levées en masse. Mais ce fut surtout dix-huit ou vingt ans après les expéditions meurtrières qu'il fallut avoir recours à cet abaissement pour parfaire le contingent. Il faut reconnaître là un phénomène d'hérédité, soit que la génération appelée sous les drapeaux n'ait été engendrée, en grande partie, que par des hommes trop petits pour porter les armes, soit qu'elle ait dû le jour à des gens valétudinaires, faibles de constitution ou infirmes. Sous Louis XIV, après des guerres désastreuses, en 1701, le minimum de la taille descendit à 1^m62. Après les guerres de la Révolution, il descendit à 1^m59 et en 1804, sous l'Empire, il alla jusqu'à 1^m54. Les guerres de Crimée et d'Italie n'ont exercé aucune influence sur le nombre des exemptions pour défaut de taille. La classe 1891, procréée pendant que la forte majorité des hommes valides étaient sous les armes ou en captivité, nous promet probablement des révélations.

Le minimum de taille compatible avec le métier des armes a été fixé diversement, selon les époques, dans l'armée française comme dans les armées étrangères. Après des variations, des élévations et des abaissements successifs ne dépassant pas 2 à 3 centimètres, il fut fixé définitivement à 1^m54 par décision ministérielle du 18 octobre 1882 et les circulaires des 6 et 18 août 1887.

1^m54 est le minimum de taille exigé pour toute

l'infanterie, les infirmiers, les ouvriers d'administration et les ouvriers d'artillerie.

Pour les régiments d'artillerie, le minimum de taille varie de 1m60 à 1m66; pour les bataillons d'artillerie de forteresse, les régiments de génie et les ouvriers de chemin de fer, il est de 1m66.

Pour les corps de troupes ci-dessus dénommés, il n'est plus fixé de maximum.

Pour les escadrons du train le minimum est de 1m60 et le maximum de 1m63.

Les limites maxima de la taille pour la cavalerie viennent d'être récemment surélevées. On a laissé les limites minima avec leurs anciens chiffres. Les limites extrêmes pour les troupes à cheval sont : pour les régiments de cuirassiers 1m70 et 1m85 : pour les régiments de dragons 1m64 et 1m74 ; pour les régiments de chasseurs d'Afrique 1m59 et 1m68 ; pour les régiments de chasseurs de France et de hussards 1m59 et 1m68 ; pour l'école d'application de cavalerie 1m59 et 1m72.

Il y a une tolérance de taille pour les militaires qui ont la profession de sellier, bourrelier, armurier, tailleur d'habits, bottier, maréchal-ferrant.

En comparant ces chiffres, surtout ceux de la cavalerie, à ceux qui étaient encore en vigueur sous le deuxième empire, on les trouve abaissés pour la plupart. Ce n'est pas parce que la moyenne de taille a diminué en France, elle est restée de 1m66, c'est parce que les bureaux de recrutement ne peuvent plus se livrer à un triage aussi parfait qu'avant l'exécution de la loi du 27 juillet 1872, c'est enfin parce que le choix des hommes, leur sélection est en raison inverse du nombre d'appelés.

D'après nos recherches personnelles, la moyenne générale de la taille de l'armée française est de 1^m65 (1).

En 1885, d'après les données du recrutement, la taille moyenne a été, pour les conscrits français, de 1^m649. D'après le médecin militaire bavarois Lehrnbecher, cette moyenne a été dans l'armée allemande de 1^m68.

Le minimum de la taille est en :

Allemagne . . . . de	1^m57
Angleterre	1^m60
Amérique	1^m60
Autriche	1^m55
Belgique	1^m57
Espagne	1^m56
Italie	1^m56

Avant leur annexion à l'Allemagne les Alsaciens-Lorrains servaient en grand nombre dans l'armée française. Cet engouement chronique pour le métier des armes ne pouvait pas être attribué à un manque de ressources matérielles dans les pays rhénans. Nos départements de l'Est étaient riches en productions de toutes natures et pouvaient largement se suffire à eux-mêmes sans le secours de l'importation. Cet engouement était un phénomène d'atavisme. L'Alsace, jusqu'au traité de Westphalie, fut un boulevard de guerres. D'une longue série de luttes, est sorti un peuple ardent au métier des armes. L'Alsacien était militaire par instinct. Il quittait facilement ses champs pour se faire soldat et, comme il avait la stature et le

(1) Il est remarquable que la moyenne de la taille de l'armée française soit égale à la moyenne de la taille sur toute la surface du globe.

courage de Kléber, on l'enrôlait de préférence dans les corps d'élite. Les cuirassiers, les carabiniers, les cent-gardes étaient formés d'un grand nombre d'Alsaciens. Quand leur instruction ne leur permettait pas d'arriver aux grades, ils se faisaient remplaçants et les « marchands d'hommes » d'avant 1870 savaient bien qu'avec eux ils n'avaient pas de mécomptes. Le contingent alsacien manque dans l'armée française, surtout dans la grosse cavalerie et la gendarmerie. Je ne crois pas être dans l'exagération en avançant que c'est la perte de l'Alsace qui a fait baisser la taille dans certaines armes.

Nous avons déjà dit que les dimensions de la taille n'influent d'une manière péremptoire sur le choix des recrues que lorsque ces dimensions sont proportionnées à la constitution générale. Il n'y a aucun parallélisme régulier entre le nombre des tailles élevées dans un département et le nombre des recrues aptes au service. Ainsi, d'après Boudin, dans la période de 1850 à 1859, l'Orne avait le 9e rang pour la taille, sur toute la France, et le 84e seulement pour l'aptitude militaire ; la Charente-Inférieure, le 22e pour la taille et le 86e seulement pour l'aptitude. Le Bas-Rhin, au contraire, avait le 7e rang pour la taille et le 5e pour l'aptitude militaire (1).

§ 3. **Périmètre thoracique.** — Le périmètre thoracique est la mesure du pourtour de la poitrine. Cette mesure donne une idée très approximative de la capacité pulmonaire ou capacité vitale. Plus la cage tho-

(1) Boudin, *Recueil de mémoires de médecine militaire*, juillet 1863.

racique présente d'amplitude dans tous les sens, plus le poumon, qui y est logé, présente de volume. Comme la fonction est en raison directe de l'organe, il est évident qu'un poumon d'un grand volume absorbera beaucoup d'oxygène, servira à la combustion du carbone dans l'organisme et produira de la chaleur, partant de la force nerveuse et de l'énergie musculaire.

La manière la plus simple et la plus prompte de prendre la circonférence thoracique consiste à appliquer un ruban métrique au pourtour de la poitrine, perpendiculairement à l'axe du corps et à peu près à 3 centimètres ou à 3 cent. et demi au dessous des mamelons.

Il est nécessaire de laisser tomber les bras de l'observé afin d'éviter toute contraction ou tout déplacement des muscles. Les muscles et le tissu graisseux sont plus ou moins saillants selon les sujets et peuvent occasionner des erreurs considérables dans la mesure de la circonférence thoracique.

Les moyennes statistiques concordent toutes, ou à peu près, et ont servi de base à ces deux aphorismes :

1° *Le périmètre thoracique des hommes bien constitués, et des recrues en particulier, doit être au moins égal à la moitié de la longueur du corps, moitié augmentée de 2 centimètres.*

2° *Tout homme qui n'a pas 0m78 de pourtour thoracique est incapable de faire un bon soldat.*

L'instruction du 7 février 1877 sur les maladies, infirmités ou vices de conformation qui rendent impropre au service militaire, n'est pas très catégorique au sujet du périmètre thoracique. Elle prescrit uniquement d'en tenir compte, dans certaines limites, lorsque la mesure est au-dessous de 0^m78. Dans les armées étrangères les règlements sur la matière sont précis et rigoureux. M. l'Inspecteur Vallin admet la limite extrême de 0^m78 et dit en outre : « Tout individu dont le périmètre thoracique n'atteint pas le chiffre de la demi-taille verticale est suspect et doit faire l'objet d'un examen attentif. » Les auteurs français et étrangers exigent la moitié de la taille, moitié augmentée de 2 centimètres. M. Vallin supprime ces 2 centimètres, et il est dans le vrai, car il a expérimenté sur des conscrits mêmes, pendant les séances du conseil de revision, et ses moyennes doivent être d'autant plus justes qu'elles ont été prises au moment opportun.

Avant M. Vallin on avait donné une moyenne prise sur des soldats déjà rompus au métier des armes, ou sur des militaires anglais, allemands et russes dont la corpulence est surpérieure à celle des Français.

§ 4. **Poids.** — Le poids du corps est un élément d'appréciation des plus importants au point de vue de l'aptitude au service militaire. Il représente la masse des leviers osseux et des muscles qui les font agir, la masse des viscères qui fonctionnent, lorsqu'ils sont normaux, avec d'autant plus d'activité qu'ils sont plus considérables, enfin la masse nerveuse qui préside à tous les phénomènes vitaux.

D'après le poids de l'homme on peut juger de sa force d'assimilation et de sa résistance.

La notion de la taille ne peut prendre de valeur

réelle que si elle est mise en rapport avec le poids. On pourrait établir une formule mathématique et dire qu'à *n* centimètres de taille doivent correspondre *n* grammes de poids.

Il a été posé en principe qu'un homme devait présenter, en poids, un nombre de kilogrammes égal au nombre de centimètres qui dépassent le mètre dans la mensuration de la taille. Ainsi un homme d'une stature de 1^{m}75 devrait peser 75 kilogrammes.

Considérée comme une moyenne prise sur un grand nombre d'hommes de tous les âges intermédiaires entre vingt et soixante ans, cette donnée est approximativement juste, mais elle ne peut pas servir de ligne de conduite dans le choix des recrues. Le rapport de la taille et du poids des conscrits se rapproche beaucoup des moyennes de Quételet.

A la taille de :

1^{m}50	correspond le poids de	46 k. 260
1^{m}60	. . . .	58 k. 150
1^{m}70	. . . .	63 k. 280
1^{m}80	. . . .	70 k. 610

Les moyennes que nous avons prises à l'arrivée de chaque classe, sur 300 recrues, pendant douze années consécutives, nous permettent de nous ranger sous l'opinion de M. Vallin qui prétend qu'entre vingt et vingt et un ans, excepté dans les tailles très élevées, il est rare qu'un jeune homme bien portant, bien développé, robuste même, dépasse 57 kilogrammes ; presque toujours il est au-dessous de ce chiffre.

D'après nos recherches personnelles, *le poids moyen des recrues dans l'armée est de 55 kilogrammes.*

D'après le médecin militaire bavarois Lehrnbecher le poids minimum de l'homme apte au service militaire est de 53 à 55 kilogrammes.

Le poids moyen des hommes mûrs, poids correspondant à une moyenne de taille de 1m66, est de 65 kilogrammes. Au-dessus ou au-dessous de cette taille moyenne, le poids moyen doit augmenter ou diminuer de 750 gr. pour 1 centimètre de taille.

Ne pas arriver à 50 kilogrammes au moment du conseil de revision, est un signe d'atrophie générale, d'arrêt de développement et de déchéance physique, malgré tout allongement des membres et du tronc. M. Vallin pose cette règle catégorique : l'aptitude militaire est incompatible avec un poids inférieur à 50 kilogrammes.

Nous complèterons cette règle de la manière suivante :

A. L'aptitude militaire est incompatible avec un poids inférieur à 50 kilogrammes, pour le minimum de taille de 1m54 ;

B. Pour les tailles supérieures à 1m54, il faudra ajouter à 50 kilogrammes autant de fois 500 gr. qu'il y a de centimètres en plus de 1m54.

Ainsi un conscrit de :

1m60 devra présenter un poids minimum de 53 kilog.
1m70 . . . . 58 kilog.
1m80 . . . . 63 kilog.

Ce chiffre de 500 gr. est une moyenne que nous avons établie sur les travaux de M. Quételet, du professeur Morache et des médecins militaires Bernard, Allaire et Robert. La moyenne de M. Morache est de

370 gr. à 400 gr. ; celle de M. Quételet est de 600 gr.

Une circulaire du service de santé de l'armée belge (mars 1880) exige que le rapport entre la taille et le poids du corps ne soit pas inférieur de moins de 7 kilogrammes au chiffre des décimales de la taille chez les hommes qui n'atteignent que 1^{m}65 et de moins de 8 kilogrammes chez les autres. Ainsi un homme qui aurait 1^{m}65 de taille et qui n'aurait pas un poids minimum de 58 kilogrammes ne serait pas apte au service; un homme qui présenterait un poids de 62 kilogrammes avec une taille de 1^{m}70 arriverait à la limite de l'acceptation au service.

Généralement le conscrit connaît son poids et le donne sans hésiter. La bascule n'est pas entrée dans le matériel d'une salle de conseil de revision.

Le Dr Vincent conseillait en 1861 de réunir dans un même instrument et la toise et la bascule. Ne pourrait-on pas construire un appareil analogue à celui qui se trouve dans les grandes gares de Paris et qui donne au public, pour une somme modique, la satisfaction de se peser ? Une aiguille indicatrice, comme celle qui existe actuellement, donnerait très exactement le poids du conscrits et un curseur, mobile sur un montant fixé au plancher de la bascule, donnerait fidèlement sa taille.

§ 5. **Force musculaire.** — L'estimation de la force musculaire est un élément d'appréciation important dans le choix des hommes. L'instrument destiné à mesurer la force musculaire s'appelle le *dynamomètre*.

Le dynamomètre le plus populaire est la tête de turc de nos fêtes foraines. Celui qui est employé en médecine pour diagnostiquer le retour à l'état normal lorsque l'on a eu à combattre une débilité générale ou un épuisement prématuré, se compose de deux ressorts d'acier en forme de parenthèse () (fig. 2).

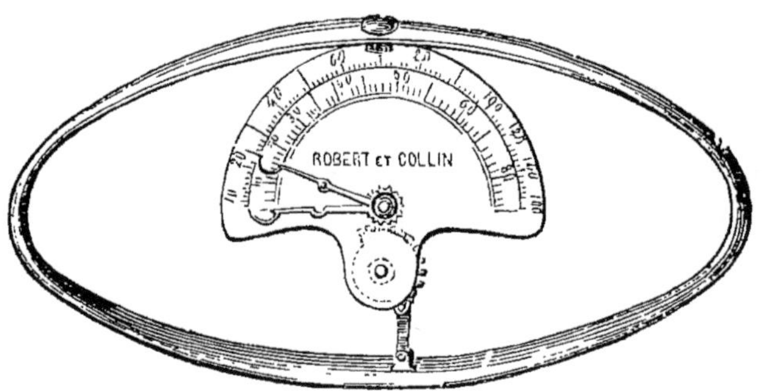

Fig. 2. — Dynamomètre de Robert et Collin.

Ils sont articulés ensemble à leurs extrémités, à la manière des ressorts de carrosse. Toute pression exercée sur eux tend à les rapprocher. Plus la pression est forte, plus l'incurvation des ressorts diminue, comme cela se passe pour les ressorts d'une voiture lorsqu'ils sont comprimés entre la caisse pesante et l'essieu des roues. Le dynamomètre peut être placé entre les deux mains, entre le bras et le thorax, entre les deux genoux, sous le pied. Le rapprochement des ressorts est indiqué par une aiguille qui se meut sur un cadran gradué adapté à l'appareil.

Le maximum de force que l'homme peut déployer se traduit par l'effort. L'effort peut être général, c'est-à-dire intéresser la majeure partie des muscles du corps comme dans l'action de soulever un fardeau; il peut être partiel, c'est-à-dire n'intéresser qu'un nombre restreint de muscles, comme dans l'action de serrer un objet dans la main. D'après les docteurs Chassagne et Dally, l'effort de soulèvement chez un homme de vingt-trois ans correspond à une moyenne de 86 k. 15; l'effort que produisent les fléchisseurs de la main droite correspond à une moyenne de 42 k. 46; pour la main gauche la moyenne est de 41 k. 19; l'effort que peuvent produire les deux mains correspond à une moyenne de 72 k. 68; celui que peuvent produire les bras tendus correspond à une moyenne de 11 k. 90. Pour le conscrit qui n'a que vingt ans, on pourrait légèrement abaisser ces moyennes.

En règle générale on peut dire qu'un homme peut produire un effort capable de soulever à 1 mètre de hauteur un poids égal au sien.

Le dynamomètre donnerait des indications précises, mathématiques si l'on n'avait à observer que des gens consciencieux. Comme l'homme est maître de son système musculaire et qu'il peut à volonté mettre un frein à l'expansion de ses forces, cet instrument ne peut servir qu'à l'examen des sujets absolument de bonne foi.

§ 6. **Conformation générale et proportions du corps.** — Le soldat doit se rapprocher autant que possible de la perfection physique. Dans l'examen des recrues l'anatomie des formes prend une réelle importance. Comme il y a des rapports définis entre les formes extérieures et la conformation et les fonctions des parties internes, il est de toute nécessité d'exiger du militaire les proportions générales qui font l'harmonie de l'organisme.

Les formes du corps humain doivent être symétriques

de chaque côté d'un plan vertical antéro-postérieur passant, en arrière, par les apophyses épineuses de la colonne vertébrale et, en avant, par le milieu du sternum et par la symphyse pubienne. L'homme se tient debout dans ce plan vertical. Sur une même ligne perpendiculaire à ce plan et parallèle à l'horizon doivent se trouver les deux yeux, sur une même ligne, les pointes des épaules, idem les deux mamelons, idem les phalangettes du medius, idem les deux rotules, idem les deux malléoles internes.

La tête est élevée et le regard se projette au loin sur l'horizon. La prérogative d'une stature droite n'est accordée qu'à l'homme.

Pour bien se rendre compte des proportions du corps humain, il faut se créer un idéal, pouvant servir de terme de comparaison. Le corps, tel que nous le comprenons, doit être partagé en sept segments égaux ou en sept unités, en partant du sommet de la voûte crânienne et en ne s'arrêtant qu'à la plante des pieds.

Le milieu du corps est dans la quatrième unité, à la ligne de jonction des cuisses. L'espace situé entre les extrémités des bras étendus doit être égal à la longueur du corps.

ART. 3. — APTITUDES AUX DIFFÉRENTES ARMES

Le général qui fait partie du conseil de revision doit, sur la proposition du médecin-major, indiquer au commandant de recrutement l'arme dans laquelle il faudra de préférence placer les conscrits examinés. Ceux-ci du reste ont le droit d'émettre un désir en demandant une affectation particulière au commandant de recrutement qui est tenu d'en prendre note et d'y donner suite, si c'est possible.

La circulaire ministérielle du 5 mars 1887 exige, pour l'*arme de l'infanterie*, la vigueur musculaire, la poitrine large et bombée, l'apparence vivace et intelligente, la souplesse des membres, des pieds parfaitement sains.

Nous pensons qu'il faut reléguer dans les *troupes d'administration* tous les hommes dont l'acuité visuelle n'est pas suffisante pour entraîner l'exemption, mais pour qui le port de lunettes est indispensable. Comment un homme peut-il tirer un coup de fusil quand la pluie et la poussière maculent ses besicles? Dans les mêmes troupes d'administration on pourra employer les bègues, ceux qui ont la voix légèrement voilée, ceux qui ont le sternum déprimé ou qui présentent des déviations légères dans le squelette, ceux qui sont atteints de varicocèle légère, qui ont eu des fractures des membres, qui ont les jambes cagneuses ou bancales, des pieds plats ou des pieds creux, etc.

Les *infirmiers* peuvent être myopes ou presbytes; ils peuvent avoir un squelette assymétrique, mais il est nécessaire qu'ils aient une certaine force musculaire pour pouvoir soulever et porter au besoin un malade. Il faut qu'ils aient une santé ne laissant rien à désirer pour pouvoir résister à tous les dangers de l'infection et de la contagion.

On ne choisira pas, autant que possible, pour le *service de la cavalerie*, les hommes dont la taille se rapproche trop des maxima et des minima, ceux qui présentent une corpulence exagérée ou qui sont enclins à l'obésité et ceux qui ont un buste démesurément long par rapport aux jambes.

Pour un cavalier la base de sustentation est représentée par la projection de l'aire du bassin sur la selle. Plus le centre de gravité sera élevé au-dessus de cette projection, plus la stabilité sera compromise. Le centre de gravité du corps étant situé à un centimètre en avant de l'articulation du sacrum avec la dernière vertèbre lombaire, il est évident que plus le bassin sera élevé moins le cavalier aura d'assiette.

Il est recommandé de ne pas envoyer d'illettrés dans la cavalerie légère et de ligne, ces armes devant faire le service d'estafette, de patrouille et de reconnaissance.

C'est à tort que l'on place dans la cavalerie les hommes atteints de varices légères aux jambes. L'exercice du cheval augmente les varices autant, sinon plus, que la marche à pied. Chaque temps de trot ou de galop refoule, pour ainsi dire, l'ondée sanguine dans les veines dilatées. De plus, comme la face interne de chaque cuisse doit faire corps avec la selle, la compression des veines de la région est inévitable et provoque une stase dans les parties sous-jacentes. On évitera de placer dans la cavalerie les hommes dont les membres inférieurs portent des cicatrices, des *nævi materni* (taches de vin, envies, etc.), et ceux qui ont les genoux cagneux.

Pour l'*arme de l'artillerie* on exige des hommes une musculature supérieure, les manœuvres dites de force étant très pénibles. Il faut que les canonniers soient indemnes de toute affection de l'oreille et aient le tympan parfaitement normal.

L'arme du génie exigeant dans son contingent un certain nombre de dessinateurs, graveurs, lithographes, photographes, etc., tous militaires employés spécialement dans les bureaux, on pourrait y envoyer de préférence les recrues de ces professions qui sont myopes et forcés de porter des lunettes.

ART. 4. — EXEMPTIONS. — AJOURNEMENTS. SERVICE AUXILIAIRE

§ 1er. **Exemptions**. — L'exemption définitive du service militaire ne peut être accordée que par le conseil de revision et ne peut être prononcée que pour des infirmités constatées par le médecin militaire, soit en pleine séance, soit à domicile (et en présence de l'officier de gendarmerie de l'arrondissement), si l'intéressé est atteint d'une maladie ou d'une infirmité, qui le met dans l'impossibilité absolue de se rendre à la séance.

On confond trop souvent l'exemption avec la dispense. L'exemption est formelle, la dispense n'est que temporaire. En cas de mobilisation, l'état reprend ses droits sur les dispensés tels que fils de septuagénaire, de veuve, de père aveugle, petit-fils de veuve dont le fils ou le gendre est impotent, etc. Lorsqu'un jeune homme est dans le cas d'être à la fois exempté et dispensé, le conseil doit prononcer de préférence l'exemption afin de fixer définitivement la position de l'intéressé et de ne pas faire figurer sur la liste du recrutement des sujets qui, en cas d'appel, ne seraient que des non-valeurs.

Les maladies, infirmités ou vices de conformation

qui rendent impropre au service militaire, ou qui relèguent les jeunes gens dans le service auxiliaire de l'armée, ont été étudiées par le conseil de santé des armées et ont été classées méthodiquement dans l'instruction du 27 février 1877. Lorsque le médecin militaire se trouve devant l'un de ces cas, il est tenu d'en faire ressortir nettement les caractères et d'éclairer le conseil. Dans les cas où l'infirmité n'est pas apparente ou peut être facilement simulée (surdité, bégaiement, épilepsie, folie, etc.), le conseil doit accorder des délais « et faire procéder pendant ces délais à des investigations scrupuleuses, au besoin même à des enquêtes sur les lieux, afin d'être complètement éclairé sur la réalité des infirmités alléguées ».

Le conscrit doit être examiné à huis clos et entièrement nu :

> Nu comme un plat d'argent, nu comme un mur d'église,
> Nu comme le discours d'un académicien.
>
> (Alfred de Musset.)

Quoique la pudeur donne un charme à la beauté et une physionomie à la vertu, le conscrit doit se présenter sans voile. On l'a comparé à la Vérité sortant du puits. Cette comparaison n'est pas d'une justesse extrême; le séjour de la déesse dans un milieu aqueux a dû la mettre dans un état de propreté satisfaisant, tandis que nos futurs défenseurs n'ont souvent pris d'autre bain que ceux des eaux de l'amnios.

Si le conscrit se présente nu comme Adam, il n'est pas exempt, comme notre premier père, des effets de l'hérédité et de l'atavisme. Souvent même, il est estampillé d'une tare rédhibitoire. Le médecin se sert, en présence du conseil, de tous les moyens permis pour juger : « 1° si rien ne porte obstacle à la liberté et à la plénitude des actes nécessaires à la profession des armes ; 2° si aucune partie ne doit souffrir du port des vêtements, de l'armure ou de l'équipement ; 3° si, par suite de la faiblesse, de disposition morbide ou de maladie existante, la santé et même la vie du sujet ne seraient pas compromises par quelqu'une des circonstances inhérentes à la carrière militaire ; 4° enfin si quelque infirmité, sans gêner l'exercice des fonctions, est de nature à exciter le dégoût et, par là même incompatible avec la vie en commun des soldats. »

La moyenne des jeunes gens inscrits sur les listes de tirage des années 1875 à 1884 fut de 300,000 ; la moyenne des exemptés définitivement pour infirmités fut de 34,783, soit 11,59 %.

Les infirmités ou maladies qui provoquent le plus souvent l'exemption sont par ordre de fréquence : la faiblesse de constitution, le défaut de taille, les hernies, la perte d'un grand nombre de dents, les varices, la scrofulose, le goître, les affections du globe oculaire, la myopie, les pieds plats, le bégaiement, la calvitie.

La faiblesse de constitution est un état général qui saute aux yeux de l'observateur et qui lui suggère l'opinion qu'il se trouve devant un sujet ne présentant aucune résistance physique.

Champouillon divise les conscrits exempts pour défaut de taille, en trois classes ou trois catégories : la première comprend les rachitiques ; la seconde comprend les jeunes gens ayant le tronc de longueur naturelle et les jambes très courtes, il les appelle des *bassets*: la troisième comprend les sujets de petite race ou à croissance tardive. Sur les 523 exemptions pour défaut de taille relevées par lui en 1868, Champouillon a signalé 126 rachitiques, 47 bassets et 250 représentants des petites races. Le résultat le plus intéressant et le plus pratique de cette décomposition en trois catégories des cas de défaut de taille èst de fournir à la statistique des éléments précis d'appréciation et de permettre de calculer d'avance. avec une certaine approximation, le nombre des jeunes gens ajournés qui seront aptes plus tard à faire leur service militaire. Ainsi Champouillon faisant le recensement des reliquats des classes 1865, 1866 et 1867 a constaté que *les rachitiques et les bassets ne grandissent plus après leur vingtième année* et constituent sans retour des non-valeurs pour le recrutement. tandis que les jeunes gens de la troisième catégorie. à croissance tardive, continuent à grandir et beaucoup d'entre eux atteignent la taille réglementaire. La proportion de ces derniers a été de 68 °/o en 1865. de 51 °/o en 1866 et de 44 °/o en 1867.

Sur 100,000 jeunes gens examinés au temps où l'on déchirait encore les cartouches avec les dents, on trouve 25.723 exemptés pour défaut de dents. plus du quart des conscrits ! Cette proportion d'édentés existe encore, mais le nombre d'exemptions a bien diminué. On a incriminé les boissons froides et glacées d'occasionner la perte des dents. Sur 25.723 exemptés, 1.735 seulement. d'après Grellois. étaient de départements montagneux où les eaux sont très froides (Puy-de-Dôme, Haute-Loire, Cantal, Hautes-Alpes, Vosges, etc.), tandis que 23.988 étaient de départements bas (Eure, Seine-Inférieure, Oise, Loire-Inférieure, Gironde, Landes, Calvados, Somme, etc.). Parmi ces derniers départements il n'y a que la Gironde et les Landes où l'on ne boive pas de cidre. On a beaucoup accusé cette boisson de provoquer la carie dentaire.

Les exemptions pour myopie se voient surtout chez les jeunes gens qui ont parfait leurs études, chez les citadins. La myopie acquise ne résulte pas de la quantité de travail imposé aux yeux, mais de la qualité de ce travail. Les écoles récemment édifiées l'ont été dans de bonnes conditions d'aménagement, de mobilier et d'éclairage. Espérons que les conseils de revision de l'avenir pourront constater leur effet salutaire sur la vue. Le docteur Javal recommande d'imprimer les livres en gros caractères, de ne donner à l'écriture aucune inclinaison et de forcer les caractères en hauteur (1).

Dans l'espace de sept années, les conseils de revision ont dû exempter ou ajourner 6.832 hommes présentant un aplatissement de la voûte plantaire avec un degré plus ou moins marqué de déviation du pied en dehors et l'élévation de son bord externe. C'est en Bretagne, puis en Lorraine que le pied plat est le plus fréquent. Il est rare en Normandie et surtout à Paris (Chauvel). La conformation du pied serait une question de race et ne doit pas être attribuée

(1) Javal, *Nouveau Dictionnaire de médecine et de chirurgie pratiques*, t. XXXIX, art. *Vision*.

à la nature du sol et aux occupations de l'individu.

De 1850 à 1869, il y a eu, en France, 13,215 jeunes gens exemptés du service militaire pour cause de bégaiement. Ce trouble de la parole a été généralement attribué à un spasme des appareils musculaires qui concourent à l'articulation des sons. M. Chevrin prétend que le bégaiement est dû à un simple trouble de la coordination des mouvements nécessaires pour l'émission des sons articulés. Cette manière d'interpréter le bégaiement expliquerait pourquoi le trouble de la parole est le plus souvent intermittent. La frayeur et les émotions en général jouent un grand rôle dans l'étiologie du bégaiement.

Les affections le plus souvent simulées ou provoquées sont l'imbécillité, l'épilepsie, la calvitie, les ulcères, la fétidité de la transpiration cutanée, la myopie, l'amaurose, la surdité, la perte des dents, le bégaiement, la mutité, l'aphonie, les palpitations cardiaques, les varices, l'incontinence d'urine, les hernies, la déviation du rachis, l'ankylose, la claudication, les paralysies, la perte de doigts ou de phalanges de doigts, le chevauchement des orteils, les orteils en marteau, l'ongle incarné (1).

« Lorqu'un jeune homme paraît s'être mutilé, ou avoir provoqué une infirmité, soit temporaire, soit permanente, dans le but de se soustraire à ses obligations militaires, le conseil de revision doit ajourner sa décision et le déférer aux tribunaux. » Si l'homme est condamné, l'exemption du service militaire lui

(1) Voy. les leçons professées au Val-de-Grâce, par E. Boisseau, *Des Maladies simulées et des moyens de les reconnaître*. Paris, 1870.

est refusée. Après avoir subi sa peine, le mutilé, par ordre du général commandant la subdivision territoriale, est dirigé sans délai sur la 4e compagnie de fusiliers de discipline, à Boussâda, dans la section dite des mutilés. Il y a quelques années, un jeune homme, espérant échapper aux obligations de la loi, se livra à un misérable qui tenta de lui produire, pour une modique somme d'argent, une taie sur la cornée. Le corrosif employé dépassa le but ; le mutilé fut atteint d'une ophtalmie purulente double et perdit la vue. Il fut condamné par les tribunaux et dut subir sa peine. Les tribunaux ont eu à juger plusieurs cas de mutilations volontaires exercées sur des jeunes gens d'un même village, dans le but de les faire échapper au service militaire. En Normandie, pendant plusieurs années, un individu resté inconnu provoquait le martèlement d'un ou de plusieurs orteils par la section des tendons des extenseurs. Les fléchisseurs qui n'étaient plus contrebalancés par leurs antagonistes, se rétractaient outre mesure et maintenaient les orteils dans une flexion permanente et forcée. Le mutilé marchait sur ses ongles.

§ 2. **Ajournements.** — Les jeunes gens qui n'ont pas la taille minima de 1^{m}54, ceux qui n'ont pas un périmètre thoracique en rapport avec leur taille, ceux qui sont convalescents d'une maladie interne ou externe grave et qui ne paraissent pas pouvoir regagner des forces suffisantes pour le moment de l'appel de la classe, enfin ceux dont la constitution générale laisse à désirer, sont ajournés à un an.

L'ajournement peut avoir lieu deux années de

suite ; un troisième ajournement est contraire à la loi et ne peut être prononcé. Dans ce cas le conseil prend une dernière décision : le jeune homme est reconnu bon pour le service, ou bien il est exempté, ou bien il est classé dans le service auxiliaire.

La moyenne des jeunes gens inscrits sur les listes de tirage, pendant la période de 1875 à 1884, a été de 300,000 ; la moyenne des ajournés à un an a été de 29,567, soit 9 %.

§ 3. **Service auxiliaire.** — Le service auxiliaire est un service militaire qui ne se fait qu'en cas de guerre. Ce n'est pas, à proprement parler, un service armé ; d'après la loi, c'est un service sédentaire ou de garnison fait dans les ateliers, arsenaux, magasins, bureaux, etc. On y place : 1° les jeunes gens qui sont bien constitués mais qui n'ont pas atteint la taille de 1m54 après deux ajournements consécutifs ; 2° ceux qui présendent des cas pathologiques ne leur permettant pas le service armé mais leur permettant un travail utile.

Les principales maladies, infirmités ou difformités qui sont compatibles avec le service auxiliaire sont : la calvitie, les tumeurs bénignes du crâne, la diminution de l'ouïe, l'abaissement de la vue, le strabisme, les difformités de la face, les déformations de la poitrine, l'obésité, quelques hernies, les varices peu étendues, les raideurs articulaires, la flexion ou l'extension incomplète des membres et des doigts, les pieds plats.

La moyenne des jeunes gens inscrits sur les listes de tirage, pendant la période de 1875 à 1884, a été de 300,000 ; la moyenne des jeunes gens versés dans le service auxiliaire a été de 16,772, soit 5,56 %.

Chaque année donc il y a en moyenne une perte de

	34,783	exemptés,
	29,567	ajournés,
	16,772	versés dans le service auxiliaire,
soit un déchet de	81,122	conscrits.

Si à ce déchet on ajoute celui que les deux classes de dispensés occasionnent :

Dispensés conditionnels du service d'activité (moyenne de 1875 à 1884)	31,746
Et dispensés en temps de paix (moyenne de la même période)	46,441
Total	78,187

on arrive à une perte annuelle de 159.309 conscrits.

Mais, pour avoir un chiffre exact, on retranchera de la perte annuelle ci-dessus la moyenne annuelle des ajournés qui finalement ont été reconnus propres au service. Cette moyenne étant de 13,806, la perte sèche annuelle est en moyenne de 145.503 sur 300,000 conscrits.

ART. 5. — ENGAGEMENTS. — RENGAGEMENTS ORIGINE DES OFFICIERS

§ 1. **Engagements.** — Il y a trois sortes d'engagements : l'engagement volontaire pour cinq ans ; l'engagement conditionnel d'un an ; l'engagement volontaire pour la durée de la guerre.

Les conditions physiques exigées de l'engagé volontaire pour cinq ans sont les mêmes que celles qui sont exigées des conscrits; elles ne diffèrent que pour l'âge. L'engagé doit avoir un minimum d'âge de dix-huit ans et ne doit pas dépasser un maximum de vingt-quatre ans. L'engagé doit être, selon la formule, sain, robuste et bien constitué. Il est visité à son arrivée au corps : s'il n'est pas reconnu apte à servir au dit corps, le général commandant le corps d'armée lui donne une autre affectation.

La moyenne annuelle des engagements volontaires (1875-1884) est de 11,300. Ce n'est pas toujours l'amour du métier des armes qui pousse les jeunes gens à s'engager. Ceux-ci obéissent le plus souvent à un intérêt personnel ; ils s'engagent, en devançant l'appel, afin de choisir le corps où ils ont des parents, des amis, des protecteurs et souvent afin de pouvoir continuer à exercer leur profession.

Les jeunes gens qui sont dans les conditions intellectuelles et morales requises pour le volontariat et qui ne sont pas reconnus physiquement propres au service, sont ajournés à un an. Si dans l'intervalle de leur ajournement ils sont déclarés bons pour le service par le conseil de revision, ils sont admis aux mêmes avantages que les conditionnels d'un an déjà incorporés.

Le chiffre des engagements conditionnels a été singulièrement abaissé; ainsi, tandis qu'en 1874, il s'élevait à 10,314, il est descendu progressivement et il est arrivé aujourd'hui à 2,074. Cette institution est à la veille de disparaître.

§ 2. **Rengagements.** — Tout militaire qui veut rengager doit réunir toutes les qualités physiques requises pour faire un bon service. Les rengagements sont de deux ans au moins et de cinq ans au plus. Les conditions d'âge sont réglées de manière que le soldat et le caporal *ne soient pas maintenus dans le service actif au delà de vingt-neuf ans et le sous-officier au delà de trente-cinq ans accomplis.*

Un militaire dont le rengagement a été refusé pour cause de santé, doit être, d'après l'instruction ministérielle du 7 juin 1873, proposé pour la réforme.

Les soldats et les sous-officiers de certaines catégories (maîtres-ouvriers, cantiniers, musiciens, etc.), dont l'âge ne permet plus le rengagement, peuvent être commissionnés par le ministre s'ils ont conservé les aptitudes physiques nécessaires à leur profession dans l'armée. Ils peuvent être maintenus, même au delà de vingt-cinq ans de service, s'ils sont en état de s'acquitter de leurs fonctions.

§ 2. **Origine des officiers.** — Les conditions physiques exigées des soldats, le sont *a fortiori* des officiers. En principe, les aptitudes physiques, nécessaires au métier des armes, doivent se retrouver dans toutes les classes de l'armée. L'âge seul qui mûrit les idées et affermit le courage peut différer.

Actuellement le grade d'officier impose des conditions rigoureuses, sans exceptions possibles, de santé et de savoir. Les officiers sortent du rang ou des écoles. Comme les sous-officiers de toutes armes sont obligés de passer par des écoles préparatoires avant d'arriver au grade d'officier, on peut avancer, à bon escient, que l'origine des officiers tend à être unique.

Il existe en France deux sortes d'écoles militaires formant des officiers, deux sortes de pépinières où l'on cherche à pousser au summum de l'accroissement les qualités physiques et intellectuelles de nos futurs défenseurs. Les premières reçoivent des jeunes gens tirés directement de la vie civile et ayant subi un concours *ad hoc* : ce sont l'École polytechnique et l'École spéciale militaire de Saint-Cyr ; les secondes reçoivent les sous-officiers de l'armée, après examens préalables ; ce sont l'École d'infanterie de Saint-Maixent, l'École de cavalerie de Saumur et l'École d'artillerie et du génie de Versailles. Une fois officiers, les militaires de la cavalerie, de l'artillerie et du génie sont tenus de perfectionner encore leurs aptitudes spéciales ; pour ce est instituée une troisième catégorie d'écoles, les écoles dites d'application, celle de Fontainebleau et celle de Saumur.

Les conditions physiques d'admissibilité de tout jeune Français qui veut entrer à l'École polytechnique sont d'avoir seize ans au moins et vingt ans au plus, au 1er janvier de l'année du concours, et de n'être atteint d'aucune infirmité ou vice de conformation rendant impropre au service militaire. Les sous-officiers, caporaux et soldats peuvent concourir jusqu'à l'âge de vingt-cinq ans. Une fois à l'école, les élèves ne sacrifient pas tout leur temps aux études spéciales ; Lagrange, Monge, Berthollet, Vauquelin, Chaptal, Laplace sont abandonnés souvent pour l'étude des théories et exercices militaires ; plusieurs heures de la journée sont consacrées à l'école du soldat, aux manœuvres d'infanterie et d'artillerie, aux leçons obligatoires d'escrime, de gymnastique, d'équitation. Deux fois l'an les élèves se rendent à Vincennes pour le tir à la cible. Chaque année, en juin, à l'occasion de l'inspection générale, il y a une grande manœuvre extérieure. Au bout de deux années d'études, les trente-cinq ou quarante premiers élèves sortent de l'école dans une carrière civile, les mines, les ponts et chaussées, le génie maritime, les manufactures de l'État, les télégraphes; les autres par ordre de mérite, sont nommés officiers dans le génie, l'artillerie, la marine, l'artillerie de marine. Les élèves sont considérés comme présents sous les drapeaux, dans l'armée active, pendant leur séjour à l'école. Les sous-lieutenants sortis de l'École polytechnique vont faire un séjour de deux ans à l'École d'application de l'artillerie et du génie à Fontainebleau. Là ils perfectionnent leurs études militaires selon l'arme à laquelle ils se destinent.

L'École spéciale de Saint-Cyr est l'école militaire par excellence. Elle forme le plus grand nombre des officiers, ceux d'infanterie et de cavalerie. Qui n'a été ému en voyant défiler, à Longchamps, aligné au cordeau, le premier bataillon de France? Tous les spectateurs acclament, saluent les officiers de demain et, dans ces rangs serrés, se complaisent à placer une suprême espérance.

Les conditions physiques d'admissibilité sont à peu près les mêmes que celles qui sont exigées pour l'École polytechnique. Les élèves y reçoivent une éducation et un entraînement militaires mitigés par des cours d'histoire, de géographie, de topographie, d'allemand, de législation, d'administration, etc. Ils sont leurs propres serviteurs et se livrent à tous les travaux d'intérieur de chambrée auxquels sont soumis les soldats dans les quartiers militaires. Les premiers exercices consistent en des assouplissements du corps et des membres; les diverses écoles du soldat viennent ensuite, dirigées par les *anciens*. L'instruction du tir, la gymnastique, l'escrime sont aussi complètes que possible. En 1887 et 1888, au mois d'août, les élèves ont été au camp de Châlons faire des grandes manœuvres. A Saint-Cyr, non seulement on apprend le métier de fantassin, mais encore celui d'artilleur et de cavalier. Les élèves destinés définitivement à la cavalerie forment, en seconde année, un peloton d'instruction à part.

Les sous-lieutenants sortis de Saint-Cyr et désignés pour l'infanterie rejoignent immédiatement un corps de troupe; ceux qui sont destinés à la cavalerie vont perfectionner leur instruction à l'École d'application de Saumur où ils restent un an avant d'être dirigés sur un régiment.

Nous avons dit plus haut que l'École d'infanterie de Saint-Maixent, que l'École de cavalerie de Saumur et que l'École d'artillerie et du génie de Versailles étaient instituées pour recevoir les sous-officiers de l'armée jugés capables de devenir officiers. Ces écoles ont beaucoup d'analogie avec celle de Saint-Cyr. Qui connaît cette dernière peut se faire facilement une idée des autres. Les sous-officiers aspirants-officiers y reçoivent une éducation intellectuelle et physique des plus entraînantes.

Nous ne pouvons clore ce chapitre sans rappeler d'autres écoles militaires qui, elles aussi, sont des pépinières d'officiers ; ce sont des pépinières à l'état de semis, telles le Prytanée militaire de la Flèche destiné à servir de maison d'éducation aux fils d'officiers et de sous-officiers tués à l'ennemi, ou retraités, ou chargés de famille, l'École des Enfants de troupe de Rambouillet, l'Orphelinat Hériot à La Boissière, les Écoles militaires préparatoires de l'infanterie de Montreuil-sur-Mer, des Andelys, de Saint-Hippolyte-du-Fort, l'École militaire préparatoire de cavalerie d'Autun et enfin l'École militaire préparatoire d'artillerie et du génie de Billon.

CHAPITRE II

Incorporation

Les jeunes gens qui ont été reconnus aptes au service militaire attendent dans leurs foyers l'ordre de leur mise en route. Cet ordre une fois transmis par la gendarmerie, les jeunes gens se rendent au bureau de recrutement de la subdivision militaire de leur résidence. Là ils assistent à ce que l'on appelle la *revue de départ*, revue passée par le général commandant la subdivision, accompagné d'un ou de plusieurs médecins militaires.

Les appelés qui ont toute l'apparence de la santé, qui paraissent aptes au service immédiat, sont dirigés sur les corps de troupe; ceux qui sont sous le coup d'une affection aiguë sont dirigés sur un hôpital, ou obtiennent un sursis de départ; ceux qui présentent un cas rédhibitoire survenu dans l'intervalle de temps écoulé entre la séance du conseil de revision et la revue de départ, sont envoyés devant la commission de réforme : ceux qui se seraient mutilés volontairement sont, suivant leur état, ou déférés immédiatement aux tribunaux, ou envoyés dans un hôpital (salle des consignés), ou mis en subsistance dans un corps voisin pour attendre leur jugement.

Des cadres de conduite amènent les jeunes soldats à leur corps respectif. Là, avant d'être habillés, les recrues doivent passer une dernière visite médicale.

Le médecin du corps les examine avec soin et se fait une opinion sur chacune d'elles. Celles qui ne lui paraissent pas aptes à servir dans l'arme à laquelle elles ont été affectées, sont proposées pour un changement d'arme ; celles qui présentent une tare rédhibitoire passée inaperçue dans les examens médicaux antérieurs, sont proposées pour la réforme ; celles qui ont une maladie passagère sont dirigées immédiatement soit sur l'infirmerie régimentaire, soit sur l'hôpital.

Le médecin chef de service tient un *registre médical d'incorporation* où chaque homme a son signalement physique, ethnique et pathologique. Il inscrit dans des colonnes *ad hoc* la constitution et le tempérament, les antécédents morbides et héréditaires, etc., les défectuosités ou infirmités de chaque recrue, sa taille, son périmètre thoracique, son poids, son acuité visuelle. Il note si la recrue a été vaccinée ou variolée avant son entrée au corps (toutes les recrues sont vaccinées ou revaccinées immédiatement après leur incorporation).

Le registre médical d'incorporation sert encore à prendre des notes sur le soldat pendant tout son séjour au corps ; les maladies, les accidents, les blessures de guerre, ou reçues dans un service commandé, y sont relatées.

Nous cotons les hommes, à leur arrivée au corps, de la manière suivante : *très bons*, *bons*, *passables*, *mauvais*.

Nous appelons très bons les rares hommes *(raræ aves)* qui représentent presque la perfection physique : tête ovale, bien attachée, membres symétriques, bien proportionnés, colonne vertébrale normalement infléchie, unissant un thorax bien développé à un bassin franchement masculin, organes intra-abdominaux non saillants, système musculaire en ronde bosse, tendons fins, détachés, paraissant secs, voilà ce qui constitue l'ensemble harmonieux qui justifie notre appréciation ou notre cote.

Nous appelons bons les hommes qui réunissent toutes les aptitudes physiques désirables, toutes les qualités organiques exigibles, sans toutefois présenter des types classiques. C'est le gros de nos recrues, excellente moyenne qui saura supporter les fatigues inhérentes au métier des armes.

Nous appelons passables les hommes qui, tout en paraissant robustes, sont mal bâtis, mal attachés, assymétriques. Ils peuvent avoir autant de résistance que les précédents.

Nous appelons mauvais les hommes qui sont estampillés par quelque difformité, quelque infirmité, quelque diathèse. Tels sont ceux qui portent la signature indélébile de la scrofule, ou ceux qui sont atteints d'affections soit variqueuses, soit herniaires, non suffisamment accentuées pour occasionner le triste bénéfice de la réforme. Ce seront de mauvais soldats, futurs clients des médecins du corps et piliers d'infirmerie. Ce sont ces hommes là qu'il faut désigner de préférence pour être employés dans les ateliers et magasins du corps.

La plupart des jeunes soldats sont *lymphatico-sanguins*; très peu sont exclusivement lymphatiques ou sanguins; quant aux tempéraments bilieux et nerveux, nous les nions absolument.

On dit qu'un sujet a un tempérament lymphatique

lorsqu'il présente un tégument pâle, un sang qui *paraît* peu riche en globules sanguins, en globules rouges, une circulation lente, un système musculaire pouvant être très développé, mais paresseux et manquant de ton, un système nerveux bien équilibré mais dépressible, des fonctions pondérées accomplissant habituellement toutes leurs phases cycliques. Un lymphatique peut avoir des tendances à l'anémie, un autre à la pléthore.

Présente un tempérament sanguin, celui dont les téguments sont largement irrigués et carminés, dont la masse sanguine paraît prête à déborder. Les tissus cellulaire et musculaire sont généralement développés. La vie végétative est en pleine activité dans cet organisme dominé par le grand sympathique.

Le tempérament sanguin peut s'unir au lymphatique pour produire une modalité nouvelle, le tempérament lymphatico-sanguin, qui passe pour être le meilleur et le plus beau. Si quelque circulation avait pu irriguer ses tissus, l'Apollon du Belvédère aurait été lymphatico-sanguin.

Prenons nos hommes pour ce qu'ils sont : ils ont tous un système nerveux plus ou moins équilibré, nul ne présente de tempérament nerveux.

CHAPITRE III

Alimentation

ART. 1er. — APPORT ET DÉPENSE. — RATIONS DE PAIX ET DE GUERRE

Brillat-Savarin, dans les prolégomènes de sa *Physiologie du Goût*, s'exprime ainsi : « Dis-moi ce que tu manges et je te dirai ce que tu es. » Nous nous permettrons de modifier cet aphorisme et nous écrirons en tête de ce chapitre : « Dites-nous comment vous mangez et nous vous dirons ce que vous êtes. » Nous vous dirons si vous êtes aptes à parcourir jusqu'au bout la carrière mouvementée de la vie militaire. Si manger est un besoin, savoir manger est une science, c'est, dans tous les cas, le commencement de la sagesse.

A tout âge et en toutes circonstances il faut que dans la machine animale la quantité et la qualité de combustible soient proportionnelles au travail produit, *il faut que l'apport soit en raison directe de la dépense.*

Le travail produit est multiple ; il représente : 1° les mouvements visibles, c'est-à-dire les manifestations extérieures de la vie, et les mouvements latents, c'est-à-dire l'influx nerveux, les perceptions sensorielles et le jeu des facultés intellectuelles ; — 2° l'accroissement progressif des organes ; — 3° la réparation des parties constitutives de la machine ou la régénération des éléments usés; — 4° la calorification générale qui permet au corps humain d'avoir une température à peu près constante (37° centigrades) et de lutter contre la perte de calorique par rayonnement et par conductibilité.

Dans la vie militaire, il faut que la ration alimentaire suffise aux mouvements visibles et latents, à l'accroissement progressif des organes, à la réparation des éléments usés, à la combustion nécessaire aux phénomènes de calorification. A partir de l'époque où le corps humain est arrivé à son maximum de taille, époque variable, se manifestant généralement entre vingt et vingt-cinq ans et pouvant se faire attendre jusqu'à trente ans, on pourrait croire que la ration alimentaire est allégée. Il n'en est rien, car il ne faut pas confondre l'accroissement de la taille avec l'accroissement progressif des organes en particulier. Pendant le temps de l'éducation militaire, si la taille a cessé de s'accroître, le système musculaire ne s'arrête pas dans son développement. Les fibres musculaires, sous l'influence d'un stimulant particulier, d'une activité spéciale, d'une gymnastique appropriée, prolifèrent, se multiplient sans cesse pour pouvoir accomplir le travail exigé et pour confirmer l'adage : la fonction fait l'organe. Il se passe dans le corps humain ce qui se passerait dans une maison où le service devient exceptionnellement important et chargé, on multiplie le nombre des serviteurs. Il se fait dans le système musculaire général du soldat ce qui a lieu pour un groupe particulier de muscles chez les boulangers et les danseuses. Les uns n'exercent que leurs bras, les autres n'exercent que leurs jambes, les seuls muscles qui travaillent sont sujets au développement, à l'hypertrophie. Dans l'entraînement militaire tous les muscles travaillent depuis les biceps jusqu'aux soléaires, depuis les pectoraux et grands dentelés jusqu'à la masse sacro-lombaire.

D'après ce qui précède, l'alimentation de la machine humaine devra remplir un double but : fournir le combustible calorigène, producteur du mouvement, fournir l'élément d'accroissement et de réparation. Le combustible de toute machine, sous n'importe quelle forme, c'est le carbone; l'élément de réparation, spécial à notre charpente, c'est l'azote.

L'azote forme la base de nos tissus. Il se combine en proportions infinies à l'oxygène, à l'hydrogène, au carbone et à quelques corps minéraux (chaux, soude, phosphore, fer, etc.). Se nourrir revient à s'assimiler du carbone et de l'azote. Mais dans quelle proportion? L'homme adulte rend en moyenne, par vingt-quatre heures, après s'être soumis à un travail ordinaire, *20 grammes d'azote*, soit 13 grammes par les urines sous forme d'urée et d'urates, 5 grammes par les selles et 2 grammes par l'expiration pulmonaire et par la transpiration cutanée; — dans les mêmes conditions l'homme rend *300 grammes de carbone*, soit 250 grammes par les poumons sous forme d'acide carbonique et 50 grammes par les sécrétions biliaire, urinaire et cutanée; — enfin il rend par des émonctoires divers 25 à 30 grammes de sels, principalement du chlorure de sodium et 2.530 grammes d'eau.

Ls soldat dépense donc par jour, pour un travail ordinaire : 20 grammes d'azote et 300 grammes de carbone, sans compter la quantité de ces éléments nécessaires à son accroissement corporel.

D'après le professeur Morache, la ration du soldat français, en temps de paix, renferme 20 gr. 81 d'azote et 346 grammes de carbone. Il y aurait donc 81 centigrammes d'azote et 46 grammes de carbone disponibles pour parfaire au développement individuel en se combinant à de l'hydrogène, de l'oxygène et des sels.

RATION DU SOLDAT EN TEMPS DE PAIX

			Azote	Carbone
Pain . . . . (750 gr. de pain de munition et 250 gr. de pain de soupe).	1,000 gr.	corresp. à	12 gr. et à	300 gr.
Viande . . .	300	—	7.20	26.20
Légumes frais.	100	—	0.31	5.20
Légumes secs.	30	—	1.30	14.30
Aliments.	14,30 gr.	corresp. à	20.81 gr. et à	346.00 gr.

La ration de pain peut être modifiée de la façon suivante : pain 620 grammes et biscuit 100 grammes.

Les 300 grammes de viande fraîche peuvent être remplacés par 200 grammes de viande de conserve ou par 240 grammes de lard.

Le pain et le biscuit sont fournis par l'administration militaire. Le pain de soupe, la viande, les légumes et les condiments sont achetés avec les recettes de l'ordinaire. Ces recettes se composent d'un versement de 0 fr. 20, par homme et par jour, prélevé sur la solde, de l'indemnité représentative d'eau-de-vie, soit de 0 fr. 05 pendant un temps variant entre quarante-cinq et soixante-quinze jours, et de l'indemnité représentative de viande qui varie entre 0 fr. 25 et 0 fr. 40, selon les localités. Chaque soldat verse donc à l'ordinaire une somme de o fr. 50 à o fr. 65.

Les recettes de l'ordinaire peuvent s'accroître de prélèvements sur les gages des travailleurs en ville et des ordonnances, du revenu de la vente des eaux grasses et des issues de la cuisine, du boni réalisé sur les permissionnaires de vingt-quatre et de quarante-huit heures et sur les hommes qui comptent à l'effectif mais qui ne prennent pas leurs repas à l'ordinaire.

Ces mêmes recettes sont diminuées de 1 à 2 centimes, par homme et par jour, pour parer aux frais d'éclairage, d'achat de balais ou d'autres ustensiles de propreté, de graisse pour les armes, de blanchissage, etc.

Un décret de 1881 accorde quotidiennement aux hommes un quart de ration (4 grammes) de café et de sucre. Le même décret donne aux sous-officiers un supplément de solde de o fr. 30, par jour, pour leur permettre de s'acheter une ration de vin.

Les sous-officiers prennent leur nourriture à la cantine ou à un mess. Ils payent quotidiennement une somme fixe prélevée sur leur solde. Malheureusement si le montant de la pension est fixe, la solde du sous-officier ne l'est pas et varie selon le taux de l'indemnité représentative de viande. Quand le prix du kilogramme de viande est de 1 fr. 75, l'indemnité représentative est de o fr. 345 qui, ajoutés au revenu fixe quotidien du sous-officier, revenu qui se monte à o fr. 87, donnent une solde de 1 fr. 215 ; quand le prix du kilogramme de viande n'est que de o fr. 70, comme cela se voit parfois (Châteaudun, 1887), l'indemnité représentative de viande n'est que de o fr. 21

qui, ajoutés au revenu fixe donnent 1 fr. 08. Ainsi la solde d'un sous-officier peut varier de 1 fr. 215 a 1 fr. 08. Dans le premier cas elle est à peu près suffisante, dans le second, amoindrie de 0 fr. 35, elle ne garantit plus le bien-être du sous- officier. Une solde ne devrait pas être aussi variable.

Le soldat ingère 1 k. 430 d aliments solides et 2 k. 570 d'eau ou d'aliments liquides. Il absorde donc journellement un poids de 4 kilog. Comme la moyenne de son poids est de 55 kilog., le soldat a besoin de la quatorzième partie de son poids en aliments liquides et solides, pour vivre dans des conditions normales. Si on ne met en ligne de compte que les aliments solides, le soldat a besoin de la vingt-sixième partie de son poids et non la vingt-cinquième, comme nous l'avons lu maintes fois.

La ration de paix du soldat français est-elle suffisante au point de vue nutritif, c'est-à-dire au point de vue de la quantité d'azote et de carbone qu'elle contient ?

Nous répondrons : au point de vue mathématique, oui. Quoique les chiffres, tout en donnant de précieuses indications et même une ligne de conduite, varient d'après le résultat des expériences des savants, quoique, comme le dit Michel Lévy : « Toute fixation quantitative absolue de la ration est nécessairement fausse (1), nous répondrons encore par l'affirmative : oui, la ration de paix est suffisante quand les parts sont faites avec justesse et que chacun touche exactement ce qui lui revient. Dans les corps de troupe où

(1) Michel Lévy, *Traité d'hygiène*, 6e édition, 1879, t. I.

nous avons passé, nous avons remarqué que la première préoccupation du commandement était que chaque soldat ait pour le moins la ration réglementaire.

D'après nos observations personnelles faites depuis huit ans, la majorité des recrues augmentent de poids au bout de six semaines ou deux mois de présence à l'armée ; il est plausible d'admettre que dans leur organisme l'apport a été supérieur à la dépense. Les recrues, durant les premières semaines de leur séjour au régiment, ont subi un changement complet dans leur mode d'existence, ont dû prendre des habitudes nouvelles et ont dû se soumettre à des travaux de gymnastique corporelle auxquels, pour la plupart, elles ne s'étaient jamais livrées.

D'après les observations de M. le médecin principal Frilley, prises sur 6,435 hommes de la classe 1884, les recrues gagnent au bout de six mois 0m003 de taille, 1 k. 469 de poids et 1 c. 23 de périmètre thoracique. D'après un travail du médecin-major Montané, la vie militaire produit un accroissement physique sur toutes les classes de la société, mais en première ligne sur les cultivateurs, puis successivement sur les ouvriers des villes, les nomades, les ouvriers des campagnes, les domestiques des villes, les domestiques des fermes et en dernier lieu sur les individus à profession sédentaire. Nous pensons que si ces derniers semblent acquérir plus lentement, c'est qu'ils fatiguent plus et par conséquent usent davantage que les individus habitués de longue date aux exercices corporels.

La ration moyenne journalière, par kilogramme d'adulte, contient 5 gr. 1.797 de carbone et 0 gr. 280

d'azote (Hervé-Mangon). Ces derniers chiffres s'appliquent à la France entière, c'est-à-dire à l'habitant des campagnes. A Paris, la ration journalière par kilogramme d'adulte est de 5 gr. 675 de carbone et de 0 gr. 332 d'azote. La ration des habitants des campagnes, des villages et des villes de moins de cent mille âmes, renferme 5 gr. 808 de carbone et 0 gr. 275 d'azote. Elle représente très approximativement celle de la population agricole.

L'effectif moyen de l'armée française étant de 480,280 hommes et le poids moyen de chaque homme étant de 55 kilogrammes (d'après nos statistiques personnelles), le poids total de la population militaire est de 26,415,400 kilogrammes. Les aliments consommés quotidiennement par l'élément militaire contiennent 166,176,880 kilogrammes de carbone et 9,994,626 k. 80 d'azote. Divisant chacun de ces derniers nombres par le poids total de la population militaire, nous trouvons que *la ration moyenne journalière par kilogramme de militaire contient 6 gr. 29 de carbone et 0 gr. 377 d'azote.*

Non seulement cette ration est supérieure à celle qui concerne l'adulte en général et à celle qui concerne la population agricole, mais encore à la ration de l'habitant de Paris.

Allemagne. — La petite ration du soldat sur le pied de paix ne renferme que 16 gr. 40 d'azote et 310 gr. de carbone. La grande ration du pied de paix renferme 18 gr. 02 d'azote, 283 gr. 9 de carbone plus 16 gr. 42 de graisse. Les troupes touchent leur pain en nature. Une somme de 0 fr. 15 est prélevée sur leur solde et s'ajoute à une indemnité, variable suivant les garnisons, pour subvenir à l'achat des denrées alimentaires. Les soldats allemands font en général trois repas : le premier, le matin, se compose d'un bol de café au lait ou de café noir dans lequel ils trempent du pain ; le second, à midi, se compose de viande et de légumes ; le troisième, le soir, se compose d'une soupe, en hiver, et d'un morceau de fromage pendant la belle saison.

Italie. — La ration de paix renferme 17 gr. 47 d'azote, 363 gr. 3 de carbone et 17 gr. 2 de graisse.

En *Angleterre* on trouve 22 gr. d'azote et 340 gr. de carbone ; en *Autriche* 23 gr. d'azote et 305 gr. de carbone ; en *Belgique* 18 gr. 75 d'azote et 370 gr. de carbone.

En temps de paix la ration du soldat allemand, comme produit azoté, est bien inférieure à celle de nos soldats. Le pain de munition allemand est noir, fait exclusivement de seigle bluté à un dixième. Dans l'exposé du budget de l'empire allemand, pour l'exercice 1888, il est demandé un crédit supplémentaire afin de couvrir un déficit de un million et demi de marcks ; il est allégué que cet arriéré a été inévitable *malgré les économies réalisées sur les vivres et les services sanitaires.* Le militaire allemand jouit, dans le service des postes, d'une franchise de 2 ou 3 kilogrammes, à la condition expresse que ce soit pour des denrées alimentaires expédiées par la famille !

En temps de guerre, en expéditions, en colonnes, les hommes ont droit à un supplément d'aliments. Le travail de combat est quelquefois considérable. Le soldat fait des marches et des contre-marches, chargé, plus que d'habitude, de vivres et de munitions ; il est mal logé, souvent est obligé de passer la nuit en plein air, sous le froid et la pluie ; son esprit est tendu, préoccupé ; ses cellules cérébrales sécrètent outre mesure ; aux fatigues de la veille s'ajoutent parfois celles du lendemain. Mais s'il faut marcher quand même, il faut aussi une alimentation plus réparatrice. De plus, le soldat a à lutter contre les influences telluriques, souvent aux heures où elles ont le plus d'action nocive, et contre les virus toxiques qui semblent s'acharner après le militaire en campagne ; à toutes les attaques de ces agents morbigènes il faut qu'il puisse opposer un organisme qui ne manque de rien, qui ne soit pas en souffrance. Comme la tuberculose, l'héméralopie, les fièvres palustres, le scorbut, le typhus, la dysenterie ont plus de prise sur un corps débilité, anémié, il est urgent d'armer le soldat des munitions de bouche auxquelles il a droit.

RATION FRANÇAISE EN TEMPS DE GUERRE
(Règlement de 1867)

			Azote		Carbone	
Pain de munit. 750 gr. Pain blanc de soupe. . . . 250 gr.	1,000 gr.	corr. à	12 gr.	»»	et à 300 gr.	»»
(ou Pain biscuité. . . . 700 gr. ou Biscuit. . 580 gr.)						
Viande fraîche.	300	—	7	20	26	20
(ou Viande de conserve. . . . 200 gr. ou Lard salé. 240 gr. ou Bœuf salé. 300 gr.)						
Riz (2 jours sur 3) (ou Légumes secs, 1 j. sur 3).	60	—	2	60	28	60
Sucre.	21	—	»	»»	9	»»
Café	16	—	»	20	2	»»
Sel.	16					
Aliments. . .	1,413 gr.	corr. à	22 gr.	»»	et à 365 gr.	80

Cette ration comporte une augmentation de 1 gr. 19 d'azote et de 19 gr. de carbone. Si le poids total de la ration est diminué de quelques grammes, les qualités nutritives de la masse ne sont pas diminuées mais augmentées ; cela est dû à une proportion plus grande de légumes secs, soit 60 grammes au lieu des 30 grammes de la ration de paix. Les légumes frais sont supprimés, leur valeur nutritive est médiocre parce que la plus grande partie de leur masse est représentée par de l'eau. Néanmoins, il serait avantageux, au point de vue de l'hygiène, de donner de temps en temps des légumes frais. Il est alloué en plus de la ration de guerre, soit 0 l. 25 de vin, soit 0 l. 15 d'eau-de-vie, soit 0 l. 50 de cidre.

Le soldat en marche reçoit une augmentation de solde de 0 fr. 10 par jour. Ces quelques centimes bien employés et multipliés par le nombre d'hommes de l'escouade ou du peloton, peuvent former un appoint très profitable à l'ordinaire.

La ration de guerre paraît insuffisante parce que l'on peut exiger du soldat en campagne un travail et une dépense extraordinaires. Le savant anglais Letheby calcule que

			Azote		Carbone
Dans l'état	*De désœuvrement*	il faut :	12 gr. 1	et	249 gr. 7
	De travail ordinaire	—	20 gr. 7	et	373 gr. 0
	De travail intense	—	25 gr. 9	et	378 gr. 2

D'après ces données, l'azote et le carbone alloués au soldat français dans l'état de travail ordinaire (voir les chiffres que nous avons transcrits à la p. 53), sont suffisants ; dans l'état de travail extraordinaire, pour ne pas dire intense, il manquerait 3 gr. 9

d'azote et 13 gr. de carbone. Les chiffres de Voit, Payen, de Gasparin, E. Schmitt, Pettenkofer, Leplay, Marvaud, sur la richesse du régime dans diverses professions où le travail est intense, varient entre 25 grammes d'azote et 380 ou 400 grammes de carbone. Ils sont au-dessus de ceux de la ration de guerre du soldat français.

Le marin français embarqué, c'est-à-dire considéré comme en campagne, reçoit un poids d'aliments équivalent à 1,798 gr. renfermant 23 gr. 45 d'azote et 368 gr. 10 de carbone.

Les troupes allemandes, pendant la guerre 1870-1871, reçurent le régime officiel suivant, appelé *eiserne portion* :

Pain	750 grammes
Viande	500 —
Graisse	67 —
Légumes secs	150 —

Ce régime ne donnerait que 20 gr. 40 d'azote et 274 gr. 19 de carbone. Certes les hordes qui nous envahirent ne s'en contentèrent pas et les réquisitions froidement et savamment mises en pratique ajoutèrent largement à la ration officielle, sans compter les prélèvements réglés faits sur les offices privés. Nous avons copié un menu dont l'exécution a été imposée à un habitant de l'Alsace et qui a été écrit, à la craie, sur la porte de sa maison, le lendemain de la capitulation de Strasbourg. Le vainqueur ne se contentait pas de 500 grammes de viande, il fallait lui en fournir 750, arrosés d'un litre de vin, ou de deux litres de bière, d'une tasse de café et d'une tasse (sic) d'eau-de-vie. Comme complément il était exigé six bons cigares !

Cur infandum renovare dolorem ?

Dans deux salles du sous-sol du château de Châteaudun, on a laissé des monceaux de bouchons, témoins du sac de la ville. Les ennemis assoiffés ne se donnaient même pas la peine, le plus souvent, de déboucher les bouteilles pillées, ils en cassaient les goulots et buvaient à même « *mit Gott fur Kœnig und Vaterland* ».

En temps de guerre la ration du soldat français devrait être portée à 500 grammes de viande, ce qui ferait monter le nombre de grammes d'azote, l'aliment réparateur par excellence, à 25 ou 26 grammes. Morache propose d'élever à la fois et la ration de viande et la ration de café et de sucre (1).

Le savant professeur n'est pas le seul à témoigner sa sollicitude pour le soldat en campagne. Le capitaine Kirn et de nombreux médecins militaires, tels Viry, Schindler, Burlureaux ont observé que la ration alimentaire du temps de guerre était au dessous de la ration alimentaire réparatrice d'un travail intense.

Voici la composition, en principes assimilables plastiques et calorigènes, des rations de campagne des diverses armées. Les albuminoïdes, divisés par 6.32, donnent la quantité approximative d'azote et les hydrocarbures, divisés par 1.69, donnent celle du carbone qu'ils contiennent (étant donné par l'analyse chimique que, sur 6 gr. 32 d'albumine, il y a 1 gramme

(1) Morache, *Hygiène militaire*.

d'azote et que, sur 1 gr. 69 d'hydrocarbure il y a 1 gramme de carbone). L'équivalent nutritif des hydrocarbonés est à celui de la graisse comme 1 est à 1,7.

		Albumi-noïdes	Hydro-carbonés	Graisses
France		139	574	31,0
Allemagne	petite ration avec viande	133	471	34,5
	petite ration avec lard	86	471	145,0
	grande ration (viande)	191	678	45,2
Autriche.	Viande	146	645	47,0
	Lard	109	645	135,0
Russie (viande)		166	701	28,0
Italie.		127	613	45,0
Etats-Unis		160	490	41,5
Suisse		123	350	50,5
Hollande		125	704	46,0
Turquie.		110	530	47,0

De ce que la ration de guerre du soldat français soit légèrement inférieure à ce qu'elle devrait être, il ne faut pas s'effrayer outre mesure et croire que nos défenseurs, en cas de guerre, seraient forcément destinés à pâtir. On a considéré la ration de guerre comme la ration de summum d'activité. Le soldat se trouvera parfois dans le cas de dépenser ce summum d'activité, mais ce ne sera pas quotidiennement et l'effort organique n'atteindra que, dans de rares exceptions, son degré extrême.

La ration de paix est suffisante ; celle de guerre exigerait un complément de 3 grammes d'azote ; il n'y a pas lieu de désespérer pour cela de la vigueur et de la résistance de l'armée. La privation de 3 grammes d'azote, tandis qu'il en est absorbé 22, ne constitue pas l'insuffisance alimentaire dont nous avons parlé plus haut. En admettant qu'il se produise par-ci par-là quelque léger degré d'usure corporelle, est-ce que cette usure est irrémédiable ? Ce qui est irrémédiable, c'est la défaite, ce sont les trous dans le budget. Espérons que les bienfaits de la victoire feront oublier bien des petites misères.

Nous avons dit que l'alimentation sert à deux fins : fournir l'élément de combustion et fournir l'élément de réparation. Le premier est représenté par le carbone, le deuxième par l'azote. Les aliments carbonés ont été appelés aliments *respiratoires* parce que ce sont eux qui sont comburés, oxydés et éliminés en résidus gazeux par le poumon, sous forme d'acide carbonique ; les aliments azotés ont été appelés aliments *plastiques* ou *réparateurs*, parce qu'ils servent principalement à reconstituer les tissus usés tels que les fibres musculaires vieillies, dégénérées. Les aliments plastiques ont encore été appelés *albuminoïdes* parce que l'albumine forme la base de nos tissus.

Les aliments peuvent se substituer les uns aux autres dans une certaine mesure. *Si les aliments respiratoires font défaut, les aliments plastiques dévient de leur but primitif et fournissent à la combustion.*

On peut vivre avec une alimentation exclusivement azotée parce que l'azote peut s'unir à l'oxygène pour former un aliment respiratoire, mais on ne peut subsister longtemps avec une alimentation exclusivement hydrocarbonée, parce que l'élément de réparation des tissus manque essentiellement et que la vie est pour ainsi dire la résultante de la transformation et de l'usure des tissus organiques.

ART. 2. — ALIMENTS DU SOLDAT

Les aliments du soldat, ration de paix et ration de guerre, se composent de pain ou de biscuit, de viande, de légumes frais et secs, de sel, de quelques condiments. Ce sont les aliments *ordinaires*.

Selon le temps, le lieu et l'occasion, le soldat est obligé d'avoir recours à d'autres aliments que ceux fournis par l'ordinaire. Livré à ses inspirations, à ses goûts particuliers, d'après les ressources de son budget, il consomme ce que nous appellerons les aliments *d'occasion*.

La viande et les légumes peuvent subir des préparations spéciales qui leur permettent de résister aux fermentations putrides pendant un temps plus ou moins long, quelquefois pendant plusieurs années. Ils prennent alors le nom de *vivres de conserve*.

Enfin il peut se présenter des circonstances particulières où le soldat tenu de se surpasser, de produire un travail intense, exigeant un déploiement considérable de force, un effort longtemps soutenu et une activité anormale, tenu en un mot de faire un *raid*, devra avoir recours à des aliments de volume et de poids exigus, mais capables de produire une surexcitation musculaire, une hypersthénie prolongée. Ces aliments, occasionnant chez l'homme des effets analogues à ceux de l'avénine chez le cheval, seront nommés *dynamogènes* ou *accélérateurs*.

§ 1. **Aliments ordinaires.** — *A*. PAIN ET BISCUIT. — Le décret de 1853 ordonne de ne donner au soldat que du pain composé de pur froment.

De tous les Etats européens, c'est la France actuellement qui donne à ses soldats le meilleur pain, c'est-à-dire le plus appétissant et le plus nutritif. Il renferme 12,50 à 18,20 de matières azotées pour 100, lorsqu'il est desséché dans une étude chauffée à 110.

Chaque jour amène son pain,

dit La Fontaine; le troupier en a sa part, il a du « pain sur la planche ». Le pain de munition est obtenu, comme le pain ordinaire, par la cuisson d'une pâte composée de farine de froment, d'eau, de levain et de sel.

Farine. — La farine employée dans l'armée est de la farine de froment de première qualité, expertisée avant d'être livrée à la consommation. Elle est formée d'un mélange de 66,1 à 72,2 pour 100 d'*amidon* et de 7 à 14 pour 100 de *gluten*. Elle contient 13 à 14 pour 100 d'eau, un peu de glycose, de dextrine, de matières grasses, de *son* et environ 0,7 à 1,3 pour 100 de matières minérales. Calcinée elle ne laisse guère plus de 2 pour 100 de cendres.

L'amidon est la matière hydrocarbonée par excellence, l'aliment respiratoire. Le gluten est la matière azotée ou albuminoïde, l'aliment plastique. C'est le gluten qui donne à la farine la propriété de former avec l'eau une pâte liante, glutinante.

Le son renferme une certaine quantité d'azote (10 à 15 pour 100). Plus il y en a dans le pain, moins celui-ci est blanc, moins il est appétissant pour la majorité des consommateurs des villes. Comme le son est très nutritif et renferme un ferment digestif que l'on appelle la *céréaline*, l'administration militaire a jugé à propos d'en laisser une certaine quantité dans le pain de munition. Le *blutage* de la farine est un tamisage à plusieurs degrés qui sert à séparer plus ou moins complètement le son de la farine. Le blutage a été réglé, depuis 1853, à 12 pour 100 pour les farines de blé dur et à 20 pour 100 pour les farines de blé tendre. Bluter à 20 pour 100 veut dire qu'après la mouture, la farine doit laisser sur le tissu de crin des blutoirs ou tamis, le cinquième de sa masse. Avant 1853, on blutait à 10 pour 100 et, sous le premier empire, le blutage était inconnu. C'est à cette époque que le pain de munition méritait surtout son appellation de *boule de son*.

On se sert, pour faire le pain de munition, d'eau de source, de fontaine ou d'eau des concessions urbaines. On en prend 100 parties pour 50 ou 60 de farine. L'eau dissout les parties solubles (dextrine, glycose, sels) et gonfle l'amidon et le gluten.

Le *levain* est tantôt une certaine quantité de levure de bière, tantôt une certaine quantité de pâte ancienne que l'on a fait fermenter dans des dilutions d'eau tiède. Sous son influence une partie de l'amidon de la farine subit la fermentation panaire ou alcoolique, c'est-à-dire qu'elle se transforme en sucre d'abord, puis en alcool et en acide carbonique qui, né au sein de la pâte, y produit des bulles gazeuses. Les bulles restent emprisonnées grâce au *liant* produit par le gluten, boursouflent la masse et formeront plus tard les yeux disséminés dans la mie. La pâte une fois suffisamment boursouflée ou *levée* est soumise à la cuisson.

Manutention. — Le sel est dissous dans l'eau tiédie,

à la dose de 1 kilogramme pour 250 rations ou 187 k. 500 de pain. A la solution on ajoute le levain et enfin la farine. Le mélange est pétri pour lui donner une homogénéité parfaite, puis il est abandonné pendant une demi-heure dans le pétrin afin de laisser à la fermentation le temps de se produire. On procède au *tournage*, c'est-à-dire à la mise en forme des portions de pâte qui donneront les miches. Comme la chaleur du four (200° à 260°) fait évaporer une certaine quantité d'eau des miches, on a calculé que celles-ci devaient présenter, avant d'être *enfournées*, une augmentation de poids de 25 pour 100 et peser 1 k. 875, au lieu de 1 k. 500. La cuisson complète des miches demande trois quarts d'heure; l'intérieur des pains n'atteint guère qu'une température de 60°. Après ces phases successives on peut dire que le pain de munition remplit les conditions dictées par l'école de Salerne :

J'estime un Pain salé, bien fermenté, bien cuit,
De pur froment, qu'on mange avec aise et profit (1).

La composition moyenne du pain de munition est la suivante :

Eau	38.00
Matières azotées	9.45
Amidon, dextrine, glycose	49.75
Matières grasses	0.70
Cellulose pure	0.85
Matières minérales	1.25
	100.00

(1) Traduction Charles Meaux Saint Marc. Paris, 1880.

Le pain de munition se fabrique dans des établissements spéciaux appelés *manutentions militaires* ou dans des établissements particuliers tenus par des entrepreneurs assermentés et placés sous la surveillance des intendants militaires.

Les manutentions militaires n'existent que dans les grands centres tels que Paris, Lille, etc. Tout le personnel de ces manutentions appartient à l'armée. La direction est du ressort de l'intendance ; les agents principaux sont des officiers d'administration du corps des subsistances; les agents subalternes sont des sous-officiers et soldats d'administration. La figure 3 nous montre une manutention militaire.

En général, dans les manutentions militaires, le pétrissage à la main a été remplacé par le pétrissage mécanique. C'est le système *Deliry*, avec moteur à vapeur, qui a été adopté de préférence. On peut le voir fonctionner journellement à Paris, à la manutention du quai de Billy. Les pétrisseuses Deliry se composent d'une cuve circulaire ayant un diamètre de 2 m. 10 et pivotant autour d'un arbre vertical fixe. Une calotte en fonte enveloppant l'arbre vertical, se changeant et s'enlevant à volonté, renferme les organes de mise en mouvement des appareils de pétrissage qui fonctionnent dans la cuve. Ces appareils se composent d'un fraseur et de deux découpeurs souffleurs.

A la manutention militaire de Paris, la farine est amenée directement dans les pétrins, au moyen de poches en toile qui partent d'un dépôt de farine. L'eau est mesurée d'avance dans un bassin gradué, muni de robinets qui communiquent avec le pétrin.

Là production d'une pétrisseuse Deliry peut être

évaluée à 15,000 rations de pain de 750 grammes, par travail de 24 heures.

Le pain du soldat est arrondi sur ses bords ; son fond est plat. Il pèse 1,500 grammes après vingt-quatre heures de refroidissement. Il a une odeur particulière qui excite l'appétit. Sa croûte, d'un brun doré, est le résultat de la caramélisation du sucre produit dans la fermentation. La mie, adhérente à la croûte, est d'une couleur blanc-jaunâtre, intermédiaire entre celle du pain de première et celle du pain de deuxième qualité de la fabrication civile. Triturée entre les doigts, elle ne doit pas s'y attacher. Elle est élastique et parsemée d'yeux dans toute sa masse. Elle se dessèche facilement à l'étuve et se gonfle à l'eau. Les officiers qui assistent à la distribution rejettent le pain mal cuit ou brûlé, le pain lourd, mou, mal levé, à odeur désagréable.

Le pain blanc, donné au soldat comme pain de soupe, est du pain de première qualité sortant des boulangeries civiles. Il est acheté avec les fonds de l'ordinaire.

On ne donne au soldat que du pain rassis. Le pain chaud et frais n'est pas facilement digéré. Il n'a pas perdu suffisamment d'eau par l'évaporation, aussi la mie, compacte et lourde se laisse-t-elle pénétrer difficilement par la salive et le suc gastrique. Il peut passer dans l'intestin sans avoir éprouvé les modifications que les ferments organiques doivent provoquer dans les premières voies et peut occasionner des désordres sérieux. La croûte est la partie la plus digestive du pain.

Le pain de munition est un aliment complet renfermant les principes calorigènes et réparateurs, les éléments respiratoires et plastiques. Il suffirait aux besoins de l'existence si l'estomac pouvait s'habituer à cette nourriture uniforme. Montaigne disait : « Ce n'est que pain, mais notre usage en fait des os, du sang, de la chair, des poils, des ongles ».

Le pain, surtout quand il est vieux et humide, peut se couvrir de moisissures ou de végétaux cryptogamiques. Dans cet état, il est nuisible et peut-être vénéneux. Les microphytes paraissent par îlots d'abord, deviennent confluents et finalement forment des nappes plus ou moins étendues. Les îlots peuvent avoir des teintes différentes, selon le champignon qui les forme ; les blancs sont dus au *mucor mucedo ;* les gris, au *penicillium glaucum* et à l'*aspergillus glaucus ;* les noirs, au *rhyzopus nigricans ;* les roses ou orangés, à l'*oïdium aurantiacum*. Ce dernier est rare et n'a été étudié que sur les produits de la manutention militaire de Paris en 1843 et en 1871.

Biscuit. Le biscuit qui appartient à l'alimentation de guerre et dont il est fait quelques distributions aux troupes, en temps de paix, afin de faciliter le renouvellement des provisions qui sont en magasin, est fait avec la même farine que le pain de munition. On a cherché à condenser, sous un petit volume, la plus grande nutritivité possible des produits panaires. La pâte de biscuit est pétrie avec moins d'eau que celle du pain ; de plus, la cuisson est dirigée de façon à déshydrater encore davantage le produit alimentaire et à faire rendre approximativement à 100 kilogrammes de farine de blé tendre, 94 kilogrammes de biscuit. Les pâtons sont carrés ; ils sont percés

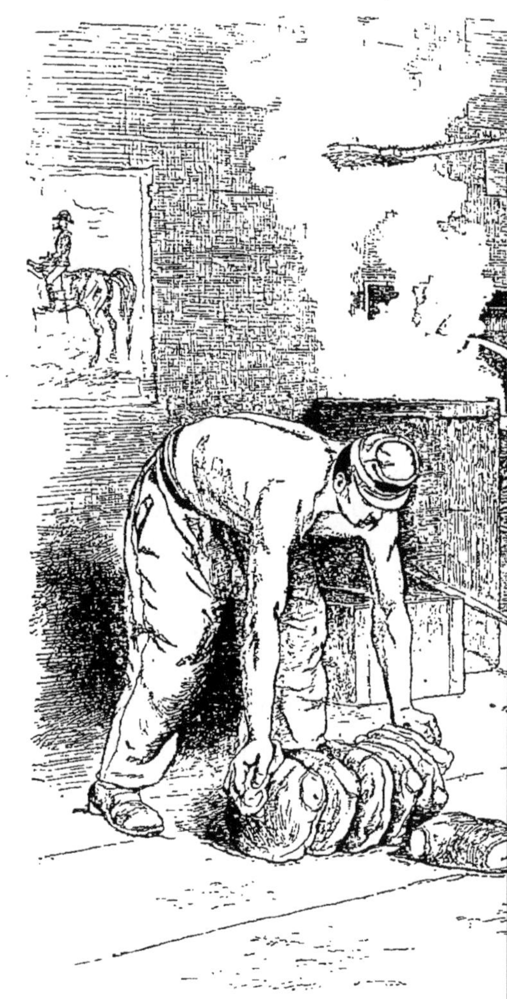

Fig. 3.

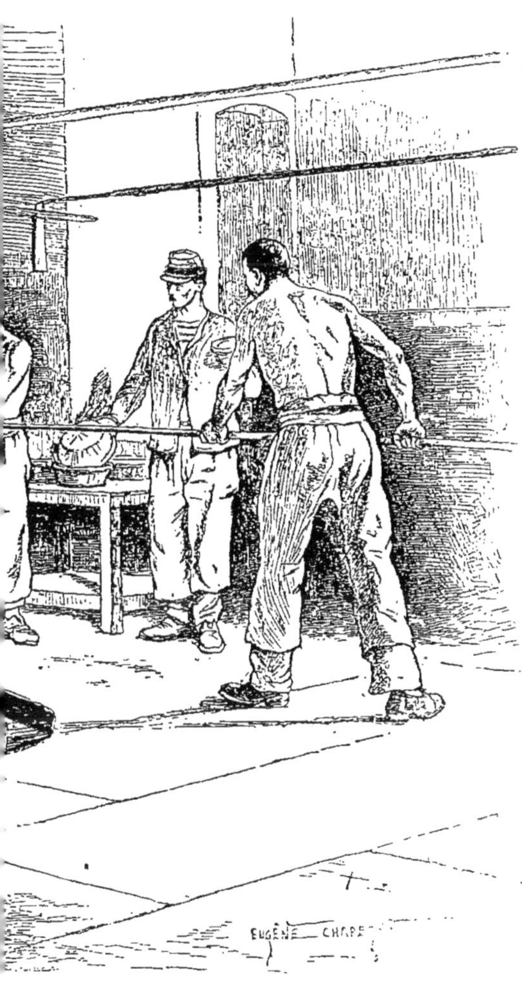

munition.

de trous afin de permettre à l'acide carbonique de s'échapper de la masse et afin d'empêcher la formation d'yeux dans la mie.

Le biscuit de troupe, obtenu avec du sel et du levain ou avec du levain seulement, ne remplit pas au même degré que le biscuit azyme, les conditions à rechercher au point de vue de la conservation. On ne fabrique plus que du biscuit contenant une certaine quantité de sel, et ne renfermant aucune trace de levain.

Le biscuit pèse à peu près 200 grammes. Il a une couleur blonde, une odeur et une saveur agréables. Sa croûte est fine, lisse et dure. Sa mie est d'un blanc-jaunâtre, concrète, sèche, lamelleuse, sans aucune élasticité. Le biscuit est sonore, c'est un véritable corps dur, difficile à casser et à broyer avec les dents. Il ne s'émiette pas à l'air et se gonfle toujours dans l'eau. Il se ramollit dans la bouche au contact de la salive. Avalé trop gloutonnement, sans être complètement humidifié et mastiqué, il peut produire, à cause de sa dureté, peut-être à cause des anfractuosités des morceaux ingérés, des troubles gastriques et intestinaux qui dans certains cas pourraient présenter une certaine gravité. La ration de biscuit est de 580 grammes.

Les vieux troupiers d'Afrique, « les *lascars* », savaient préparer avec le biscuit des entremets particuliers qui flattaient leurs papilles gustatives. Ils laissaient tremper, pendant quelques heures, un ou deux biscuits dans de l'eau coupée de tafia, ou mieux encore dans du lait. Le biscuit gonflé, ramolli, imbibé de liquide était largement saupoudré de sucre ; il était arrosé ensuite de tafia *largâ manu* et on flambait le tout. Les palais de nos braves se délectaient de ce pudding essentiellement français. Le biscuit qu'on a fait macérer dans du café, ou dans un grog, s'appelle de la *turlutine*.

Le biscuit se conserve des années lorsqu'on a le soin de le laisser dans des caisses bien fermées et à l'abri de toute humidité. La déshydratation est une garantie de conservation pour tous les aliments : les moisissures, ou végétaux cryptogamiques, ont besoin d'humidité pour se développer ; de plus, l'eau est le véhicule d'un nombre infini de germes, comme nous le verrons par la suite.

Le *pain biscuité* est un aliment qui tient le milieu entre le pain de munition et le biscuit. Il peut se conserver une quinzaine de jours, quelquefois plus longtemps, il est appelé à rendre des services aux troupes en campagne. La ration de pain biscuité est de 700 gr. par jour.

B. VIANDE. — Le soldat consomme les viandes de bœuf, de veau, de mouton, de porc. Il peut être appelé à manger accidentellement du cheval. Avec la réglementation de l'alimentation variée, il est à prévoir que la morue sera d'un grand et heureux usage dans l'armée.

Les viandes sont toutes composées de principes identiques solubles et insolubles. Les premiers sont la créatinine, la créatine, l'acide lactique et l'acide inosique ou osmazôme ; ils forment la base du bouillon ; les seconds sont la fibrine, l'albumine, la gélatine et la graisse. Les principes nutritifs par excellence sont la fibrine et l'albumine. Sous l'influence de la pepsine, ferment du suc gastrique, ces deux principes se changent en peptones, se dissolvent et sont assimilés. Le mouton contient 22 % de fibrine et d'albumine, le bœuf 20, le porc 19, la morue 33. La gélatine n'a aucune propriété analeptique. Les principes solubles sont purement excrémentitiels et ne sont pas assimilés ; parmi eux on accorde cependant quelques propriétés nutritives à l'osmazôme qui est la substance odorante par exellence dans la cuisson ou le rôtissage des viandes.

Le soldat a droit quotidiennement à 300 grammes de viande. Débarrassée de ses os, tendons et aponévroses, cette ration ne présente plus que 240 grammes, soit 120 grammes par repas. D'après les statistiques de MM. Bouley et Nocard, le Français ne consommerait en moyenne que 25 kilogrammes de viande par an, ce qui ferait 68 grammes par jour. D'après le Dr Marvaud la consommation moyenne des habitants de Paris serait de 75 kilogrammes par an ; celle des citadins en général de 53 à 54 kilogrammes ; celle des campagnards de 5 à 6 seulement.

Ces chiffres que peuvent-ils signifier au juste ? Il y a des personnes qui ne mangent jamais de viande et qui se rangent volontairement dans la classe des *végétariens* ; il y en a d'autres qui sont ou se croient forcés d'absorber plus d'une livre de viande par jour ; devant ces immenses écarts, les chiffres précédents ne peuvent servir qu'à donner une idée de la consommation d'un pays, d'une localité, et non des indigènes en particulier. Néanmoins ils nous permettent de constater que le régime du soldat est plus animalisé que celui de la grande majorité des Français.

La viande est un aliment très riche, chargé de sucs

nutritifs d'une valeur incontestable. Elle développe au plus haut degré les forces musculaires de l'homme et, à poids égal, lui fournit une alimentation beaucoup plus réparatrice que celle que lui fournirait toute autre substance. Il n'y a pas de différence très marquée entre la chair de l'homme et celle des animaux, comme le prouve l'analyse chimique suivante :

	Bœuf	Homme
Fibrine	16.80	17.83
Albumine et hématosine . . .	2.20	1.75
Gélatine	1.90	1.92
Matières extractives et sels. . .	1.93	1.80
Eau	77.17	76.70
	100.00	100.00

Un chou de deux kilogrammes n'équivaut pas, sous le rapport de la nutrition, à une once de viande de veau. Malgré ses propriétés nutritives, la viande n'est pas indispensable à la vie. Les végétariens s'en privent complètement ; ils ne sont pas à envier parce que généralement ils ont l'esprit lourd et le corps flegmatique. Il y a là une question de race, d'éducation et d'habitude : « On dirait, dit le professeur Arnould, que les peuples à régime végétal sont faits pour être conquis, comme les vastes familles herbivores, dans le règne animal, ont l'air d'être destinées à faire la nourriture des carnassiers (1). »

Nous avons rencontré dans l'armée des hommes qui n'avaient jamais mangé de viande. Le contingent de 1886 nous en a présenté un qui venait de la Haute-

(1) J. Arnould, *Eléments d'hygiène*, 2e édition. Paris, 1889.

Vienne et que nous avons fait entrer à l'hôpital pour faire l'éducation de son estomac.

Bœuf. — Le bœuf est la viande dont on fait le plus grand usage dans l'armée. Pendant de longues années, et récemment encore, c'était l'élément par excellence de la *soupe* du soldat, soupe quotidienne dont la monotonie n'était interrompue que par quelques *ratas*. La soupe qui n'est qu'un simple bouillon avec des légumes, subsiste encore, mais le soldat ne la mange guère qu'au repas du matin.

De par les règlements, la tête à l'exception des bajoues, les jambes à partir du genou et du jarret, puis tous les viscères sont rejetés des distributions. Nous pensons que l'on pourrait accepter le cœur qui n'est composé que de tissu musculaire.

Le soldat mange de la meilleure viande que la plupart des manouvriers des grandes villes. S'il mange de la vache, mieux vaut pour lui manger de la vache de quatre à cinq ans qui n'a pas été épuisée par une lactation prolongée, que du bœuf vieux, usé au labour, surmené par un travail excessif.

Les bœufs qui servent à l'alimentation des troupes doivent peser au moins 250 kilogrammes, les vaches 150 kilogrammes. Les surfaces internes et externes d'un quartier de bœuf ou de vache (puisqu'il est admis que la vache, dans certaines conditions, peut donner de très bonne viande) doivent être tapissées d'une couche de tissu graisseux. Sur une coupe transversale, la chair doit présenter une couleur rouge très franche, plus ou moins intense. Son odeur caractéristique, empreinte d'un peu de crudité, ne doit nullement rappeler le fumet du fauve. Le grain de la tranche doit être même marbré, *persillé*, comme disent les bouchers, c'est-à-dire que les faisceaux de fibres musculaires doivent être entourés de molécules graisseuses. Au bout d'un certain temps la surface de section doit se dessécher et se brunir à l'air.

La commission des ordinaires peut acheter des animaux sur pieds et les faire dépecer sous sa surveillance. C'est une innovation heureuse qui pourra donner toutes les garanties désirables d'une bonne alimentation pour la troupe. Déjà, dans certains corps, le vétérinaire de semaine était tenu d'aller à l'abattoir examiner les animaux destinés à la garnison et de les marquer aux sabots. Les bouchers, de leur côté, étaient obligés d'apporter à la caserne les animaux dépecés porteurs de leurs sabots. Il est essentiel d'examiner les poumons des bêtes à cornes afin d'avoir des garanties certaines contre toute infection tuberculeuse.

Soupe du soldat. — Bouilli. — La soupe du soldat est une décoction prolongée de bœuf et de légumes dans de l'eau ordinaire. Dans cette décoction on laisse macérer ultérieurement des tranches de pain blanc. Généralement on met dans la marmite deux kilogrammes d'eau pour un kilogramme de viande.

Voici la façon dont on procède dans l'armée : Avant que l'eau entre en ébullition, on y projette la viande et le sel. On active l'ébullition pendant un certain temps, pendant qu'il se forme à la surface du liquide une sorte d'écume qui n'est autre que de l'albumine coagulée. L'écume est enlevée au fur et à mesure qu'elle paraît. Quand il ne s'en produit plus, on ralentit la cuisson qui n'a plus besoin d'être poussée jusqu'à l'ébullition et on ajoute au pot-au-feu une certaine quantité de légumes (choux, navets, poireaux, etc.).

On précipite l'ébullition, au début, afin de coaguler la fibrine sur les parties superficielles de la viande, de former une sorte d'enveloppe imperméable et d'opposer pour ainsi dire une barrière à la transformation des principes protéïques de la masse. A 100° la viande est *saisie* à sa surface. C'est pour éviter une évaporation trop grande, entraînant tous les principes aromatiques du pot-au-feu, que l'on veille par la suite à ce que la décoction se maintienne sous un feu très doux. Toutes ces opérations exigent 5 ou 6 heures.

Quelques médecins militaires ont recommandé de ne pas écumer la soupe parce que le coagulum albumineux était analogue au blanc d'œuf et par cela même très nourrissant. L'écume a des propriétés nutritives incontestables, mais elle est peu appétissante ; de plus, en clarifiant le bouillon, elle a ramassé toutes les impuretés qui se trouvaient dans l'eau et qui se sont détachées de la surface de la viande.

Si le bœuf était projeté dans l'eau froide et si l'on portait le tout progressivement à 100°, la viande perdrait une quantité considérable de son poids, près de la moitié, parce que la fibrine ne se coagulerait que lentement à sa surface.

Un bon bouillon a enlevé à la viande une grande quantité de ses principes solubles et une grande partie de sa saveur; un bouillon médiocre laisse une viande presque intacte. Le bouillon renferme donc les éléments solubles de la viande, c'est-à-dire la créatinine, la créatine et l'acide inosique ou osmazôme. Ce dernier élément donne au pot-au-feu son fumet et sa saveur. Il est le plus nutritif de ceux qui se dissolvent dans l'eau, quoiqu'il le soit fort peu par lui-même.

Le bouillon est-il un aliment réellement reconstituant, corroborant? Il a joui longtemps d'une réputation usurpée ; ses vertus aujourd'hui son bien amoindries. Il ne renferme que 10 à 12 grammes de matières organiques par litre. La créatinine et la créatine ne sont pas assimilables et ne font que passer dans l'économie; l'albumine enlevée à la viande n'est pas restée en dissolution dans le bouillon et s'est coagulée sous forme d'écume ; reste l'osmazôme. Sa quantité est minime, sa qualité est peu appréciable, car c'est pour ainsi dire un mélange, en parties définies, de créatine, de créatinine et d'acide lactique. Il n'y a pas à mettre en ligne de compte les substances aromatiques abandonnées au liquide par les légumes. Où trouver dans le bouillon les principes réparateurs tant vantés? D'après Morache, il n'y a peut-être de nutritif dans le bouillon que la petite portion de matières albuminoïdes (1 pour 100) formée par la réaction de l'acide lactique sur la fibre musculaire.

Le bouillon ne serait qu'une infusion odorante très peu nutritive, mais jouissant de la précieuse propriété d'être digérée très facilement, d'exciter par elle-même les fonctions digestives, et de disposer les organes à des absorptions plus importantes. Il est par excellence la nourriture des malades et il représente un moyen diéthétique puissant entre les mains du médecin. Dans l'alimentation du soldat, le bouillon ne peut être considéré que comme le véhicule des autres substances alimentaires. « Le bouillon, dit Brillat-

Savarin, réjouit l'estomac et le dispose à digérer ».

Bouilli. — Le bouilli, c'est-à-dire la viande retirée du bouillon, n'est plus qu'une chair amoindrie, privée d'une partie de son albumine (écume), et dont la fibrine, ou myosine, a été profondément modifiée par la chaleur et rendue bien moins assimilable. Brillat-Savarin dit que le bouilli est « de la chair moins son jus » ; c'est moins que cela, certainement, puisque la fibre musculaire a été transformée.

Bœuf rôti. — Le bœuf rôti deviendra un plat usuel dans l'armée. L'opération du rôtissage se fait devant le feu et à l'air libre, ou dans une casserolle. Dans le premier cas, c'est le rayonnement de la flamme qui produit la cuisson ; dans le second, la cuisson s'opère indirectement au moyen du calorique transmis par les parois du récipient. Dans l'un et l'autre cas, il se forme, autour de la viande, une croûte plus ou moins épaisse d'albumine et de fibrine coagulées, durcies, raccornies même par la chaleur, croûte parfumée par le dégagement de vapeurs d'osmazôme.

Le rôti, à l'air libre ou à la broche, a l'inconvénient de demander un outillage perfectionné afin que la fumée du bois ou du charbon ne donne pas un goût empyreumatique à l'aliment. Le rôti dans un récipient présente aussi un inconvénient ; il produit une croûte moins dense et moins propre à retenir les sucs de la viande.

Veau. — Cette viande convient peu à l'alimentation du soldat. On ne doit en faire que de rares distributions. C'est une viande dite blanche, jouissant des mêmes propriétés que la viande de bœuf, mais dans des proportions beaucoup plus minimes. C'est une chair renfermant une forte quantité de serum aqueux ou de limphe. Il ne faudrait pas faire usage d'un veau âgé de moins de deux mois.

Le veau est principalement réservé pour les hôpitaux militaires.

Mouton. — C'est une viande noire comme celle du bœuf. Elle est même plus nutritive que cette dernière et a un goût et une odeur qui rappellent ceux du grand gibier. Elle entre surtout dans la composition des *ratas*, ou ragoûts, depuis ceux de pommes de terre jusqu'à ceux de haricots et de lentilles. Dans quelques corps de troupe, on a essayé de faire une sorte de daube de mouton avec des macaronis: les soldats paraissaient avoir de la prédilection pour ce plat éminemment nutritif.

Porc. — La viande de porc est très comestible lorsqu'elle provient d'animaux âgés de plus d'un an. Quand on fait un approvisionnement de porc, il faut toujours se méfier de la trichinose qui malheureusement ne se reconnaît qu'au microscope et de la ladrerie qui se reconnaît à l'œil nu. Les viandes affectées de ladrerie présentent des kystes, c'est-à-dire de petits corps ovoïdes, du volume d'un grain de millet à celui d'une lentille. Ces kystes, épars dans la graisse et dans la chair de l'animal, renferment les larves du ver solitaire. La cuisson ardente et prolongée tue ces larves.

Le porc est quelquefois mangé presque cru, surtout en Allemagne où, dans certaines contrées, on ne mange pas d'autre viande. Dans les pays d'outre-Rhin la trichine et le ver solitaire se voient fréquemment. Dans l'armée française, le premier de ces parasites est inconnu, le second est rare. Un témoin oculaire, d'une véracité indiscutable, nous a appris qu'aux grandes manœuvres de 1886, en Alsace-Lorraine, à Dieuze, des fantassins allemands étaient contraints par le commandement de manger, comme exercice de guerre, la viande de distribution sans aucune préparation, ou cuisson préalables. La tranche de porc, ou de bœuf était mise entre deux tranches de pain et le tout était englouti à la façon d'une sandwich.

Le porc frais n'est pas en usage dans notre armée. On consomme le petit salé, le lard et le saindoux.

Le petit salé doit entrer largement dans l'alimentation variée. Cuit avec des choux, les choux du jardin militaire, les choux plantés par le militaire, il rappellera à plus d'un le foyer absent. Son fumet réveillera bien des appétits, comme les airs du pays raniment le courage chez le pauvre dépaysé.

Nous avons cotoyé des corps de troupes où l'on avait engraissé des porcs en les nourrissant avec les rogatons de la cuisine, les reliefs des gamelles et les eaux grasses. La tête, le sang et les viscères étaient distribués dès l'abattage. Les membres et le tronc étaient coupés en morceaux, salés, conservés dans des tonneaux ou dans des jarres et confiés au cuisinier en pied. A Djidjeli, en 1874. un capitaine de zouaves avait fait mettre à la salure trois sangliers tués à la chasse; deux fois par semaine, pendant tout l'hiver, la compagnie se délecta de cette nourriture improvisée. et les économies réalisées permirent d'arroser d'un verre de vin le *halouf el raba*. Pourquoi, dans les cheminées des cuisines du quartier, ne fumerait-on pas des entrecôtes et des jambons de porc ? ce serait un approvisionnement de bonne viande tout trouvé pour les jours de route, pour la période des manœuvres, et pour les exercices où il faut prendre ses repas au dehors.

Il n'y a guère de cuisine possible sans lard. Celui-ci est à la fois un aliment et un condiment :

Uncta satis pingui ponentur oluscula lardo.

Le lard est le tissu cellulaire du porc, ce tissu que l'on rencontre entre la peau et les muscles, et dont les mailles forment des cloisons nombreuses, une quantité infinie de petites loges, de cellules où la graisse s'emmagasine. Le lard se présente en couches plus ou moins épaisses. Sa surface de section doit offrir une teinte rosée et doit être finement grenue. On le conserve salé ou fumé. Il est attaqué par de nombreux parasites, aussi demande-t-il des soins particuliers. Les lards d'approvisionnement qui ont atteint leur durée de conservation sont distribués à la troupe en remplacement de l'indemnité représentative de viande fraîche. Ces distributions sont faites dans le but de renouveler les provisions au bout d'un certain nombre de mois.

L'habitant des campagnes mange le lard en nature après l'avoir fait servir à la confection de sa soupe. La plupart des soldats en ont fait autant chez eux ; au régiment il est bon qu'ils reviennent de temps en temps à leurs anciennes habitudes.

Dans l'armée on se sert généralement de graisse de porc ou de saindoux comme assaisonnement. On a reconnu que dans les aliments respiratoires, dans les hydrocarbonés, il en est qui sont comburants par excellence, qui ont la propriété, à un très haut degré, de produire de la chaleur, du calorique transformable en force et en mouvement, ce sont les graisses. Les savants allemands ont fait de la graisse de porc une condition *sine quâ non* de bonne alimentation pour l'armée. Le professeur Arnould nous apprend que la graisse « épargne l'albumine et représente le combustible le plus riche que l'organisme puisse recevoir : 1 gramme de graisse équivaut à 1 gr. 7 d'amidon. De plus, la graisse pénètre dans la circulation en nature (à l'état d'émulsion), et n'a pas besoin de subir, comme les hydrocarbonés, la transformation qui les rend solubles ». Le docteur Schindler lui aussi a bien compris le rôle de la graisse dans l'alimentation du soldat : « Ce rôle de la graisse, dit-il, semble même primer celui des albuminoïdes dans le travail intense ».

Cheval. — Il est très délicat dans le choix de sa nourriture et refuse tout foin et toute avoine avariés. Il est entouré de soins incessants, pansé chaque jour, rarement surmené ; sa chair doit donc présenter des conditions suffisantes de salubrité (1).

Les boucheries de cheval patentées ne datent guère, à Paris, que de 1865 et c'est dans les quartiers populeux, Saint-Marceau et Popincourt, qu'elles se sont installées en grand nombre. On mange dans la capitale, annuellement, 4,567 chevaux, sur lesquels 3,668 présenteraient toutes les qualités désirables.

La viande de cheval a joué un grand rôle dans

(1) Voy. Eug. Alix, *Le Cheval*, 1886 ; — Zundel, *Diction.*, art. BOUCHERIE.

l'alimentation pendant les sièges de Paris, de Metz et de Strasbourg. Pendant près de deux mois, nous n'avons mangé que du cheval et nous nous en sommes très bien trouvé.

La viande de cheval surpasse, comme propriété nutritive, de 1/7e la viande du meilleur bœuf.

Le bouillon de cheval a très bon goût ; il est très digestif quand il est bien dégraissé. Nous avons vu des personnes, affectées de gastrite, qui le digéraient mieux que le bouillon de bœuf. Il faut choisir les bas morceaux pour le pot-au-feu et réserver les morceaux de choix pour les rôtis.

Le bouilli est filandreux, flasque, rappelant celui qui est fait avec de la jeune vache. Il est difficile de le manger sans condiments. Le rôti de cheval est bien supérieur : il devient un plat de gourmet lorsqu'il a été pris dans la selle. Le filet et le faux-filet, marinés dans du vinaigre ou du vin blanc, rappellent à s'y méprendre le gibier de haut goût tel que le chevreuil ou le jeune cerf. M. Leblanc, de l'Académie de médecine, était un amateur de cheval ; c'est ce qui lui a fait dire : « Vieux bœuf, mauvaise viande ; vieux cheval, bonne viande. »

De temps en temps, dans les régiments de cavalerie, on est forcé de faire abattre un cheval à la suite d'un traumatisme irrémédiable et surtout à la suite d'une fracture de membre. Il serait utile, dans ce cas, que le sous-officier maréchal-ferrant tuât l'animal immédiatement en lui sectionnant la moelle épinière au niveau du trou occipital. On épargnerait à la victime de longues souffrances et on éviterait le surmenage qu'occasionne la douleur, c'est-à-dire la formation dans le tissu musculaire, d'une certaine quantité d'acide lactique et de produits excrémentitiels. Le cheval serait dépecé et distribué à la troupe. On chercherait à vaincre la sotte répugnance que montreraient les hommes pour ce mode d'alimentation et on réaliserait quelques économies au profit de l'ordinaire. Un cheval à abattre est acheté par l'équarrisseur une dizaine de francs ! Ce n'est même pas le prix de sa peau. Il est probable que l'exécuteur et ses aides rattraperont cette somme en vivant des meilleurs morceaux de la bête. Nous avons vu des chevaux encore jeunes et en bon état, être réformés et vendus 20 ou 25 francs parce qu'ils avaient des éparvins. Mieux valait les abattre et en faire des rôtis pour la troupe. C'était leur accorder une fin honorable.

Morue. — La morue est un poisson très répandu dans le nord de l'Europe et de l'Amérique. Elle habite les profondeurs de la mer et ne s'approche des côtes, de celles de Terre-Neuve, par exemple, qu'à l'époque du frai. Le commerce de la morue se fait en grand dans les villes de Saint-Brieuc, Saint-Malo, Grandville, Bayonne, etc. Plus de quatre cents navires français sont appareillés, chaque année, pour la pêche de la morue. La France à elle seule en consomme annuellement douze millions de kilogrammes. La morue, après le fromage de Parmesan et la sardine à l'huile, est l'aliment qui renferme la plus forte proportion d'azote, soit 5 gr. 02 °/₀, tandis que la viande en général n'en renferme que 3 °/₀. On trouve la morue à l'état frais ; son arrivage d'une périodicité incertaine et son prix souvent élevé ne permettent pas de l'employer, sous cet état, dans l'alimentation militaire. On ne peut employer que la morue salée ou fumée.

Dans l'armée de terre, comme dans la marine, il y a eu plusieurs séries d'intoxications par de la morue avariée. En 1878, le docteur Schaumont, médecin-principal, fit la relation de cent vingt-deux cas d'empoisonnement produits à la légion étrangère par l'ingestion de morue insalubre. Il n'y eut heureusement aucun décès à déplorer. Les docteurs Bertheraud, à Alger, Bérenger-Féraud, à Lorient (1), Heckel, à Marseille, Millet, à Ajaccio, ont fait des relations analogues. Les membres de la commission des ordinaires et les officiers chargés d'assister aux distributions doivent porter leur attention sur la qualité de la morue. Celle-ci peut présenter deux causes d'insalubrité : ou bien sa conservation n'est pas parfaite, elle a une odeur avancée et ses fibres ramollies se désagrègent et se rompent à la moindre traction ; ou bien, sans répandre de mauvaise odeur, sans être putrilagineuse, elle présente une coloration particulière variant du rose au rouge ocre. La première cause d'insalubrité est commune à toutes les viandes. Les chairs, dans la fermentation putride, donnent naissance à des poisons organiques que l'on appelle *ptomaïnes* et qui peuvent avoir un degré de toxicité mortel. La deuxième cause est spéciale à la morue. La coloration est due au développement d'un cryptogame particulier, espèce de champignon microscopique appelé le *clathrocystis roseo-persicina*. Est-ce le champignon

(1) Bérenger-Féraud, *Annales d'hygiène publique et de médecine légale*, 3e série, t. XIV. Paris, 1885.

qui est vénéneux par lui-même, ou bien sa seule présence et sa repullulation provoquent-elles la formation de poisons organiques soit directement, dans la morue ingérée, soit indirectement, dans le tube digestif du consommateur? Heckel a trouvé un procédé de destruction du clathrocystis ou rouge de la morue. Il recommande aux industriels des sècheries d'étendre, avec un pinceau, sur toutes les faces du poisson, avant de mettre ce dernier en caisse, une solution de sulfibenzoate de soude à 3 °/₀.

C. Légumes. — Les légumes sont des produits végétaux jouissant de propriétés nutritives. Ils proviennent de plusieurs familles de plantes appelées *potagères*. Ils contiennent de l'eau, des matières azotées, de l'amidon, de la glycose, de la cellulose, des matières grasses et des sels. Si les légumes, d'après leur composition, présentent tous les éléments des aliments complets, ils ont une nutritivité très variable vu que la quantité de ces divers éléments est très variable elle-même.

On les divise en légumes *frais* et en légumes *secs*. Les premiers renferment une très forte proportion d'eau et une très faible proportion de matières azotées et hydrocarbonées, les seconds sont riches en éléments plastiques et respiratoires.

L'homme se passe difficilement de légumes frais. La partie aqueuse de ces aliments tenant en dissolution certains acides organiques et certains sels, impressionne favorablement les muqueuses et a une action directe sur les sécrétions de l'économie. Les organismes privés longtemps de végétaux frais finissent par subir des modifications telles qu'ils semblent intoxiqués ; on dirait qu'ils ne sont plus rafraîchis, ravivés par le suc des plantes et ils ont une véritable tendance à la putridité. Le scorbut qui désole les équipages, les armées en campagne, les villes assiégées, est dû à l'absence de légumes frais. Aussi son principal traitement consiste-t-il dans l'administration du jus de plantes et principalement du suc de citron ou *lime-juice* dont l'usage est réglementaire en Angleterre et dans la marine française, à la dose de 14 grammes par jour et par homme.

Légumes frais. — Les légumes frais en usage dans l'armée sont la pomme de terre, le chou, le navet, la carotte, l'oignon, le poireau et les différentes salades.

La pomme de terre fut introduite en Europe vers la fin du XVIe siècle. Le pharmacien militaire Parmentier, un siècle plus tard, eut beaucoup de préjugés à vaincre pour la faire admettre en France, tandis que sa culture, en Angleterre, avait déjà pris une extension considérable. 100 grammes de tubercule contiennent :

Eau	74.00
Matières azotées	1.60
Fécule	20.00
Glycose	1.00
Cellulose	1.64
Matières grasses	0.12
Sels	1.64
	100.00

La pomme de terre est hygiénique parce qu'elle renferme beaucoup de suc végétal. Dès que l'on put en faire des distributions régulières et suffisantes à nos troupes d'Orient, le scorbut s'amenda. Mais c'est une nourriture très pauvre en principes hydrocarbonés et surtout en principes albuminoïdes; il faudrait en absorber des quantités énormes (plusieurs kilogrammes par jour) si elle devait suffire exclusivement à l'alimentation. Dans l'estomac du soldat il faut deux choses : le leste et une substance corroborante. La pomme de terre peut servir de leste. Elle se mélange très bien au jus de viande et à la graisse. Elle joue un rôle considérable dans l'alimentation variée.

Quelques médecins militaires ont recommandé de ne pas peler la pomme de terre afin de ne perdre aucune partie de sa pulpe. Si des hommes insouciants enlèvent avec la peau une grosse tranche de matière féculente, on en trouvera d'autres qui ne laveront consciencieusement, ou ne brosseront pas le tubercule avant de le livrer à la cuisson. Mieux vaux perdre une certaine quantité d'un aliment peu nutritif que d'être exposé à absorber des germes morbides qui seraient attachés avec de l'humus à la peau de la pomme de terre.

« Il n'y a pas de soldat sans soupe et de soupe sans chou », est un vieux dicton populaire qui perd de sa véracité avec le régime alimentaire actuel de l'armée. Néanmoins le chou aura toujours une place dans le menu de la troupe. L'ordinaire ne peut aborder que le chou commun et le chou cabus ou pommé. Ce légume contient une faible quantité d'albumine végétale, par conséquent une petite quantité d'azote, un principe amer (myronate de potasse) légèrement stimulant et beaucoup de cellulose. Ses propriétés nutritives sont très médiocres. Il ne convient qu'aux estomacs sains et robustes, car il est de digestion laborieuse.

Le navet est une racine pivotante, charnue, à saveur sucrée et piquante, appartenant également à la famille des crucifères. Il est plus digestif que le chou, mais guère plus nutritif. La carotte présente une racine fusiforme, charnue, tendre, d'une saveur sucrée et aromatique. Cette racine renferme de la glycose, de l'albumine végétale, des acides, un suc aqueux d'une odeur pénétrante et une matière colorante neutre. Elle est peu nutritive. Les Anglais en font, dans les hôpitaux militaires, une infusion, une sorte de thé, de propriétés stimulantes.

L'oignon sert plutôt de condiment que de légume. On a dit que c'était la truffe du travailleur, c'est également la truffe du soldat qui en est très friand. Comme ses congénères, l'ail et le poireau, l'oignon renferme une huile volatile âcre, de la glycose, de l'albumine végétale, de l'acide acétique et quelques traces d'acide phosphorique. Il a la propriété de stimuler les muqueuses digestives. Pendant les grandes manœuvres de 1886, en Alsace-Lorraine, certaines compagnies d'infanterie allemande ont fait, à titre d'essai, pendant plusieurs jours, un repas composé exclusivement d'un oignon et de pain. Ce sont des exercices renouvelés des Juifs de l'antiquité, si seulement l'exode hébraïque pouvait être expérimentée jusqu'au bout!

Les salades sont faites avec les feuilles de plusieurs plantes sauvages ou cultivées (pissenlit, cresson, chicorée, laitue, etc.) auxquelles on ajoute des condiments tels que : sel, poivre, huile, vinaigre, oignon, ail. Les salades sont peu nutritives et ne renferment guère que de la cellulose et de l'eau. Elles conviennent surtout aux estomacs robustes; elles atténuent les qualités stimulantes et l'action échauflante des viandes. Elles sont un régal pour le soldat et surtout pour le marin. C'est la première gourmandise à laquelle se livre l'homme de mer après une longue traversée. Pour que la salade constitue un aliment agréable, il faut que les condiments soient mélangés dans de certaines proportions. D'après Richelet, pour bien confectionner une salade, il faut être trois personnes : un sage pour y mettre du sel et du poivre, un avare pour y mettre du vinaigre et un prodigue pour y mettre de l'huile.

On prépare encore des salades, surtout dans l'armée, avec des pommes des terre et des légumes secs (fèves, haricots, lentilles).

Dans les places de guerre où il existe des terrains propres à la culture, le génie militaire est autorisé à en livrer une partie à la garnison qui pourra les transformer en jardins potagers. A défaut de terrains ressortissant du génie, les corps de troupe peuvent être autorisés par le ministre à louer, à proximité des casernes, des terrains favorables à la culture. Des soldats qui ont achevé leurs classes sont préposés à l'entretien des jardins, sous la surveillance d'un caporal ou brigadier. Les différents essais qui ont été tentés jusqu'ici ont pleinement réussi et il serait à désirer que l'on donnât de l'extension à une pratique si utile. L'achat des légumes est très onéreux dans certaines régions ; c'est surtout dans la banlieue des grandes villes que le budget de l'ordinaire est lourdement grevé. Nous connaissons des centres de population où, pendant certains mois de l'année, il est matériellement impossible d'acheter la moindre tête de chou ; si un potager militaire existait là, cette pénurie de légumes frais disparaîtrait pour toujours. « Mais à un moment donné, on aura une surabondance de choux, nous a-t-on dit bien souvent, alors que ferez-vous du surplus ? Vos plantations ne vous rapporteront pas de quoi payer la location des terrains ! » D'abord il est possible d'échelonner les récoltes, certains légumes poussant en toutes saisons, puis, en admettant que l'on ait une surabondance de produits à époque déterminée, pourquoi ne ferait-on pas des conserves, des salaisons de choux et de raves ? La choucroute est facile à préparer et se conserve plusieurs mois. Les hommes en mangeraient avec plaisir si le cuisinier en pied savait l'assaisonner. Les raves confites sont encore un mets délectable quand on sait les préparer. Nous avons parlé plus haut de petit salé, les choux confits sont presque le complément de cet aliment.

Légumes secs. — Les fèves, les haricots, les pois et les lentilles sont extrêmement nourrissants, comme l'indique le tableau ci-dessous :

	Fèves	Haricots	Pois	Lentilles	Riz
Eau	16.00	9.90	9.80	11 50	13.73
Matières azotées.	24.40	25.50	23.80	25.20	7.80
Fécule et glycose.	51.50	55.70	58.70	56.00	74.47
Cellulose . . .	3.00	2.90	3.50	2.40	3.44
Matières grasses.	1.50	2.80	2.20	2.60	0.23
Sels	3.60	3.20	2.10	2.00	0.33
	100.00	100.00	100.00	100.00	100.00

Les matières azotées qu'elles renferment, sous forme d'albumine végétale et de légumine, présentent en moyenne un équivalent nutritif de 4 grammes d'azote pour 100. Mais il est nécessaire de dire que la viande est néanmoins supérieure aux légumes secs, car les substances azotées d'origine animale introduisent dans le sang deux fois plus d'azote que celles d'origine végétale, à dose égale.

Les hydrocarbures (fécule, glycose) entrent, pour une forte proportion, dans la composition des légumes et représentent plus de la moitié de la masse.

Les légumes secs conviennent bien à l'alimentation de la troupe ; les jeunes estomacs les digèrent facilement quoique la désagrégation et la fermentation des fèves soient laborieuses. Les légumes secs ont le grand avantage de ne pas être chers, de se conserver longtemps, d'être d'un transport facile et de résister plus avantageusement que toute autre denrée alimentaire aux attaques des parasites.

Le riz jouit des mêmes propriétés. Cependant, les matières azotées sont en proportion moindre, tandis que les hydrocarbures (fécule et glycose) sont d'une richesse supérieure. Le riz est un aliment respiratoire par excellence. Il est bon de l'associer à des substances riches en albuminoïdes telles que la viande, le poisson, c'est ce que font les Orientaux chez qui l'*oruza* forme la base de l'alimentation. Le riz est de digestion facile. Poggiale a calculé qu'il faudrait 550 grammes de riz, en ne tenant compte que de l'azote qu'il renferme, pour remplacer 250 grammes de viande. Le riz entre en grande quantité dans les approvisionnements de guerre.

§ 2. **Aliments d'occasion.** — Nous avons appelé aliments d'occasion ces denrées qu'achète le soldat lorsqu'il est en garnison, ou lorsqu'il est en mission et qu'il a à pourvoir lui-même à sa nourriture, avec sa solde et ses ressources personnelles, ou enfin lorsqu'il est en route, en campagne, et qu'il veut augmenter ses vivres officiels.

Les denrées sur lesquelles le soldat jette son dévolu ne varient pas beaucoup ; on peut dire que le simple soldat et le gradé ont les mêmes goûts ou plutôt les mêmes instincts. Il faut des matières portatives, se conservant quelques heures, faciles à manger, ne demandant ni préparation préliminaire, ni soins spéciaux. Ce sont toujours les mêmes et leur liste n'est pas longue ; œufs, sardines en boîte, saucisson, fromage, chocolat, toutes choses qui se mangent sur le pouce, selon la langue verte du troupier.

En route, ou en campagne, ces denrées sont achetées dans les localités que l'on traverse ; elles sont encore achetées et payées fort cher aux marchands ambulants qui suivent, le plus souvent en fraude, les colonnes militaires et qui, s'ils rendent parfois quelques services, cherchent le plus souvent à écouler des marchandises avariées ou falsifiées. Il importe que tous ces industriels de hasard, exploitant et empoisonnant le soldat, soient attentivement surveillés et expulsés, s'il y a lieu, des camps et des dernières lignes d'une armée en marche.

L'œuf renferme les principes suivants :

Albumine (substance azotée)	14 20
Graisse (hydrocarbures)	10 90
Sels	1 00
Eau	73 90
	100 00

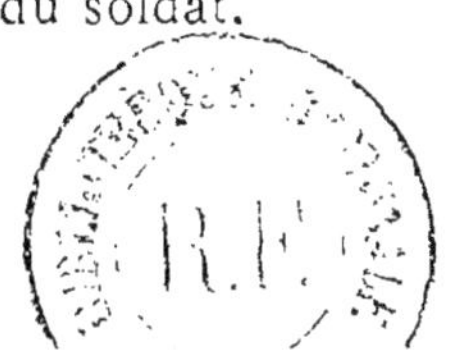

Cru il représente un aliment léger, très assimilable. Il est d'autant mieux digéré qu'il est peu cuit. Ainsi l'œuf dur est d'une digestion plus laborieuse. C'est pourtant sous cette seule forme que le soldat peut en faire provision. L'œuf dur, avec le fromage de gruyère, entre pour une bonne part dans l'alimentation du soldat le vendredi-saint, seul jour où le militaire ne mange pas de viande.

La sardine en boîte est l'aliment le plus azoté de tous ceux qui sont en usage actuellement. Elle renferme 6 grammes d'azote pour 100. Elle est donc deux fois plus plastique que la viande. Cela ne veut pas dire qu'elle soit plus digestive.

Le saucisson est fait avec de la viande hachée, assaisonnée d'épices et enrobée dans un boyau. On se sert généralement de chair de porc. Le saucisson est une sorte d'aliment de conserve puisqu'il est garanti du contact de l'air. Il peut devenir très insalubre et très dangereux lorsqu'il est de mauvaise qualité, soit qu'il ait été confectionné avec des viandes impures, trichinées ou imprégnées de ladrerie, soit qu'il ait dépassé le temps de la conservation. La trichine est rare en France ; mais le produit de la ladrerie, le cysticerque ou la larve du tœnia, est fréquent; il résiste à la cuisson lorsque celle-ci est peu activée. Le saucisson trop fait, qui a subi un commencement de décomposition putride, peut devenir vénéneux. Les poisons organiques qui s'y sont développés, les ptomaïnes, peuvent occasionner des accidents mortels.

Le fromage de gruyère a le numéro 3 sur l'échelle

de nutritivité des aliments. Sa composition est la suivante :

Matières azotées	31.50
Substances grasses	24.00
Sels	3.00
Matières extractives	1.50
	100.00

C'est un fromage cuit, comme le parmesan, c'est-à-dire qu'il s'obtient par la cuisson du caillé. Il est très portatif, n'est pas déliquescent et n'a pas l'odeur accentuée des autres fromages. Il faut espérer que la latitude laissée aux commissions des ordinaires les encouragera à faire des provisions de cette substance si nutritive et si recherchée du soldat.

Le chocolat est une pâte durcie, obtenue avec les amandes de cacao torréfiées et mêlées à du sucre et à des aromates (vanille, cannelle, etc.). Il peut être considéré comme un aliment de conserve. Il est riche en principes azotés et hydrocarbonés. Il renferme un alcaloïde, la théobromine, dont les propriétés sont analogues à celles de la caféine et de la théine, mais sans être aussi excitantes. Le chocolat fait partie des approvisionnements réglementaires des ambulances et des hôpitaux.

§ 2. **Vivres de conserve.** — Les vivres de conserve, comme leur nom l'indique, sont destinés à résister pendant un temps plus ou moins long à la fermentation putride et à former un approvisionnement facilement transportable pour la nourriture des troupes.

Le général Lewal a insisté sur leur incontestable utilité (1). Il recommande « de donner au fantassin, sous le plus petit volume possible, la plus grande somme de nourriture pour pouvoir, au besoin, à un moment donné, devant l'ennemi, se passer de convois pendant deux jours au moins ». Puis il ajoute : « Marche rapide, bonne alimentation des troupes, presque toute la guerre se trouve renfermée dans ces deux termes..... Je crois que celui qui aura le moyen de faire à propos deux grandes marches de suite et de se passer de ses convois pendant quatre jours, sera maître de la victoire. »

Le général von der Goltz donne son opinion de la manière suivante : « Les vivres frais ont cet inconvénient qu'ils tiennent beaucoup de place ; ils se gâtent facilement, ils se conservent difficilement ; leur préparation demande du temps. Le soldat qui devrait emporter des vivres frais pour trois jours seulement, en remplirait presque entièrement son sac... Combien de fois ne donnera-t-on pas l'alarme, et l'ordre de se mettre en route, n'arrivera-t-il pas juste au moment où l'eau commencera à bouillir dans les marmites... Les conserves seront donc d'un grand secours. Elles n'occupent que peu de place, pèsent moins que les vivres frais et peuvent contenir plus d'éléments nutritifs que ces derniers. » Plus personne ne met en doute les opinions si justes du général français Lewal et du général von der Goltz.

Les substances animales ou végétales ayant perdu, après la mort, la force vitale qui les rendait réfractaires

(1) Général Lewal, *Etudes de guerre.*

à la fermentation putride, se décomposent au bout d'un certain temps et non seulement ne sont plus comestibles, mais peuvent même devenir toxiques par la transformation de leurs principes et la formation de poisons organiques dits ptomaïnes. On a dit que les agents de la putréfaction étaient l'air, l'humidité, la chaleur. Cette assertion n'est plus vraie. L'unique agent de la putréfaction, c'est la bactérie, le microbe, le corpuscule vivant, le ferment animé que l'air véhicule en nombre infini. La bactérie a besoin d'air, d'eau et d'un certain degré de température pour vivre, envahir les tissus morts, s'y développer, y pulluler, les désagréger, les décomposer, absorber certains de leurs éléments, en réduire d'autres. La putréfaction est l'œuvre de destruction d'une quantité innombrable d'êtres microscopiques acharnés à leur proie. Empêcher le ferment putride, le microbe de la putréfaction, de vivre, revient à arrêter elle-même la fermentation putride ou la putréfaction. Priver une substance organique d'air, d'humidité, de chaleur, c'est empêcher le microbe d'y arriver, d'y respirer, de s'y nourrir et de causer ses ravages. Les températures excessives sont incompatibles avec la vie des infiniment petits comme avec celle des organismes les plus perfectionnés. Les microbes suivent la règle commune : le froid et la chaleur excessifs les tuent.

Tous les modes de conservation des denrées alimentaires roulent sur un des procédés suivants : mettre les aliments à l'abri de l'air — les dessécher — les maintenir à une basse température — les enrober de substances isolantes ou les imprégner de substances antiseptiques et microbicides.

A. CONSERVATION DES ALIMENTS PAR LA SUPPRESSION DE L'AIR. — C'est le procédé Appert, perfectionné par MM. Fastier et de Lignac, qui est le plus usité, surtout dans la fabrication des conserves en usage dans l'armée. Par ce procédé l'air est complètement supprimé, de plus les ferments sont détruits par la chaleur.

La viande de conserve actuellement en usage dans l'armée française est préparée selon ce procédé. Elle est mise en boîte principalement dans l'Amérique du Sud, dans l'Uruguay et dans les États de la Plata ; on en a fabriqué également dans l'Amérique du Nord, au Texas, dans l'Illinois, au Canada. Son prix a doublé dans l'espace de quelques années. Le *pressed corned beef* de Chicago qui valait au début de sa fabrication 0 fr. 65 le kilogramme, valait en 1879, 1 fr. 70, et vaut aujourd'hui 2 francs.

La cuisson de la viande de conserve de l'armée a été faite au bain-marie, dans une solution de chlorure de calcium, à une température de 120°. Le bœuf et le mouton fournissent la viande. Les boites ne contiennent ni os, ni tendons, ni morceaux de graisse. Les têtes, les collets, les jarrets et les viscères sont éliminés d'une façon absolue. La gelée et une quantité inévitable de graisse ne doivent pas dépasser 20 pour 100 du poids de la viande.

Le poids brut de l'aliment est de 1.000 grammes. La boite complète pèse 1.230 grammes. Elle représente la ration quotidienne de cinq hommes. Elle revient à l'État au prix de 2 francs. Elle est trop volumineuse et trop lourde pour être placée au milieu du fourniment d'un soldat. Elle ne peut pas donner, au même individu cinq rations successives et quotidiennes, vu qu'une fois entamée elle ne se conserve pas et demande à être consommée séance tenante.

La conserve de viande de l'armée allemande ressemble beaucoup à la nôtre. Elle est fabriquée à Mayence, dans les usines de l'État, avec des bestiaux achetés par l'administration de la guerre et examinés préalablement par des vétérinaires de l'armée.

Les conserves de viande sont un aliment de guerre, *néanmoins on en fait des distributions en temps de paix* afin de renouveler les approvisionnements. Elles ne restent guère que deux ou trois ans au plus dans les dépôts de vivres de réserve. Lorsque les récipients de fer-blanc n'ont subi aucun choc, aucune détérioration, lorsqu'ils sont restés hermétiquement clos, que leurs fonds ne se sont pas bombés par la production et l'expansion de gaz putrides, la viande est généralement restée comestible et salubre. Néanmoins elle s'imprégne souvent d'un certain goût de vieux; quelquefois tout en restant saine, la viande a pris une saveur aigrelette qui répugne aux palais délicats. Comme éléments constitutifs, comme principes chimiques, la viande n'a pas varié, mais sa texture s'est modifiée; ses fibres se sont ramollies, ont blanchi, ont subi une sorte de dégénérescence qui les rend moins digestives.

Il peut se faire que l'étain qui a servi à revêtir le fer-blanc du récipient et à en souder le couvercle, renfermât du plomb et de l'arsenic. Dans ce cas les acides de la viande forment, avec les métaux, des sels toxiques qui peuvent provoquer des gastro-entérites et des empoisonnements sérieux. Il est bon d'exercer une surveillance sur la pureté des matières employées à la confection des boites.

En temps de paix les soldats ne sont pas très friands de la viande de conserve. Par cela même qu'ils savent qu'elle a été mise en réserve pendant plusieurs mois, ils sont tentés de croire qu'elle renferme des causes d'insalubrité, qu'elle est putréfiée et que l'on en a masqué à dessein la mauvaise odeur. L'imagination se joignant à l'ignorance, le dégoût arrive promptement.

Le bouillon de viande de conserve n'a pas mauvais goût ; le bouilli qui en résulte est mou, filandreux, d'un goût fade. La viande de conserve doit être mangée froide, à l'instar du pâté. On peut en faire une excellente salade. Si on veut la faire manger chaude, il ne faut pas la cuire, il faut se contenter de l'arroser d'eau bouillante, comme si on voulait faire une infusion ; on peut encore élever sa température au moyen du bain-marie. Si on veut la servir avec des légumes, il faut cuire ceux-ci isolément et placer la conserve par dessus, au moment de servir.

Sous l'aiguillon de la faim, en temps de guerre, le soldat sera moins difficile et se réconciliera avec les conserves dont il fait fi maintenant, prouvant une fois de plus qu'il est loin d'être affamé en temps ordinaire et que ses réserves organiques lui permettent de se passer d'un mets qui ne lui plaît pas.

L'extrait de viande de Liebig est un produit qui doit sa conservation à la soustraction de l'air. Il est fabriqué dans l'Amérique du Sud, de la manière suivante : on fait bouillir pendant une demi-heure la viande avec huit fois son poids d'eau, on enlève la graisse et on évapore le bouillon au bain-marie. L'extrait est conservé dans des pots en grès verni, bouchés hermétiquement à l'aide d'une fermeture particulière. Cent parties de viande donneraient deux parties et demie d'extrait. Ce que nous avons écrit plus haut sur les qualités si peu nutritives du bouillon en général, se rapporte exactement au produit Liebig. La nutritivité de ce dernier est à peu près nulle (1).

Nous croyons que les *conserves de peptone* sont plus intéressantes que le produit Liebig. On a donné le nom de peptone au liquide non coagulable et diffusible résultant de l'action de la pepsine sur les matières albuminoïdes (fibrine, albumine, caséïne, gluten, etc.) et constituant le résultat ultime de la digestion stomacale. Dans la digestion intestinale il se forme également des peptones sous l'influence des ferments du suc pancréatique. Le procédé de M. Chapoteaut permet de préparer et de conserver de la peptone ne contenant aucune trace de gélatine. On sait que la gélatine est un corps neutre nullement nutritif. 50 kilogrammes de viande désossée et dégraissée, 1 k. 200 de pepsine (pouvant digérer huit cents fois son poids de fibrine, albumine, etc.), 200 litres d'eau et 200 grammes d'acide sulfurique sont maintenus à une température constante de 45 à 50°, pendant quatorze heures. Au bout de ce temps la dissolution de la viande est complète. La solution débarrassée d'acide, filtrée, évaporée rapidement à la plus basse température possible, donne 23 à 24 kilogrammes d'une

(1) Voy. Nothnagel et Rossbach, *Matière médicale et thérapeutique*, 2e édition. Paris, 1889.

solution sirupeuse, marquant 18° Beaumé à la température ambiante. On ajoute au produit un peu d'alcool, pour assurer sa conservation, et on le place dans des récipients bien bouchés. On obtient ainsi la conserve de peptone. On peut dessécher la peptone et la pulvériser. Elle a la réputation de posséder des qualités très nutritives.

B. Conservation des aliments par la dessication. — Le *boucanage* est un procédé grossier de dessiccation, employé principalement par les peuplades sauvages des deux Amériques et de l'Océanie. Il consiste à déshydrater la viande par la fumée et à la laisser se pénétrer de vapeurs empyreumatiques et de créosote. Le *fumage* est un boucanage perfectionné; il conserve la viande par dessiccation et par imprégnation de substances antiseptiques. Il est très usité dans les Pays-Bas, en Danemark et en Allemagne. Le soldat danois reçoit souvent, en place de viande ordinaire, 250 gr. de viande fumée.

La dessiccation des aliments, comme procédé de conservation, semble prendre de la vogue en Europe et promet d'être une grande ressource pour l'alimentation des troupes en campagne. Toutes les grandes puissances ont tourné leurs expériences de ce côté. Nous ne sommes pas restés en arrière et l'industrie privée, en France, fait actuellement de louables efforts pour arriver à la fabrication de produits irréprochables.

Les matières organiques privées d'eau diminuent grandement de poids et de volume. De plus, tant qu'elles sont à l'abri de l'humidité, elles restent incorruptibles car l'eau est indispensable à la vie et à la pullulation des ferments putrides. Mais elles changent à la longue de propriétés chimiques, c'est le reproche qu'on peut leur adresser. Les éléments constitutifs de la substance se modifient et se transforment, sous le manque d'eau, en éléments similaires, ou bien se dédoublent pour donner naissance à d'autres combinaisons jouissant d'une nutritivité moindre. Ainsi, la poudre desséchée de beefteak ne possèderait pas, à poids égal, le même pouvoir nutritif que la viande fraîche. Elle serait supérieure à celui du pain, même lorsqu'il est trempé dans du bouillon, mais elle ne saurait être considérée comme un aliment réellement doué de propriétés exceptionnelles et capables de nourrir, sous un volume moindre, que le ferait la chair à l'état ordinaire. M. Poincarré a peut-être donné une appréciation trop rigoureuse. Il est incontestable que la dessiccation, et la pulvérisation par la suite, produisent des mouvements moléculaires et des changements chimiques dans les substances alimentaires, mais de là à diminuer d'une façon considérable leurs propriétés nutritives il y a de la marge. Ne voyons-nous pas journellement l'heureuse influence de la poudre de viande desséchée, lorsqu'elle est administrée à des organismes débilités ? Dujardin-Beaumetz, Debove, Tenneson, Rigal ne l'emploient-ils pas journellement avec succès, dans leur service hospitalier et sans doute dans leur clientèle ? Le gavage des aliénés, par une quantité de poudre de viande bien inférieure en poids à la ration de viande ordinaire qu'ils absorberaient à l'état normal, n'est-il pas une preuve suffisante en faveur des propriétés nutritives des conserves par dessiccation ?

Toutes les poudres de viande françaises sont fabriquées d'après le procédé Cellier, perfectionné, qui consiste à débarrasser des quartiers de viande de tous leurs os, de leurs aponévroses et de leur graisse, de les couper en lanières, de les saler dans une proportion de 2 °/₀, de les dessécher à l'étuve, sous une chaleur de 50 à 55°, et de les réduire en poudre. La poudre tamisée se prête mieux à la fabrication du bouillon.

Tandis que les viandes fraîches ne contiennent en général que 18 à 20 °/₀ d'albumine, sous le même poids, les poudres de viande en contiennent jusqu'à 73 °/₀, ce qui revient à dire que la chair à l'état frais ne renferme que 3 °/₀ d'azote tandis que la poudre de viande en contient 12 °/₀. La poudre de viande bien préparée a un goût agréable ; elle peut se conserver deux ou trois ans sans subir aucune altération.

Adrian, dans ses usines de Courbevoie, avant de dessécher les lanières de chair, leur fait subir une pseudo-cuisson qui a pour but de détruire tous les ferments putrides. La chaleur des étuves à dessiccation est élevée jusqu'à 80°. Adrian mélange à sa poudre de viande une certaine quantité de pepsine qui la rend plus digestive.

Pendant le siège de Paris, M. Tresca s'est occupé, au Conservatoire des Arts et Métiers, d'effectuer la dessiccation de lanières de chair, débarrassées préalablement de toute graisse, puis suspendues à des fils dans des étuves à courant d'air chaud. La dessiccation était complète au bout de 48 heures. Les lanières desséchées étaient ensuite pulvérisées dans un appareil rappelant le moulin à café et, avec la poudre obtenue, on fabriquait des rations de conserve.

La *nutricine* de Moride et Darasse est un mélange de viande brute, sans toilette préalable, et de matières féculentes. Le tout est desséché et pulvérisé ensemble.

Le sang desséché et pulvérisé a été employé, sous des formes multiples, mélangé à de la poudre de viande, mélangé à des farines, etc.

Tous ces produits de la fabrication française reviennent à des prix exorbitants. C'est peut-être la cause prédominante de leur peu de succès comme aliments de conserve pour l'armée.

Le professeur Arnould, médecin-inspecteur des armées (1) parle des avantages que l'on pourrait tirer de la poudre de viande préparée en Amérique, à Buenos-Ayres, selon les procédés du professeur Hoffmann de Leipzig et appelé *carne pura*. Notre collègue Hassler (2) insiste aussi sur les avantages de la *carne pura* à cause de sa haute valeur nutritive qui représenterait quatre fois celle d'un poids égal de viande fraîche. La *carne pura* servirait à des préparations culinaires rapides et faciles. Son adoption entraînerait « l'allègement des vivres du sac, la facilité des transports, la diminution des convois et la conservation presque indéfinie des approvisionnements ».

Kirn propose une conserve à base de poudre de viande d'Amérique « avec laquelle on arriverait non seulement à un résultat budgétaire acceptable, mais

(1) J. Arnould, *Sur la pénurie de la viande en Europe*.

(2) Hassler dans une étude sur « l'emploi des poudres de viande dans l'alimentation du soldat », *Archives de médecine militaire*, 1er septembre 1884.

encore à une économie relativement à la nourriture actuelle ».

La ration Kirn se composerait de :

50 gr. de poudre de viande à 8 fr. le kilog.	0.32
80 gr. de farine de légumineuse.	0.08
30 gr. de graisse de bœuf	0.045
Sel, épices diverses	0.01
	0.455

Cette ration serait divisée en deux et formerait deux cartouches portatives de 75 grammes.

Le *biscuit de viande* expérimenté par le Dr Marry-Delabost, médecin en chef de la prison de Rouen, ressemble à la ration Kirn. La viande bouillie avec des condiments a été desséchée à l'étuve puis mélangée avec de la graisse et de la levûre de grain. D'après les observations du Dr Merry-Delabost, les prisonniers sur lesquels il était facile de faire une expérimentation ponctuelle, se sont très bien trouvés de cette conserve.

Le *pain-viande* de MM. Scheurer-Kestner père et fils, est un composé de 300 grammes de viande hachée en menus morceaux, de 550 grammes de farine et de 50 grammes de levûre de bière. Ce mélange est pétri, soumis au lavage pendant deux heures et cuit au four jusqu'à dessiccation. On obtient un pain qui jouit de la propriété de se conserver pendant plusieurs années et de servir à la confection de soupes excellentes. On le coupe en morceaux et on le laisse tremper dans de l'eau bouillante. Ce pain a été expérimenté avec succès dans le corps d'armée de Tours en 1875.

La *conserve de viande* du médecin allemand Port est un mélange de 100 parties de viande hachée, de 70 parties de farine et d'une certaine quantité de sel. Le tout est séché au four et forme une espèce de biscuit de viande très portatif. Le soldat peut couper ce biscuit en morceaux, y ajouter de l'eau bouillante et en faire une sorte de consommé. Il peut faire frire les morceaux dans la graisse ; il peut, en outre, se préparer un repas pour le lendemain en les ramollissant dans l'eau et en les rôtissant.

Le médecin russe J.-W. Grimm préconise une conserve de viande analogue à la précédente, mais fabriquée exclusivement avec de la viande de porc.

Le *Kraft-zwiebach*, biscuit de force, biscuit de résistance, qui a été récemment expérimenté en Allemagne, est un mélange de poudre de viande, de lard, de farine de froment et d'une certaine quantité d'épices et de sel, dans des proportions que nous n'avons pu connaître. Ce biscuit a été distribué, à défaut de tout autre aliment solide, pendant quinze jours, à une cinquantaine d'hommes du 10e régiment d'infanterie. Les soldats s'en sont bien trouvés, n'ont pas présenté un seul cas d'indisponibilité ou de maladie et ont fait un service en campagne de 460 kilomètres. Le dernier jour d'exercice, c'est-à-dire le quinzième de la série, ils ont effectué 52 kilomètres 1/2.

Le *biscuit de viande* de Schill est du biscuit ordinaire dans lequel l'eau aurait été remplacée par du sang défibriné.

Les troupes du 7e corps allemand (Bas-Rhin et Westphalie), ont expérimenté tout récemment une conserve alimentaire qui doit prendre place parmi les vivres dits *vivres de sac*. Ce produit est représenté par un petit biscuit qui a la forme d'un dé à coudre. Il fond très rapidement dans la bouche et constitue un aliment très nourrissant. Un certain nombre de ces dés, formant une ou plusieurs rations, sont enfermés dans un sac de toile. Il entre dans la composition de ce produit, du blé de première qualité et des épices qui le rendent inaltérable. Nous pensons que la coca doit y être immiscée dans de certaines proportions. Peut-être aussi l'albumine naturelle entre-t-elle dans la composition de cette nouveauté. Il s'est établi à Munster une manutention spéciale pour fabriquer ce produit.

Tous les biscuits de viande qui ont été essayés, dans ces derniers temps, dans plusieurs nations de l'Europe, sont fabriqués sur un modèle qui fut présenté, le 30 avril 1855, à l'Académie des sciences de Paris. Le biscuit présenté par M. Callemand était composé de cinq parties de viande désséchée, de soixante-seize parties de farine sèche, de cinq parties de graisse et de sept parties d'eau. Il donnait par ébullition dans l'eau une nourriture saine et agréable. Déjà en 1830, lors de l'expédition des troupes françaises en Algérie, d'Arcet proposa de faire entrer dans la fabrication des biscuits une certaine quantité de gélatine, de viande et de sang (1). On prépara sur ses instructions trois cent mille biscuits qui furent embarqués. Une tempête vint assaillir la flotte, les biscuits furent perdus et on

(1) Voy. *Annales d'hygiène publique et de médecine légale*; Paris, 1841, t. XXV, p. 462.

n'en parla plus. Il est curieux de retrouver en 1830, à l'usage de l'armée d'Afrique, et en 1855, dans une assemblée scientifique française l'origine du kraft-zwiebach et des produits similaires fabriqués actuellement pour l'armée allemande.

Jusqu'ici nous ne nous sommes guère occupés que de la viande desséchée et de son usage possible dans l'alimentation des troupes, les légumes ont été soumis à des procédés analogues et ont fourni des conserves très utilisables.

D'après Poggiale, les légumes cueillis frais et verts, puis désséchés et comprimés (fèves, haricots, pois) sont plus riches en matières azotées, et ont par conséquent une valeur nutritive plus élevée que les mêmes légumes parvenus à leur maturité.

C'est dans les conserves alimentaires obtenues par dessiccation qu'il faut ranger les produits qui ont apparu soit en France, soit à l'étranger et qui ont la prétention, justifiée ou non, de représenter sous un petit volume, une grande somme de nutritivité, d'être très portatifs et de se prêter à des usages extemporanés.

Le *potage Spont* a été mis à l'essai dans l'armée. C'est une sorte de purée de pois. 33 grammes représentent une ration de soupe pour un homme et n'exigent que vingt minutes de cuisson.

La *pastille Gremailly*, pour faire la soupe, se compose d'albuminoïdes, de beurre, de carottes, de céleri, de cerfeuil, de girofle, de farine. Elle se prête à de nombreux usages. Elle peut, paraît-il, servir avantageusement à la confection de la soupe grasse ordinaire, de la soupe à l'oignon, etc. Elle a été expérimentée aux camps de Châlons et de Villeneuve-l'Etang. En temps de paix on peut l'employer pour varier l'alimentation du soldat ; en campagne elle représente, sous un petit volume, de quoi condimenter les aliments. La provision de cent mille hommes peut être transportée par quatre chevaux. Son prix est de 0fr.04 par ration d'homme. Vingt-sept pastilles ou tablettes tiennent dans un petit tube de fer blanc et pèsent 430 grammes.

Citons les produits allemands : la soupe en poudre de la compagnie internationale O. Damerslein, de Berlin ; la soupe aux pois condensés et la soupe de gruau condensé de Schörke de Görlitz ; la légumineuse à la viande de Brandt d'Altona ; la soupe aux pois du docteur Neumann de Dresde. Tous ces produits ne sont pas perdus de vue par le gouvernement allemand qui cherchera à en tirer profit au moment opportun.

La conserve alimentaire que nos voisins cherchent le plus à perfectionner, c'est le fameux saucisson de pois *(Erbswurst)* qui, pendant la guerre de 1870, leur rendit service. Il fut inventé par Grünberg qui obtint, en récompense de ses travaux, 30.000 thalers et une adjudication énorme. En ce moment il se fabrique principalement à Mayence, dans les usines de l'État, vastes établissements où l'on travaille nuit et jour, sous la surveillance d'intendants et d'officiers d'approvisionnements, et où il est formellement interdit à tout visiteur de pénétrer. C'est aussi à Mayence que l'on fabrique les rations de viande conservée, les rations de soupe-légumes. de conserve de café, de farine comprimée *(pressmehl)*, les biscuits *(zwiebach)*. Des essais fréquents sont faits sur des compagnies choisies dans des régiments. Les hommes sont pesés avant et après la période d'alimentation par les conserves. Pendant l'expérimentation, toute boisson telle que bière, eau-de-vie, est interdite. Les hommes sont sous la surveillance rigoureuse d'officiers, de médecins et d'intendants.

Le saucisson de pois présente deux qualités : l'une, pour officiers, enveloppée de feuilles d'étain ; l'autre, pour hommes de troupe, enveloppée dans du papier parcheminé à l'acide sulfurique. Ces deux qualités diffèrent dans leur composition : la première renferme une plus forte proportion d'albuminoïdes et de sels, la seconde une plus grande quantité d'amidon. De plus, dans la première, on ne peut voir, comme dans la seconde, les morceaux de viande et de lard hachés plus ou moins menus.

D'après le professeur Ritter, de Nancy, l'*Erbswurst* aurait la composition chimique suivante :

	Erbswurst pour officiers		Erbswurst pour hommes de troupe	
Matières albuminoïdes.	16 gr.	315 0/0	15 gr.	733 0/0
Amidon ou fécule. .	11	626	12	260
Graisses.	29	700	29	700
Sels	14	200	12	172

L'*Erbswurst* est, comme on le voit, un aliment complet renfermant, dans des proportions savamment combinées, les aliments plastiques et respiratoires. Le poids de l'un et de l'autre saucisson est de 500 grammes qui représentent trois repas ou plutôt trois soupes repas. Pour confectionner une de ces soupes, on prend le tiers d'un saucisson, on le coupe en morceau très fins et on projette le tout dans de l'eau bouillante. Il suffit de quelques minutes d'ébullition. On peut ajouter à la purée ainsi obtenue du pain, du biscuit, des pâtes, de la semoule, du riz, etc.

Grouvel a cherché à fabriquer un produit analogue. Le saucisson qu'il a donné à l'essai n'a pas paru satisfaire aux conditions exigibles pour une denrée de cette nature.

C. CONSERVATION DES ALIMENTS PAR LA RÉFRIGÉRATION. — Une basse température peut être pendant des siècles un obstacle à la décomposition putride des tissus organiques.

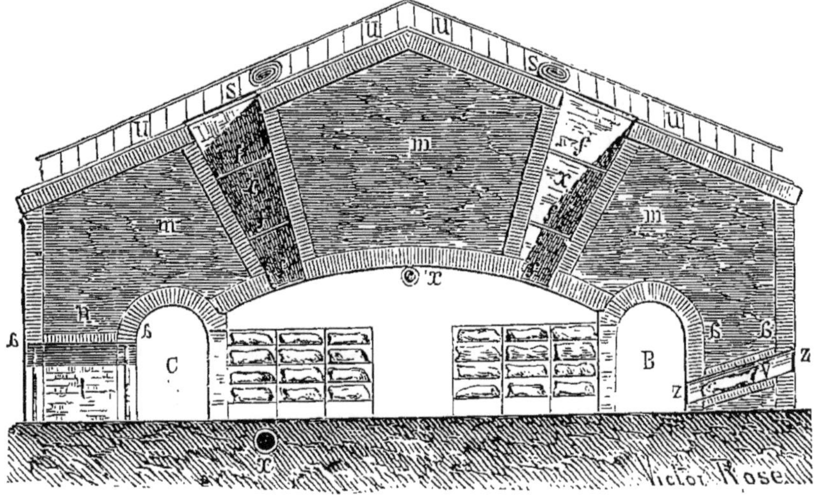

Fig. 8. — Magasin frigorifique.

Le magasin proprement dit occupe la partie centrale de l'édifice ; il est flanqué de deux corridors B, C. Les parois extérieures sont formées de doubles murs *a a*, *a a*. La place *n n* comprise entre ces murs comme celle *m*, *m*, *m* au-dessous des voûtes est remplie par une épaisseur de terre d'environ trois mètres. Cette cave-magasin est éclairée par des jours suffisamment distribués, soit *x*, *x*. mais garnis de quatre châssis vitrés *f*. *f*, *f*, superposés de manière à éviter le mouvement de l'air et l'introduction de la chaleur. Pour assurer plus complètement encore cette action, des nattes épaisses, vues en *s s*, seront déroulées sur les vitrages extérieurs, chaque fois que le magasin sera plein et qu'il y aura par conséquent inutilité de l'éclairer. Une grille *u u* permet de parcourir le dessus du magasin frigorifique.

Le bouillon de bœuf, mis en vase clos, puis plongé, pendant quelques heures, dans un mélange réfrigérant à — 20°, se conserve dans un état parfait pendant près de dix ans. (Boussingault, 1873.) Il en est de même pour d'autres produits alimentaires. Nous ne comprenous pas pourquoi ces expériences n'ont pas été poursuivies. Il y aurait certainement là un procédé à exploiter, nous le signalons.

En temps de paix, comme en temps de guerre, l'administration militaire pourrait utiliser les conserves par réfrigération que l'industrie privée serait à même de lui offrir. M. Tellier a fait des essais qui n'ont pas complètement réussi, mais qui méritent d'être mentionnés. Il a tenté d'introduire en France de la viande fraîche d'Amérique en maintenant, au-dessous de 0°, la température de la pièce ou du magasin où se trouve déposée la viande. Pour produire le froid, Tellier n'emploie pas la glace qui occasionne de l'humidité et qui n'abaisse ni suffisamment, ni régulièrement la température de la viande. Il emploie un courant d'air froid à — 8° ou à — 10° qui congèle l'humidité de l'atmosphère dans les magasins frigorifiques (fig. 8), la dessèche et en abaisse la température. Cet air froid est obtenu au moyen de la condensation et de l'évaporation de l'éther méthylique qui se liquéfie à la température de — 30° et distille à — 21°. Le transport de la viande d'Amérique se fait en caisse au moyen d'un *navire-boucherie* dont nous donnons la coupe (fig. 9) ou en vraque, c'est-à-dire à nu, dans les cales d'un navire, où l'on dispose des stalles (fig. 10).

En Angleterre, on reçoit journellement, du Canada, ou des États-Unis, une énorme quantité de viande fraîche, grâce à un aménagement particulier de bateaux-transports. Ces bâteaux sont divisés en compartiments, ou magasins à viande, dont les parois creuses renferment du charbon qui est mauvais conducteur de la chaleur et qui sert d'isolant. Dans les compartiments on fait arriver un courant très vif d'air

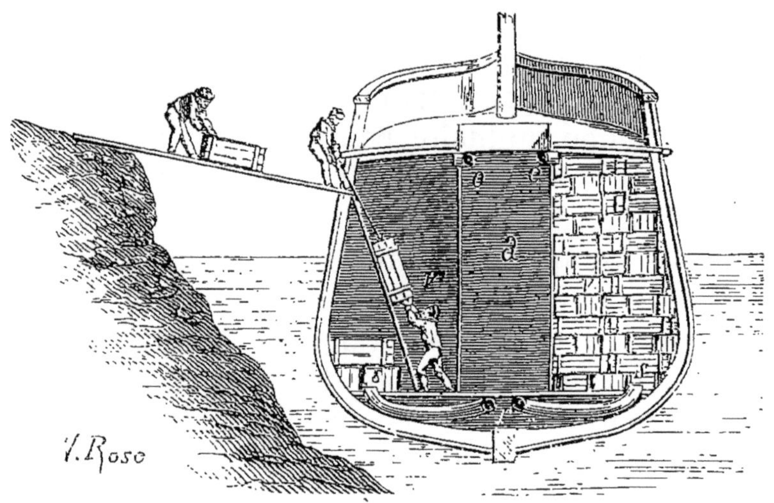

Fig. 9. — Coupe transversale d'un navire-boucherie.

VV, magasins dont l'un est rempli, l'autre en chargement; *a*, écoutille; sous le plancher de *a* un gros tube *r* se bifurque et va déboucher en s dans chacun des magasins V V, amenant l'air froid de la machine; *e e*, tubes aspirateurs qui reprenant l'air échauffé du magasin, le conduisent se refroidir à la machine à froid.

sec qui maintient la température à un niveau très bas, de 5° à — 10°. L'armée anglaise consomme une forte proportion de viande fraîche d'Amérique.

D. Conservation des aliments par enrobement ou par imprégnation de substances antiseptiques. — Les substances alimentaires recouvertes d'une couche de graisse isolante ne sont pas en usage dans l'armée française. Dans l'armée italienne, on a expérimenté avec succès le procédé Spruyt qui consiste à conserver de la viande fraîche pendant quelques jours,

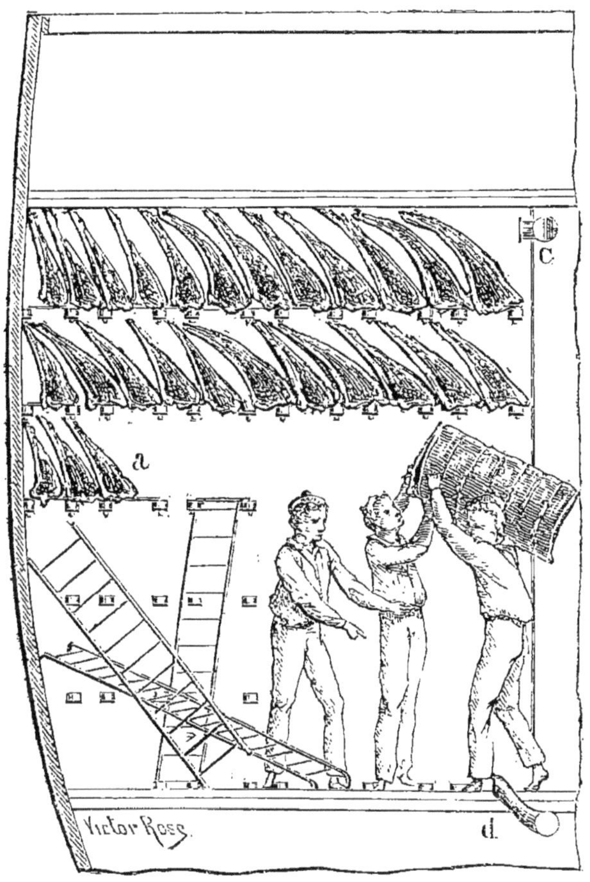

Fig. 10. — Coupe transversale d'une stalle en chargement

Deux chargeurs rangent une pièce de viande, la prenant de l'épaule d'un homme d'équipe pour la placer à la suite du rang *a* qu'ils sont en train de former. On voit les échelles prêtes à être posées à mesure que le chargement avance.

et même pendant quelques semaines, dans des tonneaux, et à la recouvrir de graisse salicylée. La même graisse peut servir plusieurs fois.

L'action du sel marin sur les produits organiques est complexe ; il agit comme antiseptique, comme microbicide, il déshydrate les corps avec lesquels il est mis en contact, enfin il pénètre dans tous les interstices des tissus et coagule en partie la fibrine et l'albumine. Par cela même que le sel enlève aux matières organiques une partie de leur suc, ou jus, il les appauvrit; par cela même qu'il coagule en partie l'albumine et la fibrine, il rend les comestibles plus coriaces, plus denses, plus difficiles à dissocier, plus lourds à digérer.

Pendant le siège de Paris, Martin de Lignac se servait d'un procédé de salure qui a donné de bons résultats. Il consiste à injecter de la saumure, dans l'intérieur même des tissus animaux, au moyen d'aiguilles creuses adaptées à des tubes, lesquels aboutissent à un réservoir surélevé contenant la solution saline. Une pression de 2 mètres 50 suffit pour faire pénétrer le liquide antiputride dans les quartiers de chair.

On a uni la salure au fumage et, dans maints pays, on a obtenu, par ce double procédé, des conserves de viande qui rendent de grands services. Strasbourg, York, Francfort sont célèbres par leurs produits.

Les conserves salées jouent un grand rôle dans les approvisionnements de campagne, surtout dans la marine où l'on n'a pas à mettre en considération les moyens de transport. Néanmoins elles ne peuvent servir exclusivement à l'alimentation ; elles finissent par fatiguer les voies digestives, irriter les muqueuses et prédisposer au scorbut.

Les Anglais, dans la confection des conserves salées,

font un mélange, à parties égales, de sel marin, de salpêtre et de sucre.

Au siège de Paris, M. Georges, dans des chantiers installés au voisinage de l'abattoir de Grenelle, usa d'un procédé de conservation de la viande, basé exclusivement sur des combinaisons chimiques. Il trempait la viande, pendant quelques minutes, dans une solution faible de sulfite de soude et il se formait du *chlorure de sodium* et de l'*acide sulfureux*. Cet acide, antiseptique puissant, agissait sur la viande et l'empêchait de se corrompre. Avant d'employer les viandes ainsi conservées, on devait les soumettre à un bain d'eau tiède pendant une demi-heure, puis les laisser exposées à l'air pendant une demi-journée. Elles présentaient alors toutes les qualités des viandes fraîches.

Pendant le même siège, en 1870, M. Boudet a fait connaître à l'Académie des Sciences, deux procédés de conservation des viandes. Le premier consiste à mettre, dans un vase quelconque hermétiquement clos, la viande préalablement mouillée par une solution phéniquée au millième. On entoure la viande de quelques morceaux de charbon destinés à absorber les gaz qui pourraient se produire. La viande conserve toute sa fraîcheur et, quand on la consomme, on ne lui trouve qu'un léger goût de fumée qui rappelle le jambon. Le second procédé consiste à placer dans des récipients quelconques, boîtes de fer-blanc, barils, caisses, des couches superposées de quartiers de viande et de morceaux de charbon imprégnés d'une solution phéniquée au millième. Il est bon d'entourer les quartiers de viande avec de la toile afin qu'ils ne soient pas maculés de poussier de charbon. La viande peut se conserver ainsi plus d'une année. Le charbon peut toujours être utilisé comme combustible.

§ 4. **Vivres dynamogènes ou accélérateurs.** — On appelle vivres *dynamogènes*, des vivres qui renferment des substances jouissant de la propriété d'exciter, à un très haut degré, le système musculaire et le système nerveux. Ces vivres doivent servir à tenir en haleine, pendant de longues heures, des hommes livrés à un travail intense. Heckel a confectionné ce qu'il appelle des *rations condensées accélératrices* et les a fait mettre à l'essai dans de nombreux corps de troupes. Ces rations sont destinées à remplacer, devant l'ennemi, la ration ordinaire du soldat ou à *l'augmenter suivant le cas;* leur but est essentiellement stratégique. Sous le plus petit poids possible (250 grammes par jour), elles représentent tous les éléments nutritifs les plus riches nécessaires à l'alimentation du combattant « et suffisent à lui donner une force capable de lui permettre de longues marches ».

Les produits du Dr Heckel renferment tous une certaine quantité de poudre de viande et une quantité définie de poudre d'une fève exotique. Cette fève cueillie dans le centre de l'Afrique jouit de propriétés nutritives. Après en avoir constaté les qualités, du temps qu'il appartenait à la marine, Heckel en a propagé l'usage dans plusieurs de nos colonies tropicales. La fève appaise la faim et excite le système nerveux et musculaire. Elle n'a rien de la coca qui anesthésie l'estomac et ne fait qu'*endormir* ce viscère. Elle calme la faim parce qu'elle est nutritive. A côté de cette vertu, elle jouit de celle de *tonifier nerfs et muscles.*

de leur imprimer une vigueur insolite, de leur permettre d'accomplir un travail énergique, soutenu, prolongé, tel qu'une marche considérable, un *raid* intense. Les nègres qui en font usage franchissent, sous le soleil tropical du centre de l'Afrique, dans le sable et les cailloux, des distances quotidiennes de 60 kilomètres, sans boire, et il leur suffit de manger 4 à 6 graines. Leurs forces, la résistance à la fatigue sont décuplées. Cette graine, lorsqu'elle est réduite en poudre, clarifie et purifie l'eau la plus trouble et la plus vaseuse, soit qu'elle agisse chimiquement comme l'alun et le perchlorure de fer, en coagulant les matières organiques, soit qu'elle agisse mécaniquement comme la poudre de charbon. Elle rend potable l'eau stagnante surchauffée par le soleil, par cela même elle garantit les indigènes des affections intestinales telles que la diarrhée et la dysenterie si communes dans les pays exotiques.

Ces produits sont sous forme de barre de chocolat, de biscuit de mer, de biscuit-potage, de saucisse-rata. Ils peuvent suffire à l'alimentation, sans occasionner de malaise, pendant quatre jours. Le régime exclusif doit être une exception, car il finirait par donner de l'inappétence, des nausées, le vertige stomacal. Il faut lui préférer le régime mixte, c'est-à-dire l'absorption simultanée des rations Heckel et des rations ordinaires.

La force produite doit être utilisée immédiatement; l'effet de la fève se prolonge de deux à trois heures. Si la force n'est pas utilisée, elle occasionne une excitation qui prive l'homme de sommeil. Il ne faut donner le produit Heckel, aux repas du soir, qu'aux hommes chargés d'un service de nuit et qu'aux troupes de grand'garde. La fève diminue donc le besoin de dormir. L'insomnie qu'elle provoque est proportionnelle à la quantité absorbée. Cet effet est dû certainement à un alcaloïde analogue à la caféine et à la théobromine. La fève favorise les mouvements respiratoires par son action sur les muscles thoraciques. Elle ne produit aucune action excitante sur les organes génito-urinaires lorsque l'excitation générale qui a été produite est utilisée en efforts musculaires, pendant une marche par exemple. La fatigue ressentie après le travail n'est pas moindre qu'en temps ordinaire. Mais qu'importe la fatigue devant le résultat acquis, en matière de guerre ?

Ces produits ont le désavantage de se ramollir dans le sac du soldat, surtout par les fortes chaleurs. Il faut avoir soin de placer le chocolat au milieu du sac et de l'entourer de quelque objet vestimentaire.

Le docteur Heckel a trouvé le moyen de donner aux chevaux des équivalents nutritifs égaux à ceux de 5 kilogrammes d'avoine, dans 2 kilogrammes d'une sorte de biscuit rond que le cavalier introduit dans l'étui-porte-avoine placé au-devant de la selle. Des expériences scientifiques ont été faites sur des chevaux de toutes armes montés ou attelés. M. Aureggio, vétérinaire, a fait une relation des observations prises, au 11e d'artillerie à Versailles, sur des chevaux soumis à la ration Heckel (1).

§ 5. **Alimentation variée.** — Le règlement sur la gestion des ordinaires de la troupe, a sanctionné l'ali-

(1) *Revue militaire*, de mai 1887.

mentation variée dans l'armée française. Le soldat fera, comme par le passé, deux repas par jour, mais ces repas pourront être composés de mets divers servis dans des récipients différents. Le médecin-major Schindler qui a été le principal promoteur de ce progrès dit : « L'alimentation variée ne consiste pas à réunir, dans une même assiette ou gamelle, une grande diversité d'aliments ; un rata n'en est qu'un élément et son retour invariable et permanent ne remplit pas le but à poursuivre. Distribuer aux hommes un ou plusieurs plats par repas ; former chaque plat d'une seule espèce d'aliment ou d'une combinaison simple d'une viande et d'un légume ; varier la nature et la préparation de cet aliment à chaque repas ; appliquer, en un mot, à l'alimentation du soldat la méthode que l'on appelle vulgairement cuisine bourgeoise, tel est le principe. »

Depuis bien des années l'alimentation variée a été réclamée par les médecins militaires. Quelques-uns même ont, par anticipation, obtenu gain de cause auprès de chefs de corps qui ont prêté leur bienveillant concours dans les expérimentations. Le docteur Schindler, à la dixième compagnie d'ouvriers d'artillerie, en 1884, est arrivé à des résultats extraordinaires. Nos camarades Antony et Burlureaux, avec des ressources moindres, dans des corps de troupe où l'ordinaire n'était arrondi d'aucune allocation supplémentaire, ont prouvé que la soupe du soldat avait fait son temps comme menu bi-quotidien. Nous-même, à Moulins, en 1879, au 13e escadron du train, nous sommes arrivé à améliorer, *une fois par jour*, l'ordinaire de toute une compagnie, grâce à la condescendance de son capitaine-commandant. La conversion engendre le prosélytisme, c'est notre cas. Au 20e régiment de chasseurs, à Châteaudun, un régime *mixte* existait cinq ans avant l'apparition du règlement du 23 octobre 1887. Ce régime comportait la soupe ordinaire du soldat, le matin, et une alimentation variée le soir. Les hommes mangeaient dans des réfectoires. Les murs de ces locaux étaient illustrés de peintures qui rappelaient les faits d'armes du régiment. Les tables étaient recouvertes de toile cirée. Chaque convive possédait deux assiettes en faïence, un couvert étamé, un verre, une serviette. Des carafes reposaient sur des ronds de paille tressée. La soupe du soldat, chaque matin, était servie, en trois fois, dans des récipients différents : soupe, bouilli, légumes. Les menus du soir se composaient généralement soit d'une soupe à l'oignon et d'un bœuf à la mode ou en daube, soit d'un ragoût de bœuf aux pommes de terre, soit d'un ragoût de mouton aux haricots, soit d'une soupe au lard et d'une salade de pommes de terre, etc.

Nous sommes partisan de ce régime mixte parce qu'il ne faut pas sacrifier exclusivement la quantité à la qualité et les habitudes antérieures de la majorité des hommes à celles de la minorité. Un repas composé de soupe, de viande et de légumes n'occasionne qu'un minimum de dépense lorsque ces aliments sont cuits ensemble *et sans accessoires*. Ce minimum de dépense étant prévu et ne pouvant être dépassé, à moins de ressources extraordinaires, il est évident que si la ration devient plus luxueuse, c'est-à-dire demande des apprêts spéciaux, il faudra, pour que l'équilibre se maintienne, entre le produit et son coût, que cette ration diminue de quantité. Or cette ration ne peut guère diminuer. Nous avons observé que sur mille soldats, trois cent dix-huit seulement, et dans ce nombre nous comptons les engagés conditionnels d'un an et quelques engagés volontaires, avaient, avant d'arriver au corps, une nourriture particulière, la nourriture dite bourgeoise, c'est-à-dire un régime varié, tandis que six cent vingt-deux se nourrissaient invariablement de soupe, deux fois par jour, c'est-à-dire de cet aliment qui se rapproche le plus de la soupe du soldat et qui est fait avec du lard, des légumes et du pain. Les deux tiers de nos soldats étaient donc, avant d'arriver à l'armée, *lestés* deux fois par jour et, sans souci de la qualité, se rattrapaient sur la quantité ; un seul tiers avait une alimentation plus raffinée et sans doute moins copieuse. Si on supprime un bien-être, relatif mais ancien, aux deux premiers tiers, pour conserver exclusivement au troisième tiers toutes ses habitudes, on sort de la justesse dans les procédés et on fait pâtir la majorité. Nous répétons qu'un *régime mixte* nous paraît opportun.

La simplification du menu du matin est nécessaire au point de vue du bon fonctionnement du service de la cuisine, surtout en hiver où les jours sont courts et où il est difficile de maintenir une propreté rigoureuse dans les locaux. Dès le réveil les cuisiniers s'occupent de faire le café. Si, après ce premier travail, ils sont tenus de donner leurs soins à la confection d'aliments tant soit peu compliqués, ils ne pourront jamais s'occuper de l'entretien des locaux et des ustensiles. La soupe du matin ne demande pas de grands préparatifs et se cuit toute seule pourvu que l'on surveille le feu.

Ainsi le régime mixte est très suffisant. Depuis dix années nous avons été, dans les corps de troupe, l'un des promoteurs de l'alimentation variée, néanmoins nous pensons qu'il ne faut rien exagérer et ne pas chercher à pousser les perfectionnements jusqu'aux confins du luxe. Qu'on dresse des soldats à la cuisine, mais que l'on n'emploie pas exclusivement à combiner des plats, des hommes incorporés pour payer leur dette au pays et non pour faire des études dans l'art culinaire. L'armée ne doit pas être l'école de la gourmandise et le bon paysan qui, avant d'entrer au régiment, mangeait sa soupe au lard deux fois par vingt-quatre heures, ne doit pas prendre des habitudes telles qu'une fois rentré dans ses foyers, il dédaigne le repas de ses pères. L'alimentation mixte, c'est-à-dire la soupe traditionnelle le matin, et le repas varié le soir, a beaucoup de bon ; l'alimentation exclusivement variée a trop de bon.

ART. 3. — BOISSONS DU SOLDAT

Les boissons du soldat sont l'eau, l'alcool et les liqueurs spiritueuses, les boissons fermentées puis les caféiques.

§ 1er. **Eau.** — L'eau est, comme l'air, indispensable à la vie, à toutes les agrégations organiques et à toutes les combinaisons chimiques.

L'utilité de l'eau est infinie. Les animaux en contiennent les deux tiers de leur poids, les végétaux les 90 ou 95 centièmes.

L'eau est la boisson la plus naturelle, elle seule apaise réellement la soif. Dans l'organisme son rôle est double, il est à la fois mécanique et vital. L'eau pénètre dans le torrent de la circulation, forme un élément du sang, soit ses 88 centièmes, sert à la constitution du tissu cellulaire, des os, des fibres musculaires, des tendons et des aponévroses, des cellules et des fibres nerveuses; elle sourd par les orifices glandulaires disséminés sur tout le parcours du tube digestif pour aider à la trituration des aliments, pour les dissoudre ou les désagréger, pour les rendre assimilables; elle comble les vides des cavités, sert de coussin de protection aux organes délicats exposés à des chocs en retour, enfin elle est le véhicule, le collecteur de tous les détritus organiques, de tous les déchets de combustion, elle balaye le corps humain et est chargée de sa voirie.

L'eau peut servir uniquement à l'alimentation, pendant un temps variable, suivant les dispositions individuelles. Succi et Merlati nous en ont donné une preuve récente. Comme boisson habituelle, elle peut suffire à l'homme de même qu'elle suffit à tous les animaux de la création. Les progrès de la civilisation ont créé des besoins, les habitudes prises dès l'enfance sont devenues des nécessités, la recherche des excitations artificielles a engendré des penchants irrésistibles, aussi l'eau n'est plus, pour beaucoup de personnes, qu'une boisson insipide.

A. *Choix des eaux pour la troupe et caractères des eaux potables.* — A moins de circonstances particulières prévues par le commandement, à moins de destinations spéciales données au boni de l'ordinaire, l'eau est la seule boisson accordée au soldat. Il est donc nécessaire de ne livrer à la consommation qu'un liquide potable dans toute l'acception du mot, qu'un liquide privé de toute substance minérale ou organique nuisible à la santé, de toute souillure capable de produire une intoxication, de tout germe, microbe ou larve, capable d'infecter l'économie.

En temps de mobilisation, en temps de guerre, il est d'une nécessité absolue que l'officier et le militaire gradé, chargés de la lourde responsabilité de veiller sur la santé et le bien-être de leurs hommes, connaissent les qualités des eaux, leur composition sommaire et leur degré de salubrité. Que de fois, en campagne et dans nos colonies, un chef de détachement est tenu de faire son choix entre plusieurs cours d'eau pour s'établir à proximité de l'un d'eux ! Une eau impure peut être meurtrière. L'étude sommaire de la composition des eaux devrait être un chapitre de la théorie. Il en serait de même de la manière de les purifier. Le règlement sur le service en campagne donne quelques indications sur le choix des eaux de consommation ; il recommande de ne se servir que des sources où les habitants ont l'habitude de puiser, de signaler ces sources au moyen d'un poteau ou d'un placard, de recueillir l'eau plutôt en amont qu'en aval des localités. Le règlement allemand donne les prescriptions suivantes : « L'eau suspecte doit être filtrée (sic). — Quand on soupçonne qu'une source a reçu des matières toxiques ou malsaines, on en interdit l'accès, puis on soumet l'eau à l'analyse chimique ; à défaut de réactifs, on la fait boire à des animaux de petite taille et on observe s'ils n'en sont pas incommodés. »

Je souhaiterais qu'en cas de guerre les ennemis de ma patrie n'eussent exclusivement à consommer que l'eau que boiraient les animaux de petite taille! Ne voyons-nous pas journellement les animaux domestiques boire à des ruisseaux boueux, à des mares infectes, et ils n'en sont pas incommodés? Cependant le cheval, s'il n'a que modérément soif, ne boit l'eau qu'à la condition qu'elle soit saine.

La famille et surtout le genre des plantes qui croissent dans les eaux et sur leurs bords, peuvent fournir des indications très utiles sur la qualité du liquide. Le cresson de fontaine ne pousse que dans des eaux très pures. Il en est de même des véroniques, appelées vulgairement *thé d'Europe* ou *cresson de cheval*, et des épis d'eau. Les eaux de qualité médiocre sont indiquées par la présence de la patience, de la menthe, de la ciguë, des roseaux, des joncs et des nénuphars. Les eaux tout à fait mauvaises sont marquées par la présence des carex et des roseaux à balais. Les lauriers-roses, si attrayants par leurs fleurs et leur parfum, se baignent généralement dans des eaux malsaines. En Algérie les indigènes ne puisent jamais leur boisson et ne prennent jamais leur repos auprès des lauriers-roses qu'ils considèrent comme une plante traître et vénéneuse.

La faune donne également des indications précieuses sur la valeur des eaux. Ainsi les molusques ne vivent généralement que dans les eaux pures : la *Physa Fontinalis* ne se voit que là où pousse le cresson ; la *Valvata piscinalis* se rencontre dans des eaux moins saines. Les crustacés tels que le *Daphnia pulex* (fig. 11) et le *Cyclops quadricornis* ne se rencontrent que dans les eaux très douteuses et principalement dans les eaux stagnantes. Ces deux animalcules sont visibles à l'œil nu. Les vibrions, les bactéries, les spores, les monades, les amides, les anguillules, etc. pullulent dans les eaux bourbeuses et infectes.

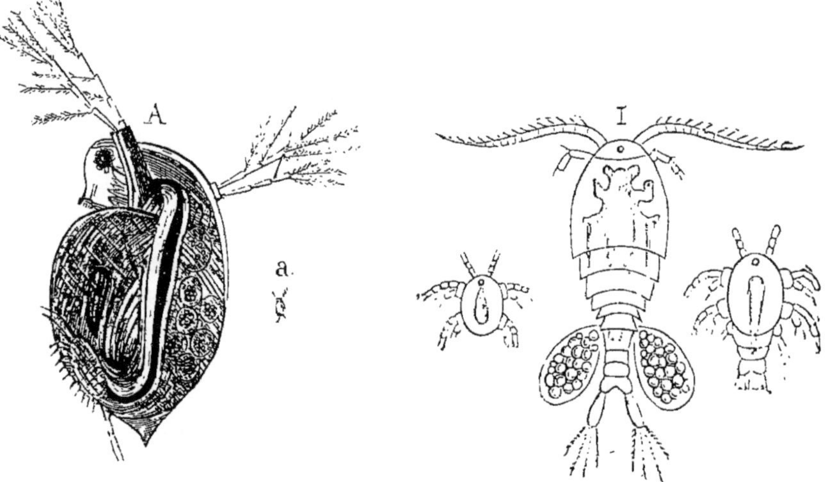

Fig. 11. — *Daphnia pulex*. *a* grandeur. — *A*. le même très grossi.

Fig. 12. — *Cyclops quadricornis*.

Hippocrate dit que la santé dépend du bon choix des eaux de boisson, mais il ne pose aucune règle pour reconnaître leur degré de salubrité (1). Galien est plus explicite. Nous rappelant que l'eau, de prime abord frappe trois sens : la vue, l'odorat et le goût, il recommande que ces sens soient agréablement impressionnés par un liquide clair et limpide, sans odeur et d'une saveur agréable.

Ambroise Paré a résumé en quelques lignes toutes

(1) Hippocrate, *Œuvres*, traduction E. Littré.

les qualités de l'eau qui est « le principal breuvage, joint que le pain que nous mangeons, en est pétri, et la plupart des viandes apprestées et cuites... sa bonté sera cogneue si elle n'a aucune saveur, odeur, ny couleur, néantmoins bien claire comme l'air serain. Elle doit être tiède en hyver, et froide en esté, facile à à eschauffer et subite à refroidir, en laquelle les pois et les fèves, navets et autres semblables choses cuisent facilement. Et ceux qui en usent ont la voix claire, la poitrine saine et le teint du visage beau et clair, et la plus légère trouvée au poids est la meilleure. » Nos maîtres n'ont pas mieux dit que le savant de la Renaissance. L'eau doit donc être étudiée au point de vue de sa saveur, de son odeur, de sa couleur et de sa température, enfin de sa composition.

Couleur, odeur et saveur de l'eau. — L'eau potable doit être limpide, transparente, sans aucune teinte. Les rayons lumineux doivent s'y refléter et s'y réfracter comme s'ils tombaient sur un morceau de cristal de roche. Nous ne parlons que de l'eau de consommation captée dans un récipient, car l'eau, sous un certain volume, tout en restant potable, peut présenter une certaine coloration. Ainsi dans les montagnes, les ruisseaux paraissent noirs ; ils sont gris ou verdâtres dans la plaine ; les eaux du Rhône résultant de la fonte des neiges, sont vertes près de leur source et prennent plus tard une teinte bleue ; le Nil prend des teintes variées comme le caméléon. Toutes ces différences de coloration sont des effets d'optique. Lorsque les eaux ne sont pas pures, elles sont colorées par les matières plus ou moins ténues qu'elles tiennent en suspension. Les matières terreuses les colorent en jaune et en brun, comme cela se produit après des pluies torrentielles ou au moment des inondations. Les sels ferreux peuvent aussi leur communiquer une teinte ocre.

L'eau ne doit avoir aucune odeur. On ne trouve dans la nature aucune eau chargée de substances parfumées : l'eau ne sent rien ou bien elle sent mauvais. Le professeur Arnould nous apprend que si l'eau contenait un cinq cent millième d'hydrogène sulfuré, elle aurait l'odeur d'œufs pourris et nous percevrions cette odeur. L'eau fortement trouble a généralement l'odeur de vase. Une eau très limpide peut être imprégnée de senteurs désagréables, c'est le cas de certaines eaux sulfureuses qui ne sont absorbées qu'à titre de médicament.

L'eau doit être sapide. Elle doit avoir une saveur particulière qui est indéfinissable par cela même que l'eau ne peut être comparée qu'à elle-même. On n'est pas plus avancé lorsque l'on a dit que l'eau a une saveur *sui generis*. Une eau est agréable ou elle ne l'est pas. Dans ce dernier cas, elle renferme toujours soit un principe étranger, soit, en proportion trop forte, un de ses principes constitutifs. Les sels de fer lui donnent une saveur astringente, les sels magnésiens une saveur amère et le chlorure de sodium une saveur salée.

Température de l'eau. — Tous les hygiénistes recommandent l'usage d'une eau tiède en hiver et fraîche en été. Ils ne veulent pas dire par là que le degré de température d'une eau doit être variable suivant les saisons. L'eau doit avoir la température des profondeurs d'où elle sourd, des lits dans lesquels elle coule, des nappes d'où elle est puisée. Une bonne eau doit varier entre 5 et 12 degrés centigrades. Au-dessous de 5°, l'eau est froide ; au-dessus de 12°, elle devient tiède ; à 25° l'eau est chaude.

L'impression que produit l'eau fraîche, entre 5 et 12°, sur des muqueuses assoiffées est une des plus agréables qui soient données à l'homme. Si la soif est un besoin, elle peut devenir un tourment ; elle peut pousser à la folie celui qui en souffre. C'est une sensation générale qui, comme celle de la faim, tient à un besoin général de l'organisme. C'est l'ordre formel de remettre dans la machine animale le fluide qu'elle a usé, sans lequel elle ne peut plus fonctionner. « L'appétit est accompagné d'une sensation agréable, tant qu'il ne va pas jusqu'à la faim ; la soif n'a pas de crépuscule et dès qu'elle se fait sentir, il y malaise, anxiété et cette anxiété est affreuse quand on n'a pas l'espoir de se désaltérer. » (Brillat-Savarin.) Les récits de nos campagnes d'Afrique pullulent de faits où nos soldats eurent non seulement à lutter contre l'ennemi qui les harcelait, mais contre la chaleur torride et la soif angoissante. Les dernières colonnes dans le sud Oranais et dans le Sud de la Tunisie ont été marquées plusieurs fois de la plus douloureuse épreuve : la soif qui pousse aux hallucinations et au suicide.

La sécheresse de la gorge étant la première manifestation de la soif, l'homme éprouve une satisfaction très grande en humectant et en rafraîchissant la muqueuse des premières voies. Pendant un certain temps on peut même calmer et tromper la soif, sans ingestion de boisson, rien qu'en lubréfiant la gorge.

Tandis que l'eau fraîche prise modérément est

tonique, l'eau froide est toujours nuisible. Ingérée dans l'estomac, elle provoque une contraction spasmodique des vaisseaux sanguins, refoule le sang vers d'autres viscères (organes respiratoires, digestifs, etc.) et peut produire dans ceux-ci tous les phénomènes de l'inflammation active. Comme elle est forcée de se mettre en équilibre avec la température interne du corps, elle soustrait à celui-ci une certaine quantité de calorique, arrête la transpiration et multiplie ses effets néfastes. C'est ainsi que l'ingestion d'eau froide peut produire des laryngites, bronchites, pneumonies, pleurésies, diarrhées, péritonites, etc. Michel Lévy a observé plusieurs cas de chôléra sporadique sous l'influence de boissons glacées. D'autres auteurs ont cité des cas de mort instantanée. Cependant il est bon d'ajouter que l'on peut impunément ingérer une boisson froide tandis que le corps est échauffé et en sueur, à la condition expresse que l'on n'attende pas la réaction et que l'on continue à se livrer à des exercices physiques.

L'eau est rarement bue chaude, c'est-à-dire à une température dépassant 25°. Ce n'est guère qu'en Afrique, au Sénégal et en Indo-Chine que nos troupes sont exposées à en consommer. Cette boisson inspire du dégoût, est indigeste, nauséeuse, peut provoquer des contractions spasmodiques de l'estomac et occasionner des vomissements. Lorsqu'elle franchit le pylore, elle peut produire de la diarrhée et même de la dysenterie. Elle est débilitante au suprême degré, car elle résiste au travail d'assimilation et pousse à la diaphorèse.

En colonne, les soldats, ne pouvant être munis

d'alcarazas, rafraîchissent leur eau en mouillant l'enveloppe de drap qui entoure le bidon et en imprimant à ce dernier de rapides mouvements de fronde. L'eau qui a imbibé le drap s'évapore et enlève, pour se volatiliser, une partie de la chaleur du bidon et de son contenu. On peut certainement de cette manière abaisser de plusieurs degrés la température de l'eau.

Composition de l'eau. — L'eau est formée de deux gaz, l'hydrogène et l'oxygène, soit de deux volumes d'H pour un d'O, soit de deux parties en poids d'H pour 16 d'O. L'eau est un aliment qui fournit certains matériaux de réparation et d'entretien. On y trouve toutes les substances inorganiques qui entrent dans la composition intrinsèque de nos tissus; on y trouve même des substances que l'analyse chimique ne décèle pas dans les aliments solides. Outre les corps organiques, l'eau peut renfermer des parcelles de corps inorganiques et des corpuscules organisés morts ou vivants. La présence des matières organiques et des infiniment petits, végétaux ou animaux, est presque toujours une cause d'insalubrité, de même que l'excès des substances inorganiques en solution peut occasionner des désordres dans l'économie.

A. *Produits inorganiques.* — Ce sont des gaz ou des solides en dissolution. Les produits gazeux sont l'air et l'acide carbonique. L'air se dissout dans l'eau proportionnellement à la pression atmosphérique. Le maximum d'air dissous dans un litre d'eau est égal à 0 l. 30; le minimum 0 l. 003. Une eau qui ne contient que 0 l. 20 est lourde et indigeste. Les eaux de rivière, de pluie et de source contiennent ordinairement une quantité convenable d'air; il n'en est pas de même des eaux de citerne, de marais, de neige et de glace. La présence de l'air dans l'eau se décèle d'une manière très facile; il suffit de chauffer l'eau à 60 ou 70° pour voir l'air se dégager sous la forme de bulles.

L'eau que l'on a distillée à bord des navires et celle que l'on a fait bouillir avant de la donner en consommation, ne renferment plus qu'une quantité infinitésimale d'air et ont besoin d'être aérées à nouveau pour être digérées. Pour cela, il suffit de les agiter dans l'atmosphère ambiant ou de les transvaser d'un récipient à un autre, en les faisant tomber d'une certaine hauteur, ou de les battre avec des branchages.

L'acide carbonique est moins essentiel que l'air à la composition d'une eau potable qui d'ordinaire n'en renferme que 0 l. 05 à 0 l. 07. Une eau qui dissout son volume d'acide carbonique est fortement gazeuse. Elle a une saveur légèrement acidule, piquante, agréable au goût: elle est excitante et favorise la digestion.

Les matières solides que l'eau tient en dissolution sont en général des composés salins. Leur quantité varie suivant les terrains que l'eau a traversés. Les eaux potables contiennent ordinairement une faible quantité de bicarbonate de chaux et de magnésie, de sulfate de chaux, de chlorure de sodium et de magnésium, d'azotates, d'acide silicique, etc. On trouve dans certaines eaux des traces de fer, de manganèse, d'arsenic, etc.

Une eau potable ne doit pas contenir plus de 0 gr. 3 de substances salines par litre. — Lorsque ces substances sont en excès, lorsqu'il y a surtout une surabondance de sulfate de chaux et de composés magnésiens, l'eau est insalubre.

Le *sulfate de chaux* n'est autre que le gypse, ou la pierre à plâtre, autrefois appelée sélénite. Les eaux qui en renferment une trop grande quantité sont fades au goût, coagulent le savon, le transforment en grumeaux et durcissent les légumes secs que l'on veut y faire cuire ; ces eaux sont dites *séléniteuses*. L'eau des puits de Paris en est le type. — Le *carbonate de chaux* se trouve principalement dans les eaux courantes qui le dissolvent grâce à l'excès d'acide carbonique qu'elles renferment. Le carbonate de chaux fournit une partie de la substance calcaire des os. Assimilé en trop grande abondance, il a été accusé de produire des calculs vésicaux. — Les sels à base de *soude* et à base de *magnésie* communiquent à l'eau une saveur amère et lui donnent des propriétés purgatives qui peuvent produire à la longue des diarrhées rebelles et des gastro-entérites graves. Les eaux de la province d'Oran sont dans ce cas ; on en rencontre qui renferment vingt fois plus de sel de soude et de magnésie que l'eau de Seine. Boudin a relaté l'influence nocive des eaux de la province d'Oran sur la santé des troupes (1).

B. *Produits organiques*. Les produits organiques qui se trouvent dans l'eau peuvent avoir une action considérable dans la genèse et dans la propagation des maladies, soit que ces corps existent à l'état de

(1) Boudin, *Annales d'hygiène publique et de médecine légale*.

dissolution, soit qu'ils se maintiennent en suspension dans le liquide à l'état de tissu mort, ou à l'état de ferments, de microphytes, de microbes, de germes ou de larves.

Le pharmacien-major de 1re classe, Moullade (1) classe les éléments anormaux, d'origine organique, qui se trouvent dans l'eau en :

1° *Matières organiques mortes ou vivantes* qui réduisent le perchlorure d'or et le permanganate de potasse. Le microscope peut les faire reconnaître. Ainsi il décèle (outre les produits inorganiques tels que des fragments minéraux, sable, argile, marbre, craie, cristaux de sulfates, de silicates, etc.) des fibres ligneuses provenant de végétaux, des organismes végétaux, en pleine activité vitale, telles que des oscillatoriées et des diatomées, des organismes animaux ou infusoires tels que des monades, des amibes, des sarcines, des crustacés, des tubellariées, des rotifères, enfin des bacilles et microbes ;

2° *Ammoniaques composées* ou *ptomaïnes* qui agissent sur le réactif de Nessler et qui proviennent de la décomposition putride des corps organisés ou de leurs sécrétions vitales. On les a incriminées d'engendrer des maladies et on les a accusées de méfaits aussi désastreux que ceux produits par les microbes ;

3° *Acide azoteux et azotites* qui accompagnent le plus souvent les matières organiques dont ils dérivent généralement ;

4° *Azotates* qui ont la même origine que les azotites,

(1) *Méthodes d'essais rapides des eaux en campagne* (Archives de Médecine et de Pharmacie militaires, 1888, n° 1).

mais qui représentent une oxydation plus complète.

Ptomaïnes, ou poisons solubles, et microbes, protozoaires et protophytes, l'eau renferme ces deux causes de morbidité, c'est incontestable. L'eau joue donc un rôle prépondérant dans l'éclosion et l'extension des maladies et surtout des épidémies. Léon Colin a élucidé cette question restée si longtemps dans l'obscurité (1). D'après lui, *l'eau est la cause efficiente de la diarrhée et de la dysenterie.* L'immunité pour ces deux affections est en rapport direct avec la pureté des eaux d'alimentation. Ainsi nos troupes furent moins sujettes à la dysenterie à Rome qu'en France, en temps ordinaire. C'est qu'à Rome l'eau de consommation vient des collines environnantes, au moyen des aqueducs construits par les anciens Romains et se trouve être d'une pureté incontestable, tandis qu'en France l'eau des casernes est d'origine très douteuse.

En 1884, les deux régiments de cavalerie qui se trouvaient à Saint-Germain-en-Laye, l'un de chasseurs, l'autre de dragons, subirent en même temps une épidémie de dysenterie. Les deux régiments buvaient la même eau. Pendant une partie de l'année, l'eau de consommation de Saint-Germain est fournie par l'étang de Retz, mais, au mois de juin, l'étang ne suffisant plus à la consommation, on emprunte au Pecq une partie de son eau. Que cette eau ait été contaminée au Pecq même, ou qu'elle ait été souillée pendant son trajet, toujours est-il que l'épidémie apparut lorsque la troupe en fit usage et qu'elle

(1) Léon Colin, *Traité sur les maladies épidémiques.*

disparut dès que le médecin des chasseurs eut provoqué un ordre qui défendait expressément aux hommes de boire autre chose que de l'eau bouillie.

La dysenterie qui règne endémiquement aux Indes, en Cochinchine, au Cambodge, dans l'Annam et au Tonkin, est due à l'usage d'une eau souillée par des détritus végétaux en putréfaction (1). Au Sénégal, la dysenterie est très rare, l'eau, par contre, y est très potable.

Si l'eau ne sert pas de véhicule aux germes de la fièvre intermittente, de la fièvre typhoïde et du choléra, d'après Léon Colin, elle agit, dans ces affections, comme cause générale de morbidité, en diminuant la résistance de l'organisme aux influences miasmatiques ; « elle produit une sollicitation morbide qui ne paraît pas plus déterminée, plus virulente que les écarts de régime et les refroidissements susceptibles d'entraîner des troubles intestinaux en un moment où règne soit le choléra, soit la fièvre typhoïde..... Ce rôle, tout secondaire qu'il est, a encore une grande importance et suffit largement pour nous permettre de réclamer pour les eaux de consommation, des mesures d'assainissement qui ne soient pas inférieures à celles que l'on prendrait si l'on était certain de leur spécificité. C'est en remédiant à toutes les causes d'infection bromatologique que tant de localités sont devenues plus réfractaires soit au choléra, soit à la fièvre typhoïde. »

L'Inspecteur général Léon Colin a fort heureuse-

(1) Voy. Lapeyrère, *Hydrologie des postes militaires de la Cochinchine, du Cambodge et du Tonkin*. Paris, 1879.

ment appelé l'attention du ministre de la guerre sur cette question des eaux. Une convention destinée à mettre fin à cet état de choses dans les casernes de Paris, vient d'être conclue entre la Ville et le ministère de la guerre. Toutes les casernes, tous les postes-casernes et en général tous les établissements militaires de Paris vont être pourvus d'eau de source. C'est là une mesure dont on ne saurait trop féliciter l'administration de la guerre et le président du Comité technique de santé qui l'a inspirée. Espérons qu'avant peu toutes les casernes de France seront dotées d'eau de source à l'usage des hommes.

Les eaux des pays où le goître est endémique tels que la Savoie, les Hautes-Alpes, la Haute-Savoie, etc., contiendraient, d'après les travaux de la commission d'enquête dont Baillarger a été le rapporteur (1) un agent toxique dont la présence n'a pas encore été décelée par l'analyse. Le goître serait dû exclusivement à cet agent hydrotellurique provenant des terrains traversés par les sources. Il ne serait nullement dû à des miasmes maremmatiques analogues à ceux de la fièvre intermittente, ou à l'influence de l'humidité de l'atmosphère, ou au manque d'ensoleillement de certaines vallées, ou encore à l'absence d'iode dans l'air, le sol, l'eau elle-même. D'après Baillarger, il existe dans les Hautes-Alpes une fontaine qui est connue pour donner le goître en quelques jours; à Saint-Chaffrey, près Briançon, on rencontre une source, appelée la Fontaine des Goîtreux, dont plusieurs jeunes gens ont fait usage, avant le conseil de revision

(1) Baillarger, *Enquête sur le goître et le crétinisme.*

et qui leur a occasionné un goître assez volumineux pour les rendre impropres au service militaire. Certaines sources de la Maurienne, appelées tufeuses, la source de Villard-Clément, près Bonneville, et beaucoup d'autres encore, ont servi à faire pousser intentionnellement des goîtres assez volumineux pour provoquer l'exemption définitive du service militaire. L'étiologie du goître intéresse vivement l'armée. Le *Recueil de Mémoires de médecine militaire* relate de nombreuses épidémies qui ont frappé nos garnisons de l'Est et du Centre.

L'eau peut véhiculer des œufs de tœnia, ou bien des cysticerques qui renferment les larves du ver solitaire, soit qu'elle provienne de terrains recouverts de déjections alvines contenant ces œufs, soit qu'elle ait été en contact d'animaux morts de ladrerie. L'eau peut aussi charrier des œufs d'helminthes. Si les troupes, dans la vie de garnison, sont moins envahies par les parasites entozoaires que dans la vie des camps, c'est qu'en général elles boivent une eau de provenance sûre. Davaine a fait observer du reste que l'habitant des campagnes était beaucoup plus sujet que l'habitant des villes, à l'infection des helminthes, parce qu'il buvait plus souvent une eau tarée par les infiltrations de matières excrémentitielles. — L'eau impure des marais et des mares peut contenir des sangsues filiformes qui pénètrent dans le tube digestif et peuvent s'arrêter dans le pharynx, l'œsophage et l'estomac où elles occasionnent des hémorragies souvent graves.

Des principales eaux potables. — Ambroise Paré écrivait, il y a trois siècles, en parlant des eaux : « Or, la meilleure est celle de pluie qui tombe en été et gardée dans une bonne citerne. Après est celle des fontaines qui descend des montagnes et découle par dedans les pierres et les rochers. Puis l'eau des puits, ou celle qui est fort au bas d'une montagne. Celle de la rivière est pareillement bonne, prise au fil courant d'icelle entre deux eaux. Celle des étangs ou marais est mauvaise, et principalement celle qui ne court point est très pernicieuse et pestilente, à cause qu'en icelle naissent plusieurs animaux venimeux, comme couleuvres, crapauds, vers et autres. Celle de neige et de glace est aussi malsaine, à cause de sa grande froideur et terrestrité. » Cette appréciation des eaux potables est à peu de choses près celle qui a cours actuellement.

Les *eaux de pluie* ont été considérées comme très pures parce qu'elles étaient le résultat d'une véritable distillation qui les a élevées, à l'état de vapeur, dans l'atmosphère. Mais, en se condensant et en retombant à la surface du sol, l'eau se charge de toutes les particules solides qui flottent dans l'espace, poussières d'origines diverses, parcelles minérales et particules organiques, infiniment petits morts ou animés. On peut trouver dans une goutte d'eau tombée du ciel des représentants des trois règnes de la nature, des cristaux microscopiques de différents sels, du pollen de fleurs, des ferments, des microbes. Quand on veut conserver de l'eau de pluie il est bon de ne pas recueillir celle qui tombe en premier lieu, c'est-à-dire celle qui a balayé l'atmosphère ; il est bon aussi de ne pas mettre en réserve la première eau qui s'écoule des toits et des terrasses, celle qui a fait la lessive des surfaces couvertes de poussière.

Que de fois, dans les colonnes d'Afrique, l'eau de pluie, d'une pluie d'orage, a été reçue comme une manne tombée du ciel. Que de fois nos soldats ont attaché les quatre coins de leur toile de tente à quatre piquets et ont formé ainsi une sorte de cuvette pour recueillir l'ondée bienfaisante!

L'eau de pluie est généralement captée dans des citernes. Il est recommandé de nettoyer et d'entretenir ces réservoirs. Leur intérieur doit être cimenté avec de la chaux hydraulique afin que l'eau ne se sature pas de sulfate de chaux. Les citernes doivent être couvertes pour éviter la chute, à leur intérieur, de feuilles et d'insectes.

L'*eau de source* est généralement limpide, fraîche et agréable à boire. Mais elle est plus chargée de matières fixes que les eaux des fleuves et des rivières parce qu'avant de sourdre de terre, elle s'est trouvée très divisée et a subi un contact plus intime avec les terrains traversés. Comme cette eau provient de terrains plus élevés que son point d'émergence, elle tient, en solution ou en suspension, des produits organiques descendus de ces terrains.

Les eaux *de rivière et de fleuve* sont d'autant plus pures qu'elles s'éloignent davantage de leur lieu d'origine, car dans leur parcours elles laissent déposer les particules terreuses qu'elles ont entraînées et se débarrassent des principes salins qu'elles ont dissous grâce à un excès d'acide carbonique. Il faut tenir compte toutefois du voisinage des centres de population qui sont pour elles une source d'infection. Les abattoirs, les lavoirs privés et publics, les tanneries, les teintureries, les usines en général jettent tous leurs déchets dans les cours d'eau voisins. Et ceux-ci sont encore pollués par les égouts. La fig. 13 nous donne le sédiment de l'eau d'un fleuve contenant des débris indiquant la présence de l'homme, des infusoires et des végétaux.

Les *eaux de puits* sont les plus mauvaises de toutes les eaux de consommation. La fig. 14 nous montre les nombreux infusoires et algues microscopiques qu'elles contiennent. Elles proviennent des eaux de pluie qui s'infiltrent dans le sol en se chargeant de tous les détritus et poisons organiques qu'elles rencontrent. Elles reçoivent souvent des infiltrations d'eaux ménagères, du purin des fumiers, de la partie liquide des fosses d'aisance. Dans les villes il n'est pas rare de voir des puits pollués par des infiltrations d'eaux d'égouts et par le voisinage des cimetières. Nous verrons plus loin comment se purifie l'eau des puits en utilisant les propriétés désinfectantes du charbon.

En principe les *eaux des étangs et des marais* sont impropres à l'alimentation. Pour qu'un étang puisse contenir une eau salubre, il faut que ses bords soient taillés à pic et que sa profondeur soit assez considérable pour empêcher le développement de la vie végétale et par conséquent l'accumulation de détritus organiques.

Les eaux qui résultent de la *fonte des neiges et des glaces* sont pures, trop pures même puisqu'elles ne renferment plus ni gaz, ni matières salines en solution. Ceux qui en font usage ne jouissent pas d'une santé florissante et Boussingault et Michel Lévy ont même attribué à ces eaux l'endémicité du goître.

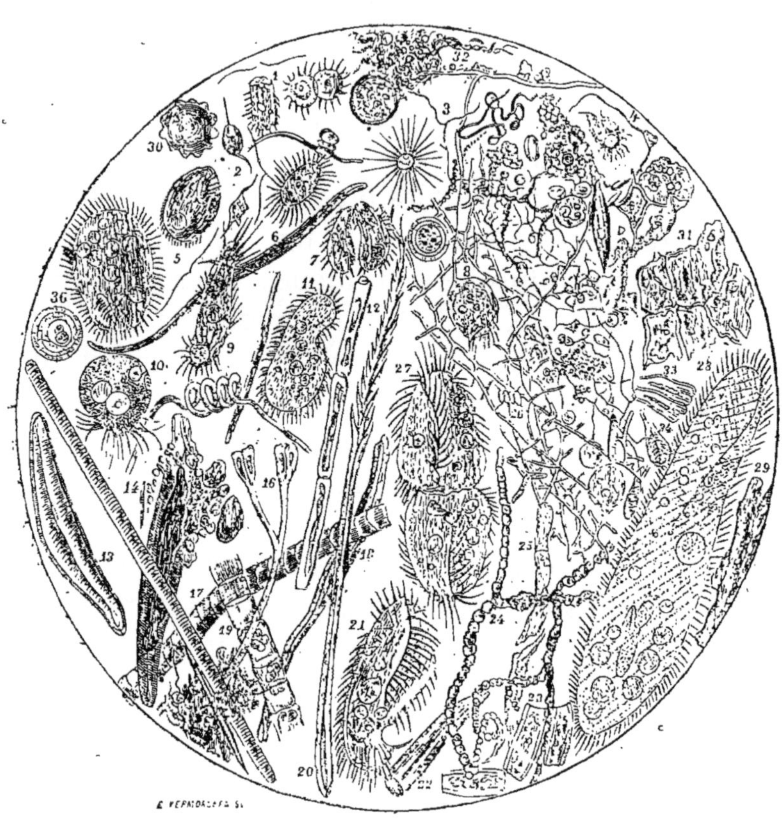

Fig. 13. — 1, *Coleps hirsutus*. — 2, *Bodo grandis*. — 3, *Actinophrys Eichornii*. — 4, cellule d'épithélium. — 5, *Leucophrys striata*. — 6, anguillule fluviatile. — 7, *Paramœcium chrysalis*. — 8, *Vorticella microstoma*. — 9, *Kerona* (jeune ?). — 10, *Vorticella microstoma*. — 11, *Paramœcium aurelia*. — 12, *Conferva*. — 13, *Cocconema lanceolatum*. — 14, *Synedra splendens*. — 15, *Gyrosigma attenuatum*. — 16, *Gomphonema accuminatum*. — 17, fibre de laine. — 18, fibre de coton. — 19, *Conferva floccosa*. — 20, débris de cheveu. — 21, *Kerona mytilus*. — 22, fragment de silice. — 23, *Diatome vulgare*. — 24, *Torula*. — 25, fibre de lin. — 26, *Acthrodesmus quadricaudatus*, — 27, *Stylonichia*. — 28, *Paramœcium caudatum*. — 29, fibre de bois. — 30, pollen. — 31, tissu végétal et mycelium avec spores. — 32, détritus de matière végétale. — 33, *Gomphonema curvatum*. — 34, spores de fungus. — 35, anthérozoïde. — 36, spore enkystée.

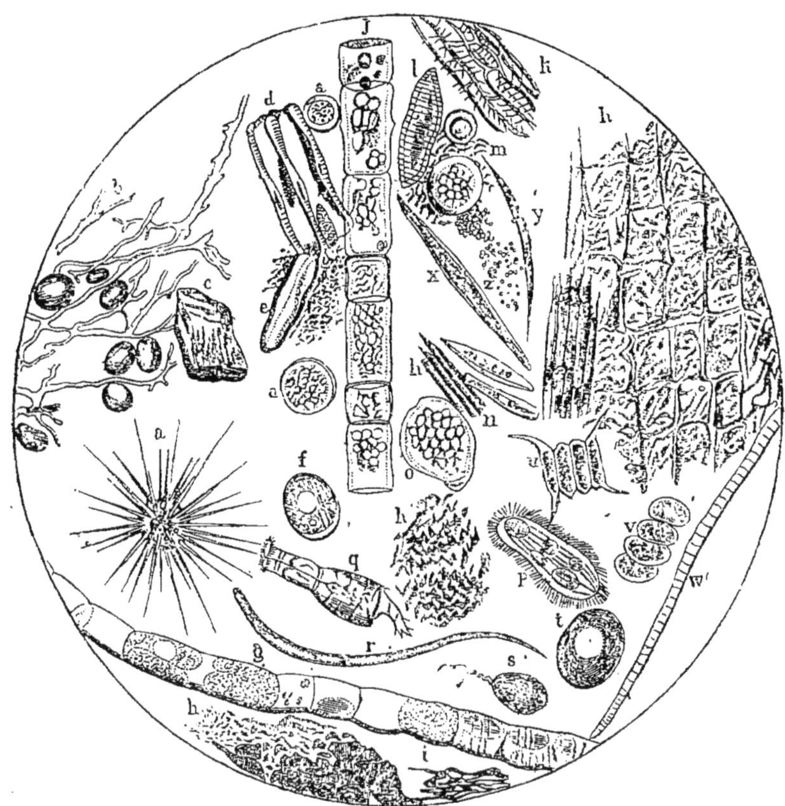

Fig. 14. — *aaa*, Infusoires actinophriens à différents degrés de développement, 260/1. — *b*, débris de *Gromio fluviatilis* (?), 435/1. — *c*, fragments de carbonate de chaux, 435/1. — *d*, *Navicula viridis* (algue, famille des Diatomées), 435/1. — *e*, *Grammatophora marina*, 435/1. — *f*, probablement *Euglena viridis* (infusoire, famille des Eugleniens) à l'état d'enkystement), 435/1. — *g*, *Pinnata Conferva* (algue, famille des Conferves), 780/1. — *hhh*, détritus de végétaux, 465/1. — *ii*, fragments de substances carbonatées. — *j*, partie d'un filament d'une Algue conferve, montrant les différentes dispositions des protoplasmes dans les anciennes et les nouvelles, 35 cellules, 4/1. — *k*, partie de feuille de mousse, 102/1. — *l*, *Grammatophora marina*, 434/1. — *m*, spores et zoospores, 435/1. — *n*, *Diatoma hyalinum* (algue, famille des Diatomées), 435/1. — *o*, cellule avec protoplasme en voie de division, 435/1. — *p*, *Oxytricha lingua* (infusoire, famille des Acinétiens), 260/1. — *q*, rotifère vulgaire petit, 108/1. — *r*, anguillule fluviatile, 108/1. — *s*, *Peranema globosa*, 108/1. — *t*, embryon d'un zoophyte (?), 108/1. — *u*, *Arthrodesmus incus*, 435/1, — *v*, *Scenedesmus obtusus*, 780/1. — *w*, *Oscillaria lævis* (algue, famille des Oscillaires), 780/1. — *x*, *Homœocladia filiformis*, 435/1. — *y*, *Ankistrodemus falcatus*, 435/1. — *z*, zoospores, 335/1. — Dessiné à la chambre claire.

Les eaux de toutes provenances sont généralement amenées au lieu de consommation par des conduits de plomb. Nous n'avons rien à dire sur les conduits de bois ou de poterie qui sont employés quelquefois. Nous croyons devoir infirmer les effets nuisibles des conduits de plomb. Selon Belgrand, le danger d'empoisonnement par l'eau puisée à l'extrémité d'un embranchement en plomb, serait à peu près nul. Quand on ouvre un embranchement qui a servi pendant plusieurs années, on trouve que son intérieur est parfaitement lisse, sans aucune trace de corrosion, mais recouvert d'une mince croûte de dépôt calcaire (carbonate de chaux mêlé à un peu de carbonate de plomb). Cette croûte isole le plomb. Fordos a fait du reste des expériences remarquables pour démontrer nettement l'action de l'eau sur le plomb : plus une eau se rapproche de l'eau distillée (ce qui n'est pas le cas pour la plupart des eaux de consommation), plus elle expose à l'intoxication par le plomb, en admettant toutefois que cette intoxication par le carbonate de plomb soit réelle.

B. — *Purification des eaux.* — Comme l'eau joue un rôle considérable dans la transmission des maladies, il est de toute nécessité de ne s'alimenter qu'avec un liquide dépourvu de sels en excès, de substances terreuses, de microorganismes et de germes de toutes espèces. Quatre procédés sont en usage pour la purification des eaux : le traitement par les agents chimiques, l'ébullition, la distillation et la filtration.

1° *Traitement par les agents chimiques.* — Le procédé qui consiste à employer les agents chimiques sert principalement à débarrasser l'eau des sels en excès et des matières terreuses. Il peut, dans certaines circonstances, purger l'eau des matières organiques qu'elle renferme.

Les eaux séléniteuses, chargées de sulfate de chaux, sont corrigées de la manière suivante : on y jette une pincée de *bicarbonate de soude ;* il se forme du sulfate de soude soluble qui, sous une petite dose, est complètement inoffensif, et du carbonate de chaux, de la craie, qui se précipite au fond du vase pour peu qu'on laisse l'eau en repos pendant quelque temps. — Les eaux chargées de sels magnésiens et de bicarbonate de chaux en solution, sont traitées par de l'eau de chaux. Il se forme des carbonates de magnésie et de chaux insolubles qui se précipitent.

L'*alun* précipite à la fois et les matières terreuses et les sels calcaires. Il se forme un sous-sulfate d'alumine et de potasse, plus du carbonate de chaux. Ces sels, avant de se déposer au fond du vase, entraînent toutes les matières terreuses et tout mélange de sable fin et de glaise. Un décigramme d'alun suffit pour purifier un litre d'eau. Ce procédé est depuis longtemps employé par les Chinois.

Le *tannin* agit comme coagulant des principes albuminoïdes et forme, avec les substances inorganiques, des composés insolubles. D'après Arnould, faire une infusion de thé, de café, de quinquina, etc., toutes substances qui renferment du tannin, ce n'est autre chose que traiter l'eau par l'acide tannique et la purifier.

L'antiseptique par excellence pour rendre l'eau salubre, c'est le *charbon.* Ce corps a la propriété d'absorber par ses pores et de fixer à sa surface, des gaz, des alcaloïdes en solution, surtout des ptomaïnes, et toutes matières organiques. Ses propriétés décolorantes prouvent combien il est apte à retenir les particules les plus ténues de matières solides. Il retient également un grand nombre de matières salines et principalement les sels à base réputée toxique tels que ceux de plomb, de cuivre, de mercure, d'arsenic.

Le charbon est donc un absorbant, un désinfectant et un antiputride. — On emploie généralement la braise de boulanger. Il n'est pas nécessaire que les liquides filtrent à travers le charbon, il suffit que ceux-ci en contiennent quelques morceaux. Cette action demande un certain temps, quelques heures pour se produire.

Comme l'*alcool* est un poison pour la plupart des ferments, on l'a préconisé pour purifier l'eau. Afin d'agir efficacement, il faudrait qu'il soit mêlé à l'eau dans de fortes proportions, on ne peut donc pas compter sur son action antiseptique. Tout au plus sert-il en solution à stimuler les fonctions digestives.

Le professeur Dobroslavine (de Saint-Pétersbourg) recommande de jeter dans un seau d'eau (environ douze litres) 0 gr. 50 de *perchlorure de fer* et 0 gr. 70 de *carbonate de soude* en cristaux. L'eau est parfaitement purifiée en 45 minutes.

2° *Ebullition.* On a prétendu que l'ébullition était le plus sûr moyen de s'opposer à l'action nuisible des matières organiques contenues dans les eaux et qu'aucun micro-organisme ne pouvait vivre à la température de 100°. C'est une exagération. Il y a des vibrions et des bactéries qui conservent la vie jusqu'à

110°. L'ébullition néanmoins tue un grand nombre de ferments et de microbes.

Charles Tellier de Paris, convaincu de l'intervention indubitable de l'eau dans la genèse des maladies, donne un moyen de l'assainir complètement. Nous croyons qu'il est appelé à rendre de grands services surtout dans les armées d'Orient, en Cochinchine et au Tonkin. Des deux procédés dont nous avons parlé plus haut, le traitement par les agents chimiques et le traitement par l'ébullition simple, aucun ne présente de garantie suffisante. Les réactifs chimiques et antiseptiques produisent des résultats incertains et ne sont pas à la portée de tout le monde ; quant à l'ébullition, elle comporte, d'après M. Tellier, quatre inconvénients : 1° sous la pression barométrique de 76 millim., l'ébullition de l'eau n'exigeant qu'une température de 100°, cette température est insuffisante pour tuer tous les infiniments petits, microbes et germes ; 2° l'ébullition chassant de l'eau tout l'air qui y était dissous, cette eau devient lourde et indigeste ; 3° l'ébullition précipite tous les sels calcaires sans exception et enlève à l'eau toute sa sapidité ; 4° elle précipite également les parties terreuses en suspension dans l'eau et en fait des magmas qui rendent l'eau désagréable à boire.

Pour obvier à ces inconvénients, M. Tellier se sert encore de la chaleur, mais il substitue l'eau cuite à l'eau bouillie, l'eau cuite sous pression de manière à atteindre une température variant de 115° à 150°, dans un vase métallique hermétiquement clos pouvant supporter une pression de six atmosphères (fig. 15). Ce vase a la forme de bouteille ; on l'emplit en dévissant le bouchon A. Ce bouchon se prolonge à l'intérieur par une tubulure plongeante B. Une même tubulure C est placée sous le robinet d'air D. Quand l'appareil a reçu l'eau à cuire, on ferme le bouchon à vis A et l'on place la bouteille dans la chaudière (fig. 16). La bouteille contenant l'eau à purifier présente un renflement inférieur calculé de manière que l'eau, par sa dilatation pendant la cuisson, remplisse complètement le récipient. Un robinet inférieur muni d'un filtre H permet le soutirage de l'eau; le robinet supérieur D surmonté d'une ampoule renfermant de l'ouate de coton, laisse rentrer l'air. Lorsque la bouteille est pleine d'eau, que ses deux robinets sont fermés, on la place soit dans un bain-marie saturé de sel marin, soit dans un récipient où l'on fait arriver de la vapeur d'eau surchauffée. Quand l'eau a été cuite (et une heure suffit à ce travail), on retire la bouteille et on la plonge dans l'eau froide pour lui soustraire son calorique. La nature métallique de la bouteille favorise le refroidissement; lorsqu'on veut boire l'eau, on place la bouteille dans le trépied (fig. 17) et on n'a plus qu'à soutirer par le robinet H le liquide préparé. L'appareil Tellier présente les avantages suivants : l'eau reste

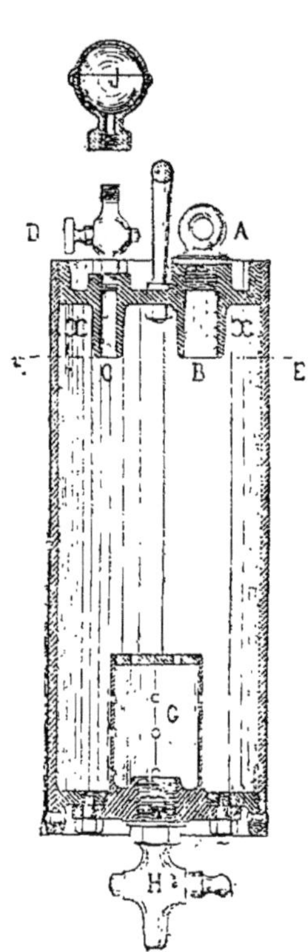

Fig. 15. — Bouteille contenant l'eau à purifier.

parfaitement aérée et digestive ; elle reste chargée de sels calcaires tandis que les autres sels sont précipités avec les matières terreuses et retenues par le

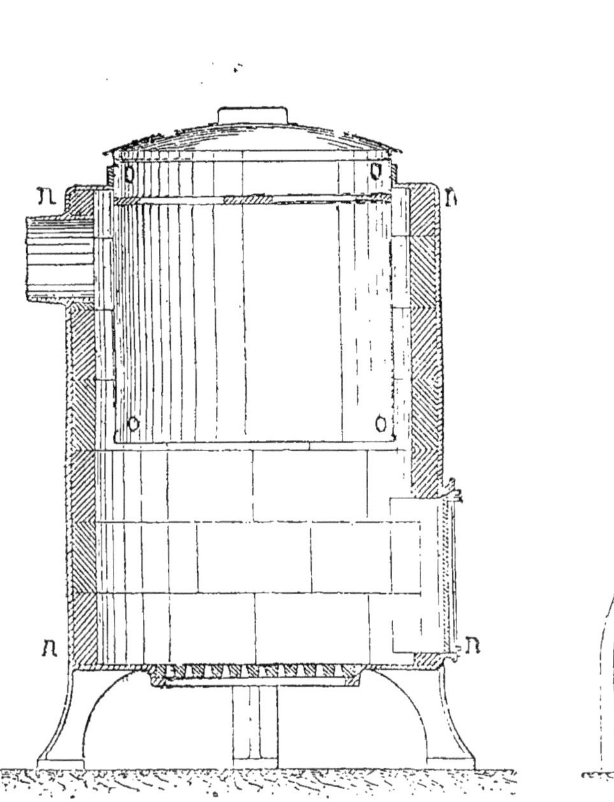

Fig. 16. — Chaudière et son fourneau.

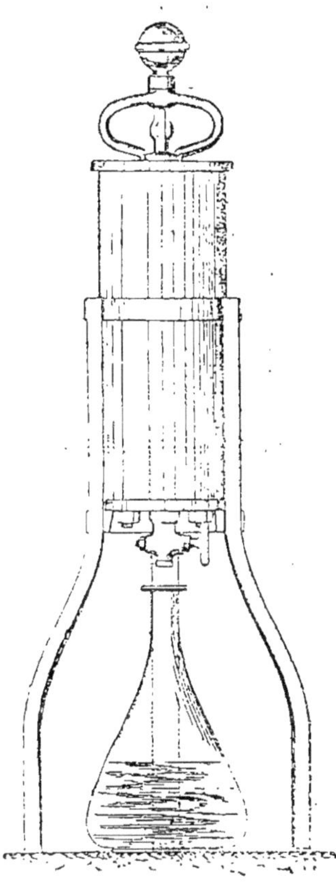

Fig. 17. — Trépied disposé pour recevoir la bouteille après son refroidissement.

filtre ; le filtre n'est jamais contaminé puisqu'il est lui-même cuit à chaque opération ; l'eau ne peut plus se contaminer puisque l'air qui envahit la bouteille pour remplacer le liquide soutiré est obligé de traverser une couche d'ouate qui retient germes, ferments et microbes.

3° *Distillation*. A bord des navires de guerre c'est l'appareil Perroy et ses analogues qui fonctionnent en condensant le vapeur des chaudières. L'eau distillée est aérée par des moyens mécaniques, surtout par des battages. On y ajoute de l'eau de mer à la dose de un litre pour 1,000. Le professeur Fonssagrives conseille de remplacer cette eau de mer par le mélange suivant : sel 4 gr. 80, bicarbonate de soude 3 gr. 40, bicarbonate de chaux 48 gr., carbonate de soude 14 gr. (1).

4° *Filtration*. Ce procédé de purification consiste à faire passer l'eau à travers un tissu, à travers un amas serré d'un corps ou de plusieurs corps, ou à travers une substance poreuse, de manière à en retenir toutes les parties étrangères.

Le filtre le plus simple et le plus ancien s'appelle la *chausse filtrante* d'Hippocrate. C'est une sorte de cône en laine dont on comprend facilement l'usage. Cette chausse a été souvent remplacée en Afrique par une chechia de zouave ou de turco. Elle a été aussi remplacée maintes fois par une couverture de laine dont les quatre coins étaient attachés à quatre piquets plantés en terre. Une pierre placée au fond de la couverture maintenait au filtre la forme conique. L'eau jetée dans la concavité de la couverture, traversait les mailles de laine et tombait dans un récipient placé en dessous. Cette filtration est rapide mais imparfaite.

L'*éponge* est un excellent corps filtrant. Il suffit

(1) Fonssagrives, *Traité d'hygiène navale*, 2e édition, Paris.

de la tasser dans un entonnoir ou dans un récipient conique percé à sa pointe et de la maintenir avec des pierres. On peut la recouvrir de morceaux de charbon. L'entretien de ce filtre est facile vu qu'il suffit de lessiver l'éponge.

Le filtre portatif de Jeannel, pharmacien inspecteur des armées, se compose de deux chausses en tissu de laine très épais et serré, s'introduisant l'une dans l'autre et contenant dans l'intervalle qui les sépare une couche de charbon pulvérisé. La chausse intérieure est remplie d'éponges communes.

Il existe de nombreux modèles de filtres individuels et de filtres dits de ménage faits soit avec des composés de charbon poreux, soit avec des grès plus ou moins perméables, soit avec des tissus de laine.

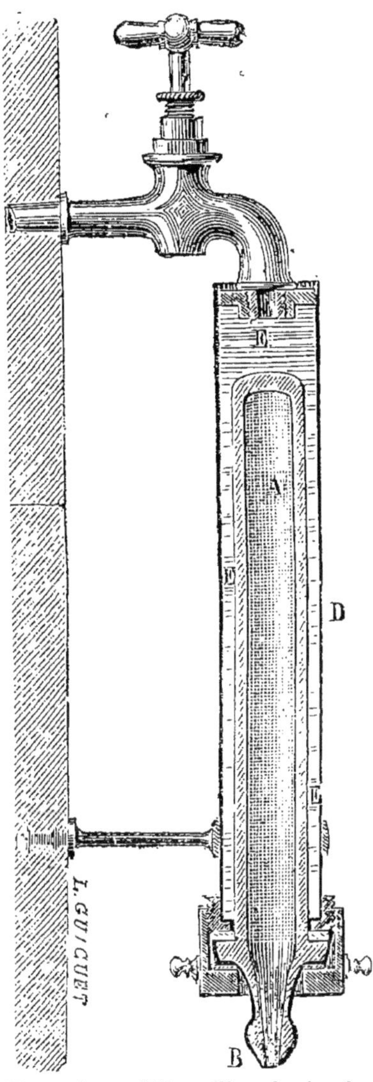

Fig. 18. — Filtre Chamberland.

Filtre simple. A la face inférieure d'un robinet à eau est vissé un cylindre métallique D dans lequel s'accumule sous pression le liquide E. Celui-ci traverse les parois de la bougie A en déposant sur leur surface externe les corps étrangers qui le polluaient.

La fig. 18 représente le filtre Chamberland simple.

La fig. 19 représente un filtre Chamberland multiple ou à batterie.

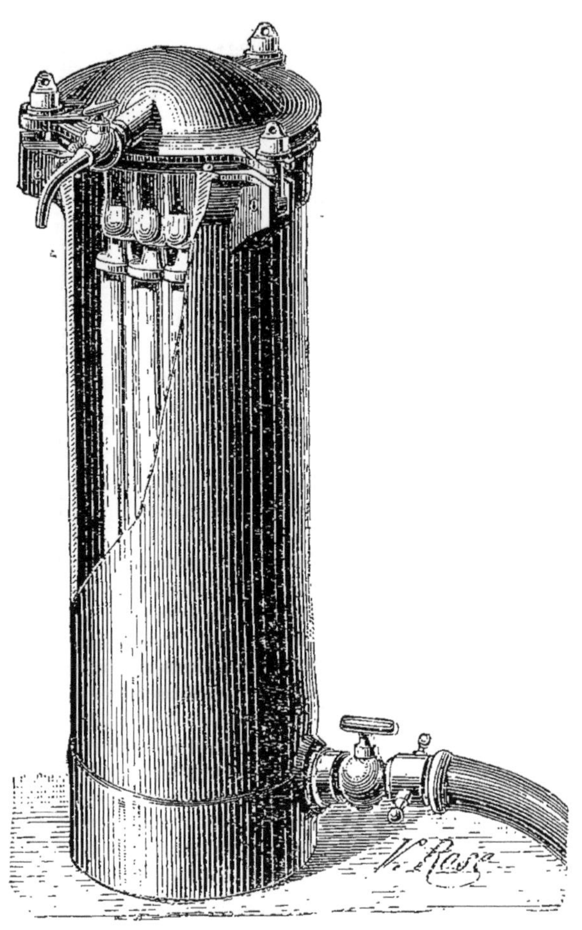

Fig. 19. — Filtre Chamberland. Filtre multiple ou à batterie.

Les filtres Chamberland et Pasteur ne se composent absolument que d'une ou plusieurs bougies en porcelaine dégourdie à travers lesquelles on fait passer de l'eau sous pression. Dans les établissements militaires, ces filtres ont eu le même succès que les filtres Maignen, dont nous parlons plus loin.

On pourra toujours avec des cailloux, du sable, du charbon, un tonneau et un robinet ou une cannelle, confectionner *ex abrupto* un filtre pratique. Rappelons que chaque fois qu'un filtre renferme du charbon, la filtration est double, elle est à la fois mécanique et chimique. (Voir plus haut.)

Voici la manière la plus usitée de faire un filtre de campagne : le disque supérieur d'un tonneau est enlevé ; sur le disque inférieur on place des pierres assez volumineuses pour servir de supports aux planches qui constituaient le disque supérieur ; ces planches ont été préalablement percées de trous. On obtient ainsi, au fond du tonneau, une sorte de réservoir dont le dessus est à claire-voie. C'est là que viendra s'emmagasiner l'eau filtrée. Sur ce réservoir on place successivemeut une couche de gravier, une couche de charbon, une deuxième couche de gravier et enfin du sable siliceux lavé. L'eau à filtrer est jetée dans le tonneau sur la couche de sable ; elle traverse les différentes couches et finalement les planches percées de trous qui constituent la partie supérieure du réservoir. Elle est soutirée ensuite au moyen d'un robinet ou d'une cannelle. C'est sur le même principe qu'est construit le double filtre de campagne indiqué par Morache (fig. 20).

Un appareil qui a rendu de grands services aux troupes anglaises en Égypte, au Soudan et aux Indes, qui a été expérimenté avec succès au laboratoire d'hygiène du Val-de-Grâce et qui a été l'objet d'une étude spéciale du professeur Laveran, c'est le *filtre*

Maignen. Il se compose essentiellement d'une matière filtrante qui est un *tissu d'amiante* et d'une poudre dite *carbo-calcis* composée de charbon et de chaux porphyrisés. Toute la manipulation se résume en ceci : on mélange la poudre carbo-calcis à l'eau et on tamise cette espèce de bouillie au moyen du tissu d'amiante.

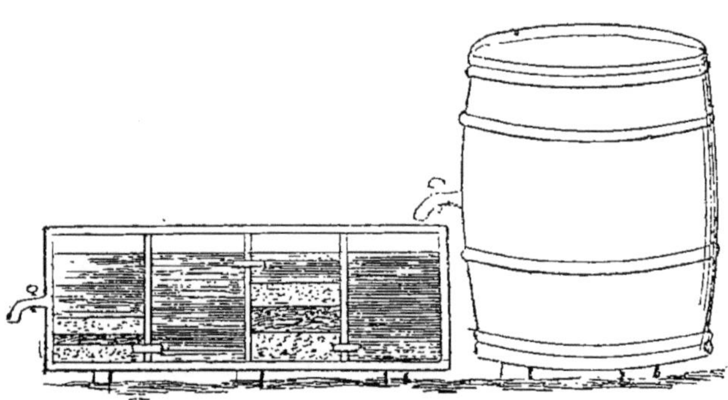

Fig. 20. — Modèle de filtre de campagne donnant deux filtrations successives.

Tous les types Maignen se rapportent au filtre cylindrique qui se compose d'un cylindre de fonte dans lequel on place un deuxième cylindre métallique moins grand de moitié, *percé à jours*, et recouvert de toile d'amiante. On jette l'eau mélangée à la poudre dans l'espace situé entre les deux cylindres. L'eau traverse l'amiante, en déposant sur sa surface charbon et corps étrangers, puis elle traverse le cylindre interne, grâce aux trous dont il est parsemé, enfin elle se loge dans l'intérieur de ce dernier cylindre d'où on la soutire au moyen d'un robinet placé dans le fond de l'appareil, comme le représente la fig. 21.

La poudre carbo-calcis n'est pas absolument indis-

La poudre carbo-calcis n'est pas absolument indispensable, ou pourrait la remplacer par de la poudre de charbon ordinaire. Les filtres Maignen utilisables dans l'armée se classent en trois groupes : 1° les filtres pouvant servir à une fraction de troupe, à une ambulance, à un petit hôpital ; 2° les filtres individuels ; 3° les filtres à grand débit. D'après Laveran, les filtres Maignen sont inaltérables vu qu'ils ne se composent d'aucune substance susceptible de s'altérer telles que la laine, les éponges, etc. Les modèles représentés par les figures 22, 23, 24, ont été construits pour les troupes en campagne.

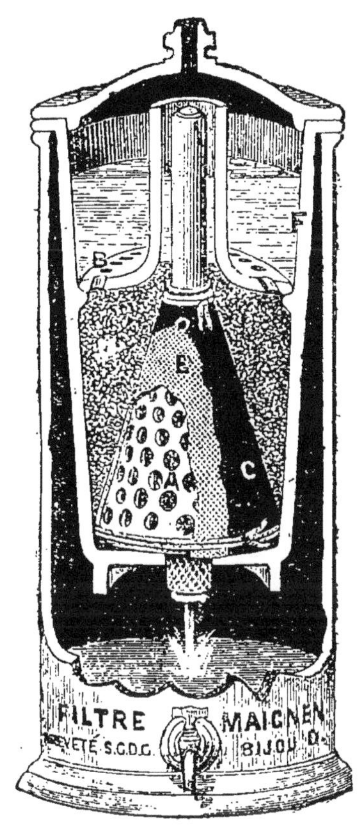

Fig. 21. — Filtre rapide Maignen. L'eau à filtrer est versée en F, passe par les trous B, traverse le carbo-calcis C, la toile d'amiante E, enfin le cylindre A percé de trous, pour tomber purifiée dans le réservoir inférieur.

La filtration des eaux en masse dans les citadelles, les forts, les casernes urbaines, les hôpitaux, les écoles militaires, les camps d'instruction, intéresse au plus haut point l'hygiène militaire. Partout où l'on a installé des filtres, les cas de fièvre typhoïde ont diminué s'ils n'ont pas tout à fait disparu. Depuis l'installation de filtres dans les quartiers de Châteaudun, la dothinenterie ne paraît plus que rarement et ne peut plus compter comme affection endémique.

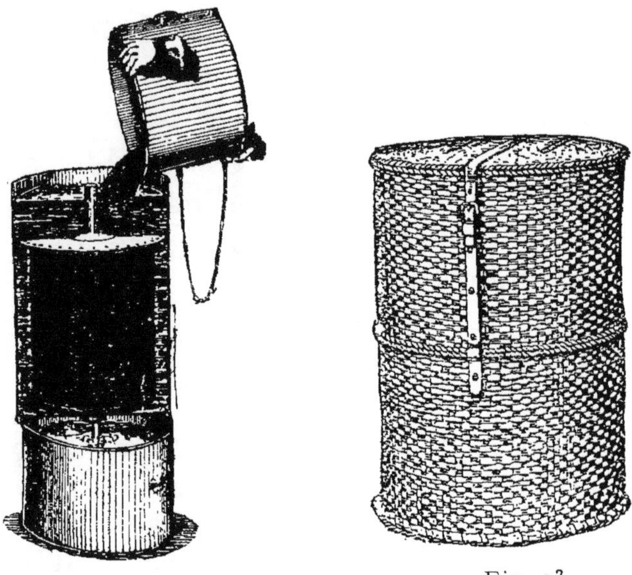

Fig. 22. Fig. 23.

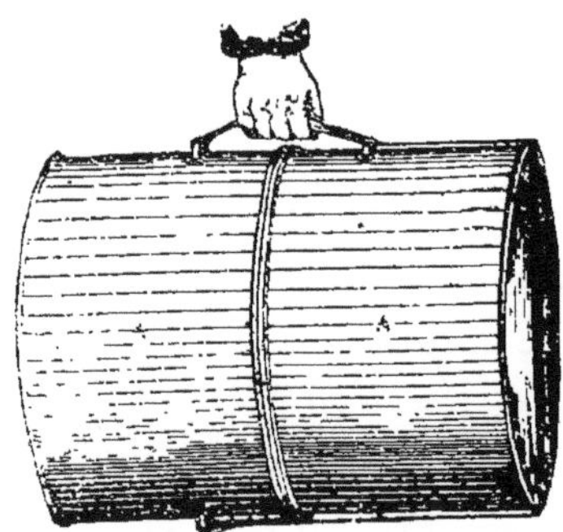

Fig. 24. Filtre à baquet pour troupe en campagne (Maignen).

Le filtre *Fonvielle* est destiné à de grandes masses d'eau. C'est un cylindre que l'on place sur le parcours du liquide à dépurer et qui contient neuf couches successives de matières filtrantes (éponges, gravier, grès pilé). Ce filtre est essentiellement mécanique. Il a l'avantage de pouvoir être nettoyé facilement et automatiquement en recevant l'eau en amont ou en aval, suivant le procédé Robert Thom.

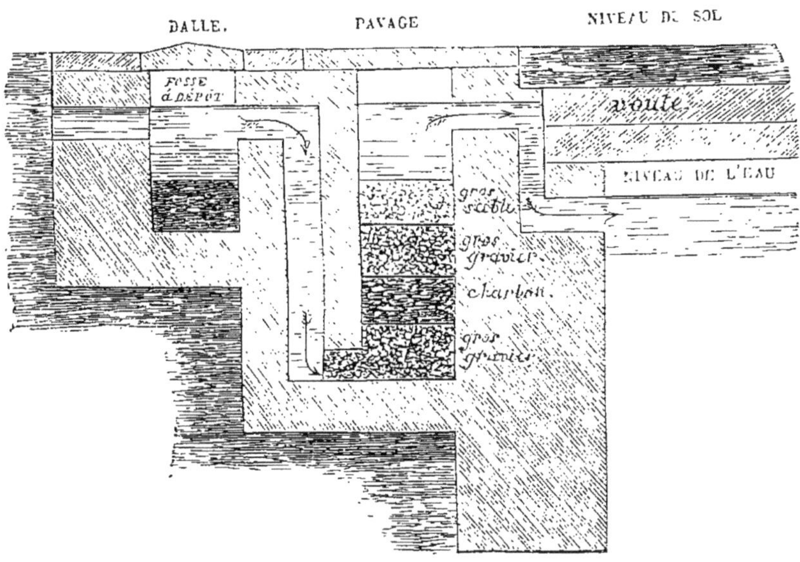

Fig. 25. — Filtre destiné à épurer l'eau avant son arrivée dans un réservoir ou dans une citerne.

Dans le filtre Souchon appliqué à plusieurs fontaines de Paris, la matière filtrante est formée de laine *tontisse*, celle qui provient de la tonte des draps. — Le filtre Védel Bernard installé au quartier Brack, à Châteaudun, est un cylindre en fonte dans lequel se trouvent, par couches superposées, en allant de haut en bas, des éponges préparées, des laines imputrescibles, du grès pulvérisé, une deuxième couche de laines imputrescibles, du noir animal ou du charbon, du sable ou gravier. L'eau sous pression arrive par la partie supérieure. — Le filtre Amédée David, installé au quartier Kellermann, est un peu plus compliqué. Il peut fournir 2,000 litres à l'heure.

Un filtre d'une durée sans fin, d'une solidité à toute épreuve, d'un entretien et d'un nettoyage faciles, capable de purifier une grande masse d'eau, soit au bord d'une rivière, soit auprès d'un réservoir naturel, soit auprès d'une citerne, est celui que représente la figure 25.

Ce filtre est en maçonnerie et remplit toutes les conditions hygiéniques : la purification des eaux est à la fois mécanique et chimique.

§ 2. **Alcool et liqueurs spiritueuses.** — Les boissons spiritueuses ont toutes, comme principe constituant, l'alcool ordinaire ou esprit de vin.

L'alcool, dont le nom est arabe, signifiait d'abord un corps très subtil, une poudre impalpable, puis on a appelé ainsi le produit de la fermentation du sucre qui existe dans le raisin. Au point de vue chimique, l'alcool est un carbure d'hydrogène uni aux éléments de l'eau $C^2H^4 + H^2O = C^2H^6O$.

D'après le Dr Vacher, en 1866, chaque habitant de Paris buvait 182 litres de vin, 6 litres et demi d'alcool et 17 litres de bière. Il est difficile de donner exactement le chiffre de la consommation actuelle.

A. *Action physiologique de l'alcool.* — L'alcool est absorbé par la muqueuse digestive et passe rapidement dans le torrent de la circulation par l'intermédiaire de la veine porte. Il y a à signaler, dans l'étude de ses effets, deux cas bien distincts : ou bien l'alcool est pris à dose modérée, c'est-à-dire hygiénique, ou bien il est pris à dose massive et toxique.

Dans le premier cas il produit une excitation générale, retentissant sur tous les organes et sur toutes les fonctions sans exception. Il active la digestion, la circulation, la respiration et la sécrétion urinaire ; il accroît momentanément l'influx nerveux et le ton musculaire. L'esprit est plus prompt, la force physique est accrue, les mouvements sont plus vifs et plus énergiques. Nous parlons bien entendu de ce qui se passe chez les sujets qui sont sous le coup d'une dose restreinte d'alcool, variant suivant les susceptibilités individuelles.

L'alcool amené rapidement dans tous les départements de l'économie produit une action sur presque tous les organes ; mais le plus impressionnable, le plus délicat, qui peut servir pour ainsi dire de pierre de touche, c'est le cerveau. C'est là qu'apparaissent les premiers effets du liquide excitant : la pensée devient plus active, l'imagination grandit, les conceptions deviennent plus hardies, puis les cellules cérébrales rentrent dans le calme normal et il ne survient aucune suite fâcheuse.

Aucun auteur ne nie les effets d'excitation générale produits par une dose modérée d'alcool ; mais là où l'accord ne règne plus parmi les savants, c'est dans l'étude des transformations de l'alcool dans l'économie, de son mode d'élimination, de la quantité d'acide carbonique exhalée par la respiration, après l'absorption du liquide, et de la quantité d'urée éliminée par les urines.

La théorie de Claude Bernard et de Liebig est très

simple : l'alcool est un hydrocarbure, un corps oxydable, combustible par excellence : une bonne partie de l'alcool ingéré se combine à l'oxygène introduit dans le sang par la respiration, s'oxyde et se transforme en acide carbonique rendu par la respiration et en eau. D'après Maurice Perrin et Lallemand, l'alcool ne subirait aucune modification dans l'économie. Il n'augmenterait pas la quantité d'urée qui représente les cendres de la combustion organique.

Marvaud prétend que la température baisse parce que le système nerveux, dans la période d'excitation, transforme en travail toute la chaleur disponible (1). Malgré tout le respect que nous avons pour l'auteur, nous nous permettrons de dire que l'assertion de Marvaud, qui paraît judicieuse de prime abord, n'est qu'un paradoxe scientifique.

Voici un corps qui, à dose hygiénique, a des propriétés excitantes par excellence, qui active toutes les fonctions, qui augmente les forces et facilite le travail nerveux et musculaire, et ce même corps devrait abaisser la température, ralentir l'exhalaison de l'acide carbonique et diminuer l'excrétion de l'urée! Mais c'est la négation de toutes les lois de la physiologie. Il n'est plus admissible qu'un corps tienne emmagasinées en lui-même de la chaleur et de la force et qu'il puisse les dégager sans subir de transformation. L'alcool serait-il une exception et présenterait-il un phénomène aussi insolite que celui que présente l'eau qui se dilate jusqu'à 4° au-dessous de zéro, tandis que

(1) Angel Marvaud, *l'Alcool, son action physiologique, son utilité et ses appréciations en hygiène et en thérapeutique.* Paris, 1872.

tous les autres corps se contractent? Ne savons-nous pas que l'acide carbonique et l'urée sont le résultat de toutes les combustions organiques qui ont produit de la chaleur et du travail? L'acide carbonique ne représente-t-il pas la fumée, et l'urée, les cendres de toute machine qui fonctionne? Une machine qui produit, à un moment donné, plus que d'habitude, ne consomme-t-elle pas davantage et ne rend-elle pas une quantité plus considérable de fumée et de cendres? La logique exige qu'après une absorption d'alcool il y ait augmentation d'acide carbonique et d'urée.

Que l'alcool soit brûlé en totalité ou en partie, qu'il soit éliminé exclusivement par le poumon sous forme d'acide carbonique et de vapeur d'eau, ou sous forme même d'aldhéhyde dérivé de l'alcool, qu'il soit encore éliminé exclusivement par les urines et les selles, peu importe : l'alcool est un hydrocarbure excessivement diffusible par cela même très rapidement absorbé, modifié et oxydé. En parvenant rapidement aux centres nerveux, il agit comme excitant; en s'oxydant à la manière de tous les hydrocarbures, c'est un aliment respiratoire de premier ordre. Ce n'est que comme tel qu'il mérite le nom d'aliment d'épargne.

B. *Action toxique de l'alcool.* — A forte dose ou à dose relativement forte, suivant la susceptibilité des individus, l'alcool agit comme un toxique et peut occasionner des désordres graves dans l'économie. L'intoxication est aiguë ou chronique et prend le nom d'*alcoolisme*.

L'alcoolisme aigu, vulgairement appelé ivresse, présente trois périodes parfaitement caractérisées qui sont celles de l'*excitation*, de l'*incoordination* et du *collapsus*. L'éthérisation et la chloroformisation ont les mêmes périodes nettement tranchées et ne se différencient des premières que par leur durée.

La période d'excitation générale n'est que l'exagération des effets physiologiques de l'alcool énumérés plus haut.

La période d'incoordination est caractérisée par des vertiges, des troubles intellectuels, des aberrations morales et des conceptions délirantes, par le manque de précision dans les mouvements, l'instabilité dans la station, le tremblement des membres, etc. Dès la première atteinte, les tremblements peuvent s'accentuer et se changer en convulsions et en attaques épileptiformes, ce qui constitue le *delirium tremens*. Des désordres gastriques se montrent presque toujours dans cette période. La poche stomacale semble se révolter contre l'ingestion forcée d'une substance irritante et alors se produisent les hoquets et les abjects vomissements de l'ivrogne. L'intestin réagit également et l'être, qui n'a plus rien d'humain, perd jusqu'à la notion de ses déjections.

La période de collapsus représente le dernier degré de la dégradation physique et morale. L'ivrogne n'est plus qu'une masse inerte sans mouvement et sans pensée. La prostration des forces et la résolution musculaire sont complètes: tous les sphincters sont relachés, la brute croupit dans sa fange. La mort peut survenir, dans cet état, par congestion et apoplexie méningées et cérébrales, par asphyxie, par arrêt du cœur etc. Dans les intoxications aiguës, l'alcool peut produire une irritation gastrique telle que la muqueuse de l'estomac s'érode et qu'il se forme une lésion grave, hémorragique, presque toujours mortelle, l'ulcère rond.

Cherchons à expliquer les divers phénomènes de l'intoxication alcoolique. La diffusibilité de l'alcool permet à ce corps d'arriver rapidement aux centres nerveux; ceux-ci subissent une excitation plus ou moins passagère, c'est là la première phase. — Toute excitation outrée produit des effets anormaux exagérés, une sorte de délire, délire de la pensée, délire du mouvement, délire des fonctions ; c'est là la deuxième phase. — Une excitation ne peut se prolonger indéfiniment, elle est suivie, d'après les lois de la physiologie, d'une période d'accablement, de passivité où tout s'annihile ; c'est là la troisième phase. Mais un phénomène grave vient compliquer cette troisième période, c'est l'asphyxie. L'alcool a pénétré, à dose massive, dans tous les circuits de la circulation ; il s'est emparé d'une forte proportion d'oxygène et a donné naissance à une quantité considérable d'acide carbonique. Ce dernier gaz n'ayant pu être éliminé suffisamment par la respiration, d'abord parce qu'il est en excès, ensuite parce que les mouvements respiratoires sont ralentis, presque paralysés, comme tous ceux de l'organisme, l'asphyxie lente se produit amenant fatalement la mort. Il est nécessaire d'ajouter que l'acide carbonique agit d'une façon spéciale sur le bulbe rachidien et paralyse ce centre nerveux de la respiration.

L'alcoolisme chronique provoque la ruine physique et morale. D'après Lancereaux, il se présenterait sous deux formes : « l'une *floride*, chantée par les poètes, caractérisée par les rougeurs de la face et de l'embonpoint ; l'autre *torpide* qui a pour principaux symptômes la pâleur, la maigreur, la tristesse et la mélancolie ». A notre avis, l'alcoolisme chronique n'a pas de formes si nettement tranchées, ou plutôt il prend toutes les formes comme le Protée de la fable.

L'ivrogne cherche sans cesse un nouveau stimulant dans la boisson. Il ne prend plus de l'alcool pour satisfaire une sotte gourmandise, il en absorbe par besoin, parce que ce liquide qui le tuera lui donne momentanément et d'une façon factice un regain de force physique et peut-être de raison ! Supprimer brusquement l'alcool à un alcoolique, c'est le faire passer par une épreuve où il peut laisser la vie. Voici un ivrogne invétéré, il est blessé : au bout de deux, trois jours, surviennent du délire, de la prostration extrême, des symptômes trop graves pour être en rapport avec la lésion traumatique. Donnez à ce blessé de l'alcool et toutes les manifestations morbides qui vous ont mis en éveil disparaîtront comme si vous aviez eu entre les mains un antidote puissant.

L'alcoolique, c'est-à-dire celui qui subit l'action lente et prolongée du poison, est sujet à l'inappétence, à la pituite du matin, aux dérangements d'entrailles. Les forces diminuent, les mains tremblent, les jambes flageolent, la démarche est indécise et vacillante. La vessie et le gros intestin peuvent être frappés de paralysie. La figure prend un air hébété ; le blanc de l'œil devient jaune, la peau se sèche et se desquame. Dans les débuts de sa triste passion, le buveur engraisse, car l'alcool est un hydrocarbure par excellence ; à la période d'intoxication profonde il maigrit. Les facultés intellectuelles disparaissent, la mémoire s'affaiblit, le jugement se fausse, le sens moral se perd. Le sommeil est interrompu par des cauchemars stupides, pénibles, quelquefois effrayants. La peur arrive avec les hallucinations de la vue et de l'ouïe. Certains buveurs sont pris de chorée, d'accès convulsifs, d'épilepsie. De chute en chute l'ivrogne arrive à l'abrutissement, à la folie, à la déchéance physique et morale.

L'alcoolisme n'est pas dû exclusivement à l'abus des boissons frelatées, il est dû également à l'excès d'alcool de premier choix, d'alcool éthylique.

Les alcools considérés au point de vue de l'action nocive qu'ils exercent sur l'organisme animal, peuvent être classés de la manière suivante, selon leur progression croissante d'insalubrité : 1° eau-de-vie de vin ; 2° eau-de-vie de cidre et de poiré ; 3° eau-de-vie de marc de raisin ; 4° eau-de-vie de grain ; 5° eau-de-vie de betterave et de mélasse ; 6° eau-de-vie de pomme de terre. (Dujardin-Beaumetz et Audigé.)

Le caractère pernicieux des alcools dépend à la fois de leur origine et de leur constitution atomique ; il dépend aussi de leur plus ou moins grande solubilité et des décompositions que ces alcools subissent au contact de l'air libre et des sécrétions de l'économie. Le moins dangereux est l'*alcool éthylique* extrait du vin ; les plus dangereux sont l'*alcool amylique* et l'*alcool butylique* que l'on rencontre dans les eaux-de-vie de grain et de pomme de terre.

Un décigramme d'alcool amylique par litre de vin occasionne une lourdeur de tête très pénible avec prostration et résolution musculaire (Rabuteau). Les liqueurs alcoolisées du commeree contiennent des proportions plus considérables d'alcool amylique.

Existe-t-il des procédés usuels et pratiques pour reconnaître la nature et la qualité des alcools dangereux renfermés dans les boissons du commerce? Suivant Dubrunfant l'alcool éthylique pur (alcool vinique), chauffé en présence de l'acide sulfurique, ne donne lieu à aucune coloration, tandis que l'alcool amylique et les autres produits impurs, d'une densité considérable, trahissent leur présence par l'apparition d'une coloration d'un rouge brun.

M. Haeck, de Belgique, prétend que les vins et les boissons alcooliques perdent leurs qualités nocives en vieillissant. Il a inventé un procédé permettant de faire vieillir artificiellement vins et liqueurs. Il consiste à chauffer ceux-ci pendant vingt jours et à les ramener ensuite, pendant le même espace de temps, à la température ordinaire.

L'abus de l'alcool met l'homme et la société dans un danger réel (1). Là où la boisson se substitue à la nourriture. elle agit comme un poison lent qui conduit à la décadence physique et à la ruine de l'intelligence. 25 pour 100 de ceux qui peuplent les asiles d'aliénés ont des antécédents alcooliques. D'après Morel, l'abus de l'alcool a une influence pernicieuse sur la race : à la première génération on remarque l'immoralité, la dépravation, l'abrutissement: à la deuxième, des accès maniaques et la paralysie générale; à la troisième, des tendances hypochondriaques, la lipémanie, la manie homicide; à la quatrième, la

(1) Bergeret, *De l'abus des boissons alcooliques*, dangers et inconvénients pour les individus, la famille et la société. Paris, 1870.

dégénérescence complète, l'imbécillité, l'idiotie (1).

A Londres on compte, par an, 150,000 ivrognes de profession *(habitual drunkards)* ayant maille à partir avec la police. Dans le Royaume-Uni l'alcoolisme fait 50,000 victimes par an. En Allemagne où la consommation de l'eau-de-vie est de 360,000,000 de quarts, c'est-à-dire 10 litres par individu et par an, il y a 45,000 victimes; en Russie il n'y a pas moins de 100,000 victimes. En France la consommation annuelle d'alcool est de 3 litres 90 par habitant. D'après les statistiques, dans les différentes régions de la France, la consommation de l'alcool est en raison inverse de celle du vin.

La France et l'Angleterre ont pris des mesures légales contre l'ivrognerie. L'Amérique a fondé des asiles où l'ivrognerie est considérée et combattue comme une maladie véritable.

L'alcoolisme tend-il à diminuer ou à augmenter dans l'armée? Oui, l'alcoolisme diminue dans l'armée, non seulement parce qu'il n'y a plus de rengagements successifs, parce que le remplacement mercenaire, avec sa suite inévitable d'orgies, est aboli et parce que, depuis le haut jusqu'au bas de l'échelle hiérarchique, le désœuvrement avec ses palliatifs est chose inconnue. Nous sommes loin du temps où on lisait dans l' «ordonnance sur le service dans les places et dans les quartiers» (titre XXVI, des conseils de guerre) : *les officiers qui devront composer le conseil seront à jeun*... etc.

(1) B. A. Morel, *Traité des dégénérescences physiques, intellectuelles et morales de l'espèce humaine et des causes qui produisent ses variétés maladives*. Paris, 1857.

Dans le congrès international pour l'étude des questions relatives à l'alcoolisme, en 1878, M. Chassagne a démontré la diminution progressive de la mortalité et de la morbidité alcooliques dans l'armée. Il attribue ces résultats à l'impossibilité des rengagements successifs pour les hommes qui ont accompli leur service normal. Dans le cours des années 1865, 1866 et 1867, il y a eu, dans l'armée française, 17 cas de mort par intoxication alcoolique aiguë et 29 par alcoolisme chronique, tandis que dans les années 1872, 1873 et 1874, après l'application des lois nouvelles, il n'y a eu que 7 décès par intoxication aiguë et 18 par alcoolisme chronique. Il est essentiel de ne pas perdre de vue que, dans la deuxième période d'observation, l'armée dépassait de plus de 80.000 hommes le chiffre moyen des présents à l'effectif.

En résumé, l'alcool est un élément nouveau de l'alimentation, dont la consommation dépend des exigences du climat et du travail à effectuer ; l'alcoolisme est l'abus, le mauvais usage « l'usage peu intelligent » d'un aliment nécessaire mais dangereux et difficile à régler.

A dose modérée les liqueurs alcooliques sont excitantes, animent les forces ; elles sont calorigènes et facilitent les mouvements et le travail. Elles ne peuvent réparer les pertes de substance que le muscle subit, car ce ne sont que des hydrocarbures, mais, en se comburant, elles économisent la graisse de l'économie.

Les boissons alcooliques, à dose modérée, peuvent donner un regain de force à l'homme épuisé par le travail, au valétudinaire, au convalescent, à l'homme qui a subi des privations. Elles peuvent rendre de grands services au soldat lorsqu'elles sont données en temps opportun. Emery-Desbrousses et Chassagne disent que l'alcool est la fausse monnaie du courage; nous nous permettrons de dire que c'est, en maintes circonstances, l'avoine de l'homme de guerre.

C. *Liqueurs spiritueuses.* — Les liqueurs les plus répandues dans l'armée sont les différentes eaux-de-vie connues sous le nom de cognacs, puis l'eau-de-vie de marc, l'absinthe, etc.

On a beaucoup discouru sur *l'absinthe. La fée aux yeux verts* a été tour à tour et chantée et maudite. Avec une petite quantité d'absinthe on peut aromatiser une grande quantité d'eau, c'est là le seul avantage que l'on puisse accorder à cette liqueur.

L'absinthe suisse est faite avec de l'alcool à 70 pour 100. C'est une teinture de plantes aromatiques renforcée d'essence d'anis et d'essence d'absinthe; elle est colorée avec du jus d'ortie ou d'hysope. Les fabricants peu scrupuleux emploient, comme matière colorante, du sulfate de cuivre.

D'après Decaisne, la liqueur verte, au même degré de concentration alcoolique, a des effets plus funestes sur l'économie et produit l'ivresse beaucoup plus rapidement que l'eau-de-vie. Dans l'absinthe il faut séparer les effets de l'alcool de ceux de l'essence d'absinthe. Celle-ci, quand on en fait un abus quotidien, est un véritable poison qui non seulement produit de la stupeur, de l'hébétude, des hallucinations et l'affaiblissement intellectuel progressif, comme l'alcool à dose continue, mais encore de véritables attaques d'épilepsie. A la dose de 2 à 3 grammes, chez le chien, elle produit de véritables attaques de convulsions analogues à celles de l'épilepsie, caractérisées par des mouvements cloniques, des évacuations involontaires, de l'écume aux lèvres, une respiration stertoreuse.

Quoique l'absinthe soit proscrite des cantines militaires, les soldats n'en sont pas sevrés et peuvent en trouver partout.

Une liqueur qui, à dose égale, produit des effets analogues à ceux de l'absinthe et qui provoque, outre l'alcoolisme, des excitations nerveuses épileptiformes, c'est la *chartreuse;* les plantes qui entrent dans sa composition et qui sont à peu près les mêmes que celles qui servent à fabriquer l'absinthe suisse, sont toutes excitantes et produisent à la longue un effet funeste sur le système nerveux (Decaisne).

§ 3. **Boissons fermentées.**—*Vin.* Le vin est le produit de la fermentation du jus de raisin. C'est une boisson saine quand elle est prise avec sagesse : son abus mène à l'alcoolisme. Voltaire disait : « Un peu de vin pris modérément est un remède pour l'âme et pour le corps ». Le vin est fortifiant ; il a une action stimulante, excitante qui est avantageuse à toutes les classes de la société.

Avant l'invasion du phylloxera et de l'oïdium, la France produisait annuellement 60 millions d'hectolitres de vin, maintenant elle en produit à peine 40 millions.

Le vin renferme de l'eau (878 parties), de l'alcool, des matières mucilagineuses, des acides acétique, *tannique*, carbonique, des matières colorantes jaune, bleue, rouge, du sucre, de l'œnanthine, du bitartrate de potasse, des tartrates de chaux, d'alumine et de fer, des chlorures de sodium, de potassium, de calcium et de magnésium, des sulfates de potasse et de chaux, des *huiles essentielles* (1).

Un litre de vin naturel laisse en moyenne 18 à 26 grammes d'extrait. La proportion d'alcool varie de 5 à 15 pour 100. C'est l'alcool qui joue le principal rôle dans l'action physiologique du vin. L'acide tannique est une substance fortifiante, donnant du ton surtout aux organes de la digestion. Les huiles essentielles sont des substances volatiles, très odorantes, de saveur particulière, qui contribuent, en grande partie, à donner au vin leur bouquet.

Le vin, à dose égale d'alcool, enivre moins que l'eau-de-vie; son effet est également moins prompt. Il est moins irritant pour les muqueuses digestives et, comme les sels qui entrent dans sa composition sont ceux que l'on rencontre en grande partie dans les liquides de l'organisme, il est compréhensible qu'il est absorbé et assimilé plus facilement que toute autre boisson.

En tout lieu et en tout temps, le vin est préférable à l'eau-de-vie. C'est un aphorisme à répandre dans l'armée. Deux vaisseaux, l'un français, l'autre anglais, stationnaient de compagnie dans les mers du Sud. Les conditions de climat, de température, d'aménagement, de nourriture étaient identiques. Mais les marins anglais buvaient du gin, tandis que les

(1) Voy. Antoine de Saporta, *la Chimie des vins*. Paris, 1889.

marins français recevaient quotidiennement une ration de vin : les premiers furent frappés par le scorbut, tandis que les seconds n'en subirent aucune atteinte.

L'ivresse causée par le vin est moins nocive que celle causée par l'alcool. Dans les pays vinicoles les ivrognes de profession marchent moins vite vers la dégénérescence physique et morale que dans les pays où l'on ne boit que de l'eau-de-vie.

En France, la consommation du vin est supérieure non à la production, mais à ce qui nous reste du précieux breuvage après l'exportation annuelle. Aussi la fraude a-t-elle envahi le commerce des vins : on fabrique des vins de toute pièce ou bien on les falsifie (1). Il existe des vins dans lesquels il n'entre pas une goutte de jus de raisin. C'est malheureusement, et sans le savoir, ces vins là que boivent les soldats, en dehors du quartier. On a imité, par voie synthétique, le résultat de la fermentation du jus de raisin, en faisant fermenter dans de l'eau des substances telles que les fécules, fruits secs, semences diverses, morceaux de pain, etc., puis en colorant le produit avec des betteraves rouges, des fruits de myrtille, etc., et en l'aromatisant avec des huiles essentielles. On fait encore du vin avec des lies pressées.

On falsifie le vin en y ajoutant de l'eau (mouillage), du cidre, du poiré, de l'alcool (vinage), du sucre, de la mélasse, des acides tartrique, acétique, tannique,

(1) Voy. Et. Bastide, *les Vins sophistiqués*, procédés simples pour reconnaître les sophistications les plus usuelles. Paris, 1889.

de la craie, du plâtre, de l'alun, du sulfate de fer, des sels de soude, de potasse, des matières colorantes étrangères, des amandes amères ou des feuilles de laurier-cerise.

Les officiers en général, et surtout les officiers d'approvisionnement, devront posséder quelques notions sur les manœuvres des fraudeurs et sur la manière la plus simple de dévoiler les falsifications du vin. Si la précieuse liqueur peut rendre des services immenses, surtout en campagne, elle peut occasionner des désordres considérables dans la santé des consommateurs. Le baron Larrey, durant ses campagnes, a observé un fait curieux. Pendant l'occupation de Madrid, en 1811, plusieurs soldats français moururent subitement avec tous les symptômes d'un empoisonnement par les narcotiques. On reconnut que les décès n'étaient pas dus à la malveillance, mais à l'abus de vins sophistiqués bus dans les cabarets de Madrid. Ces vins devaient leur bouquet à une certaine quantité de laurier-cerise. Les Espagnols en buvaient sans danger, sans doute parce qu'ils s'y étaient accoutumés ou qu'ils en absorbaient avec sobriété.

Les vins mouillés ne donnent plus un résidu de 18 à 26 grammes par litre, lorsqu'ils sont soumis à l'évaporation. Pour déceler le cidre et le poiré, on chauffe le résidu du vin dans un bain d'huile à 200° et il s'en dégage une odeur de pomme ou de poire torréfiée.

Les matières colorantes étrangères, baies de sureau, de troène, d'hièble, suc de betterave, bois d'Inde, pétales de pavot, de mauve noire, etc., sont décélées par certaines réactions chimiques (1). Ainsi une solution de sous-acétate de plomb en excès produit, dans le vin normal, un précipité dont la couleur varie du gris au bleu, tandis que, dans le vin coloré artificiellement, le précipité varie du rose au rouge, au violet et au lilas. Le vin naturel filtré avec de la poudre de charbon perd toute coloration. Quelques gouttes d'une solution de potasse ou d'ammoniaque donnent une teinte vert bouteille aux vins naturels et une teinte rouge foncé, violette ou bleue aux vins colorés artificiellement.

Pour dénoter la présence de la *fuchsine*, qui renferme souvent une forte proportion d'acide arsénieux, on se sert de la solution de sous-acétate de plomb en excès qui produit, dans les vins fuchsinés, un précipité rouge violacé et une liqueur filtrée colorée en rose. Une décision ministérielle prescrit de refuser, pour les fournitures militaires, tout vin qui renfermerait par litre plus de deux grammes de sulfate de chaux ou de plâtre.

Cidre. Poiré. — L'usage de ces boissons a pris une grande extension dans toute la région ouest de la France. Dans plusieurs corps d'armée le soldat ne boit guère que du cidre.

Cette boisson peut s'altérer et devenir insalubre. Dans certaines conditions, il s'y forme des champignons microscopiques. des mucédinées qui peuvent occasionner de graves désordres intestinaux, surtout

(1) Voy. Armand Gautier, *la Sophistication des vins*, méthodes analytiques et procédés pour reconnaître les fraudes. Paris, 1884. — Bastide, *les Vins sophistiqués*, procédés simples pour reconnaître les sophistications.

lorsqu'un fût en vidange est à sa fin. Bouchardat incrimine les cidres avariés de jouer un rôle dans l'étiologie de la suette miliaire.

Les sophistications du cidre sont : le mouillage et l'addition d'acétate de plomb. Ce sel est employé pour clarifier la liqueur et lui enlever son goût âpre. Il est décelé par une solution d'iodure de potassium qui produit dans le cidre saturné, un précipité jaune.

Bière. — La bière est une infusion d'orge germée ou de malt, aromatisée avec du houblon et mise en fermentation alcoolique, grâce à la levûre. Cette boisson est très agréable, excitante et nourrissante.

On peut faire des boissons analogues en remplaçant l'orge par d'autres grains et même par des fécules. On prépare le faro avec du blé germé ; le chicha, ou vin des Cordillières, est fait avec du maïs germé.

La bonne bière, telle que celle de Strasbourg, doit contenir 48 grammes d'extrait par litre, soit 36 de dextrine, 4 de glycérine, 6 de matières azotées, 2 de phosphate acide de chaux, de potasse et autres sels. La proportion d'alcool varie généralement entre 2 et 8 °/₀. La quantité d'acide carbonique est assez constante ; elle est de un gramme à un gramme et demi par litre. Le houblon *(humulus lupulus)* donne au breuvage son goût amer et aromatique. Il renferme des principes volatiles et complexes. La bière agit par l'alcool qu'elle contient et dont nous avons exposé les propriétés excitantes, par l'acide carbonique qui a des propriétés stupéfiantes, enfin par les principes actifs du houblon qui sont stimulants, puis sédatifs. On a voulu comparer l'action de la lupuline à celle des alcaloïdes de l'opium et à celle de la hachischine, alcaloïde du chanvre indien. L'opium et le hachich sont excitants et stimulants, à leur première période d'action, comme le houblon, mais l'engourdissement opiacé et le délire du chanvre indien qui caractérisent la deuxième période d'action de ces substances, n'ont rien de commun avec l'action sédative du houblon.

La bière calme la soif, favorise la digestion et a des propriétés nutritives complètes (aliment azoté et hydrocarboné). La bière présente, par litre, un résidu assimilable deux fois plus nutritif que celui du meilleur vin. La bière engraisse et produit une action réparatrice dans l'organisme débilité.

Les falsifications de la bière ne sont pas nombreuses. On a essayé de remplacer une partie du houblon avec de la chicorée torréfiée, des feuilles et de l'écorce de buis, des feuilles de ménianthe, du trèfle d'eau, de la gentiane, du bois de gaïac. Ces essais n'ont plus de raison aujourd'hui que le prix du houblon est devenu tout à fait modique. Pour pousser à la consommation et pour assoiffer le buveur, on mêle à la bière des clous de girofle, du pyrèthre, du gingembre. Pour donner du corps au breuvage et le rendre plus amer, on y met de la noix vomique ou de la fève de Saint-Ignace, qui renferment de la strychnine et de la brucine. 5 centigrammes de strychnine tuent un homme en quelques minutes; un quart de milligramme suffit pour donner à un litre d'eau une amertume considérable. Cette substance n'est pas dangereuse à la dose infinitésimale à laquelle elle est employée dans la fabrication de la bière, mais une distraction du brasseur pourrait occasionner des désastres irréparables. En Angleterre, on fait une consommation énorme de coque du Levant. Cette substance toxique est mise dans la bière, parce qu'elle augmente les effets enivrants de l'alcool et parce qu'elle a la propriété de préserver le liquide des fermentations lactique et butyrique.

Les bières allemandes sont salicylées. L'acide salicylique empêche les fermentations putrides. A la longue, cet acide pourrait devenir nuisible ; il est irritant et mal digéré.

§ 4. **Caféiques.** — *Café.* Une infusion de café est donnée au soldat, tous les matins, en temps de paix comme en temps de guerre.

La caféine est l'alcaloïde qui donne à la graine ses qualités particulières, c'est l'alcali organique le plus riche en azote. La caféine est un excitant énergique du système nerveux et de l'appareil circulatoire.

Par l'action de la chaleur, les propriétés du café subissent de grandes modifications. Les graines acquièrent un arôme et un goût particuliers, parce que le sucre qu'elles renferment est changé en caramel et que les matières grasses et les acides sont décomposés et forment des substances empyreumatiques. La torréfaction ne modifie pas les propriétés spéciales de la caféine.

La caféine et les substances empyreumatiques, sont les matières caractéristiques et actives de l'infusion. Cependant il y a lieu de différencier l'infusion simple de la décoction qui est une véritable cuisson dans l'eau. La caféine prédomine dans la décoction ; les matières empyreumatiques dans l'infusion.

Le café est l'un des meilleurs toniques qui permettent de résister aux fatigues intellectuelles et physiques. Nous savons que cette substance supplée au manque d'aliments azotés. La manière de se nourrir des mineurs de Charleroi en est une preuve suffisante.

Le café est la boisson la plus salubre et la plus tonique que l'on puisse donner aux troupes, surtout en campagne. En élevant la température du corps il permet, dans les saisons rigoureuses, de résister au froid; par son action excitante sur le système nerveux et musculaire, il permet, dans les pays tropicaux, de lutter contre l'affaiblissement causé par la chaleur. Dans les pays marécageux il produit un effet tonique et fébrifuge. Pendant l'expédition d'Egypte, le baron Larrey préconisa l'infusion de café contre les fièvres palustres. Lors des expéditions algériennes, le café rendit des services éminents dans un pays où l'eau, trop souvent mauvaise par nature, était encore polluée par des manœuvres malveillantes, et où les ravitaillements se faisaient sous le feu de l'ennemi. Dans toutes les campagnes du second empire, la distribution quotidienne de café fut réglementaire.

La ration du soldat se composant de 16 grammes de café et de 21 grammes de sucre, correspond à 0 gr. 25 d'azote et 22 gr. 50 d'hydrocarbure.

Presque tous les corps de troupe sont munis de cafetières Malen dites *percolateurs* (fig. 26 et 27). Ces cafetières ont l'avantage d'épuiser le café, c'est-à-dire d'en tirer tout ce qui est soluble. Elles augmentent d'un quart l'équivalent nutritif de la ration, en épuisant complètement la graine.

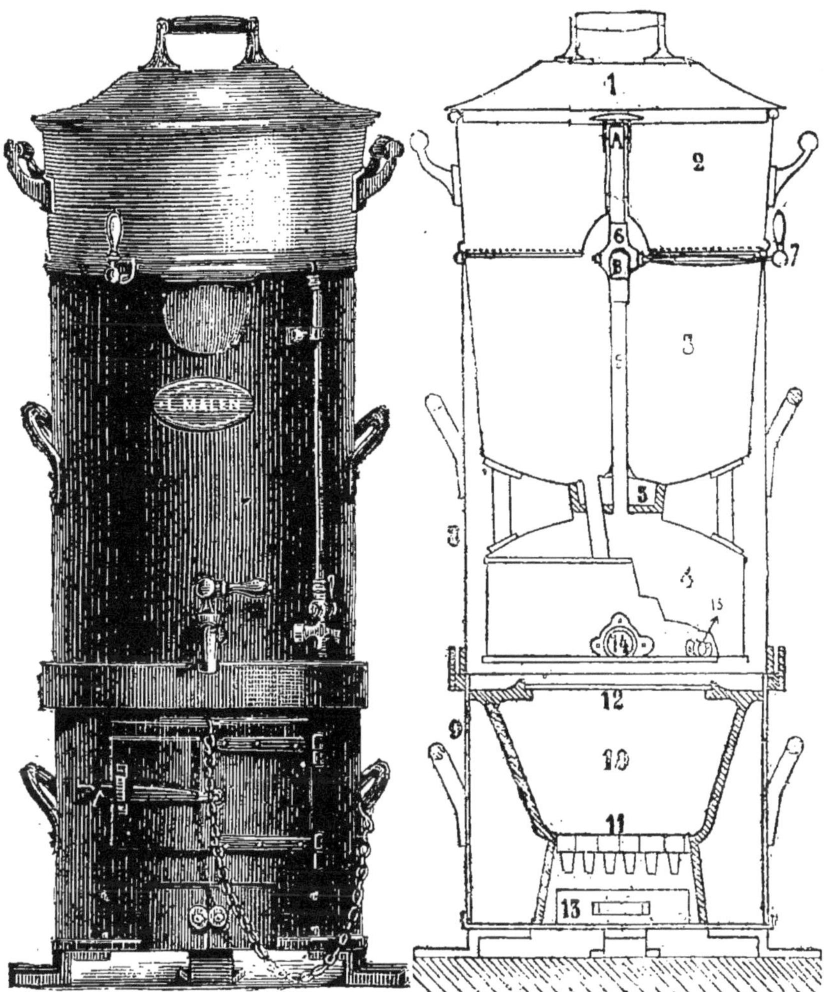

Fig. 26 et 27. — Cafetière percolateur à double circulation, système L. Malen. — 1, couvercle; 2, tête filtre; 3, corps de la cafetière; 4, pied de la cafetière; 5, tube d'ascension avec bouchon; 6, robinet directeur de la double circulation; 7, manivelle du robinet directeur; 8, enveloppe extérieure de la cafetière; 9, enveloppe du foyer; 10, foyer; 11, barreaux du foyer; 12, registre extincteur et tachoine; 13, cendrier; 14, raccord et place du robinet de service; 15, raccord et place du robinet de niveau; A, échappement de la circulation supérieure; B, échappement de la circulation intérieure.

Le café entre dans un mélange composé par Rabuteau et permettant à un homme qui en ferait exclusivement usage, de vivre quelque temps avec toute la plénitude de ses forces. La dose quotidienne du mélange serait de 150 grammes. Voici ce mélange :

Cacao en poudre. . . .	1,000 grammes
Café infusé.	500 —
Thé infusé.	200 —
Sucre.	500 —

En évaporant les infusions de thé et de café, dit Rabuteau, on obtiendrait un faible poids de résidu sec, de sorte que le mélange précédant ne pèserait pas plus que 1,600 grammes et pourrait suffire à l'entretien de dix jours. Rien n'est d'ailleurs plus agréable que la préparation précédente quand on l'a délayée dans de l'eau bouillante.

Les fraudeurs ont ajouté au café torréfié et moulu des poudres faites avec des pois chiches, de l'avoine, du seigle, du maïs, des glands, des châtaignes, des racines de fougères, de chicorée sauvage, de carotte, etc. (1). On a même imité les grains de café avec de la terre glaise.

Thé. — Le thé est la feuille desséchée d'un arbrisseau (*Thea sinensis*) qui croît en Asie seulement.

Il a beaucoup d'analogie avec le café ; il contient comme lui de la caféine, dite *théine*, une huile éthérée, du tanin, de la glycose, etc. Son action sur l'économie est à peu près la même, mais il

(1) Voy. Soubeiran, *Dictionnaire des falsifications des substances alimentaires*.

ralentit moins les phénomènes de dénutrition pour exciter davantage le système nerveux. Cela est dû à une plus grande quantité d'huile volatile. Les thés verts en renferment plus que les thés noirs, aussi sont-ils plus excitants. Le thé est moins nutritif que le café, il convient aux individus qui sont grands mangeurs de viande, comme les Anglais.

Dans nos colonies, pendant la saison estivale, on donne aux hommes, comme boisson hygiénique, une infusion de thé hyswen. Dans les garnisons du Nord, nous avons vu quelques officiers, incommodés par l'usage de la bière aux repas, se mettre exclusivement au thé et se trouver très bien de cette boisson.

Nous avons parlé du *chocolat* au chapitre des aliments d'occasion du soldat.

Coca. — La coca a joui de la réputation de nourrir sous un très petit volume et de provoquer une stimulation particulière dans le système nerveux et musculaire.

On se sert des feuilles de coca, arbrisseau de la famille des linacées. Ces feuilles ressemblent à celles de la pervenche et du thé.

En Allemagne on essaie de faire avec la coca une sorte d'aliment de guerre. La coca augmente la sécrétion de l'urée, par conséquent les combustions organiques, ce n'est donc pas un aliment d'épargne. Elle produit sur la muqueuse de la bouche, de l'estomac, de l'intestin une exagération des sécrétions et une paralysie de la sensibilité. Cette paralysie, cette anesthésie, donnerait l'explication de l'absence de la sensation de la faim et de la douleur. La coca favorise l'absorption et l'assimilation de la nourriture, surtout lorsque celle-ci est insuffisante. Dans le cas de la diète absolue, sous l'action de la coca, l'individu vit sur lui-même, il se mange, il est autophage. Dans des circonstances extrêmes, comme il s'en rencontre à la guerre, la coca peut rendre des services, mais elle n'a aucune propriété nutritive.

§. 5. **Boisson hygiénique du soldat.** — Dans les corps de troupe on donne aux hommes, surtout en été, ce que l'on est convenu d'appeler une boisson hygiénique. Cette boisson n'est autre, dans la majorité des corps, que de l'eau aromatisée avec du *sirop de calabre.*

En admettant même que l'eau soit indemne de toute pollution, voici ce qui se passe à propos du fameux sirop. Les hommes l'aiment ou ne l'aiment pas. Dans le premier cas ils en boivent outre mesure, dans le second ils en font fi et vont se désaltérer ailleurs. Cette boisson n'atteint jamais son but.

Nous admettons parfaitement que l'eau rendue potable soit aromatisée et ait une saveur agréable. La mélisse, la menthe, la sauge, le mélilot, la camomille poussent dans toutes nos contrées et peuvent être utilisés très avantageusement. Mais pour que le goût agréable de la boisson n'excite pas trop la gourmandise, il est nécessaire d'ajouter aux plantes aromatiques, des plantes amères, toniques, ayant la propriété d'apaiser rapidement l'envie de boire, telles que le quassia amara, les sommités d'absinthe, le houblon, la petite centaurée. Toutes ces plantes poussent dans toutes les régions de la France. Elles pourraient être cultivées dans un jardin ou recoin du quartier ; elles seraient récoltées et conservées à l'infirmerie ou dans les magasins du corps.

A l'infusion obtenue on ajouterait du sucre et même un peu d'alcool.

On pourrait, dans les corps de troupe, utiliser une deuxième fois le marc de café. La seconde infusion serait prolongée en décoction et serait encore suffisamment aromatisée. — Les écorces d'orange, séchées au four ou légèrement calcinées donneraient une infusion à la fois aromatique, amère, tonique et stimulante. C'est en Algérie surtout que l'on pourrait en user.

La boisson hygiénique du soldat doit être identique à celle de l'écolier. Elle doit être un peu sucrée, acidulée, pour donner à la bouche une sensation de fraîcheur, et doit aussi laisser un arrière-goût d'amertume, afin d'éviter l'ingestion d'une trop grande quantité de liquide. Dujardin-Beaumetz propose la formule suivante :

Glycine 1,500 ; sucre glacé 1,500 ; acide tartrique anglais 1,500 ; quassine amorphe 0,008.

Le tout est mélangé. On prend trois grammes du mélange pour un litre de boisson. Il faudrait jeter sur la substance soluble et aromatique de l'eau bouillante qu'on laisserait refroidir.

Le breuvage de Parkes a donné de bons résultats à l'armée anglaise des Indes. C'est une décoction de farine d'avoine, sucrée avec de la cassonade. On la boit froide en été et chaude en hiver. Cette boisson prendrait des qualités nutritives selon la quantité de farine que l'on y introduirait.

CHAPITRE IV

Habitation du soldat

Le soldat doit avoir un logis qui l'abrite contre les intempéries des saisons, lui assure le repos de la nuit, lui permette de prendre ses repas commodément et lui donne la latitude de ranger ses vêtements, ses armes et ses menus objets personnels.

Dans les villes, les citadelles, les forts, les camps d'instruction, ce logis est fixe, invariable, c'est une *habitation permanente* ; dans les ouvrages de fortification, dans les villes et villages de passage, dans les camps provisoires, le logis du soldat est tout d'occasion, c'est une *habitation temporaire* ; enfin, dans certaines circonstances de la vie militaire, dans la position de défense, de poursuite, dans l'attente du combat ou dans des situations exceptionnelles qui ne se discutent pas et qui dépendent des plans stratégiques d'un commandant d'armée, il n'y a plus de logis, plus d'habitation permanente ou temporaire, il n'y a plus que le terrain sur lequel on se trouve et qu'il ne faut pas abandonner, c'est le *bivouac*. Nous parlerons de ce dernier au chapitre relatif à l'hygiène de guerre.

ART. I. — HABITATIONS PERMANENTES

Les habitations permanentes sont représentées par la *caserne*, la *baraque* des camps permanents et la *casemate*.

A. CASERNE. — Jusqu'au XVIIe siècle, les hommes d'armes étaient logés chez l'habitant, ou dans des parties réservées de châteaux forts. Dans les premières habitations militaires que fit Vauban, les chambres servaient concurremment de dortoir, de cuisine et de buanderie. L'ingénieur modifia ses constructions et édifia des casernes qui subsistent encore et qui représentaient, sous Louis XIV, un progrès immense. Sous Louis XV, ce furent les municipalités qui, sauf de rares exceptions, construisirent et aménagèrent, à leurs frais et selon les habitudes locales, les habitations du soldat. Après la Révolution, on transforma en casernes, d'anciens couvents, des châteaux, des collèges, des fabriques, des magasins. En 1818, la construction des casernes fut confiée au génie militaire. Jusqu'à nos jours, aucun type unique n'a prévalu.

§ 1. **Construction des casernes.** — *Emplacement.* — L'administration militaire n'est pas toujours à même de suivre rigoureusement les indications de l'hygiène dans le choix de l'emplacement des casernes. Ainsi, à Paris, plusieurs casernes destinées à garantir la sûreté publique, ont été édifiées au centre même de quartiers urbains et se trouvent encaissées de toutes parts (1). En province, il en est autrement dans la majorité des cas. A Montpellier, la caserne du génie est située en dehors, mais à proximité de la ville, sur un terrain élevé, bien assolé, baigné de soleil, ventilé de toutes

(1) Voy. Marvaud, *Etude sur les casernes et les camps permanents* (Annales d'hygiène publique et de médecine légale, 2e série, t. XXXVIII, 1872 ; t. XXXIX 1873, avec plans).

parts ; il en est de même de la caserne Saint-Charles, à Marseille, et d'un grand nombre d'autres.

Comme les militaires sont d'autant plus exposés à la contamination et d'autant plus enclins à la morbidité que l'agglomération qu'ils présentent est plus grande, il est essentiel de ne pas ajouter aux dangers de cette agglomération l'influence nocive des voisinages nsalubres ou des centres de population. Les casernes sont, autant que possible, éloignées des abattoirs, des usines, surtout de celles où l'on traite les matières fermentescibles, des hôpitaux, des prisons, des écoles, etc. Néanmoins, dans certaines circonstances, il n'a pas été loisible d'éviter certains voisinages : la caserne de la cité à Paris, par exemple, où loge une partie de la garde républicaine, est placée entre une prison et un hôpital.

Dans les places fortes et les citadelles, pour mettre les bâtiments militaires à l'abri du feu de l'ennemi et pour repartir les troupes sur toute la ligne des fortifications, les casernes sont généralement situées près des remparts. Ceux-ci servent malheureusement d'écran à la chaleur solaire et à la ventilation. Les intervalles situés entre les logements militaires et les ouvrages de fortification sont de véritables puits où s'engouffrent le froid et l'humidité. Certaines casernes de Strasbourg et celles de Phalsbourg présentaient au premier chef ces graves inconvénients. A Grenoble cinq casernes sont bâties à la périphérie de la ville, mais elles sont séparées des remparts par de vastes cours.

La nature du sol sur lequel sont construites les habitations militaires joue un grand rôle dans la santé des troupes. Les casernes d'Ostende, qui ont été élevées sur un sol boueux et marécageux, sont des foyers d'affections palustres revêtant toutes les formes. Si le sol avait été suffisamment drainé, la malaria ne sévirait pas endémiquement. Voici, en France, en pleine Beauce, un quartier militaire qui est tout neuf, datant de sept ou huit ans. Il est construit au dehors de la ville, sur un terrain élevé, bien ventilé, ensoleillé de toutes parts. Aucune exploitation insalubre n'est dans son voisinage. Aucune terre marécageuse, aucune rivière à bords plats et fangeux ne peuvent lui envoyer d'effluves maremmatiques. Et pourtant dans ce quartier qui semble réunir toutes les conditions hygiéniques, la fièvre intermittente apparaît à chaque printemps et n'apparaît pas dans le voisinage. Les cas diminuent de fréquence et de gravité, il est vrai, et finiront par disparaître, mais ce n'est qu'au bout d'un certain nombre d'années qu'il n'y aura plus de victimes. Ici encore il faut incriminer le sol. Le quartier a été construit sur une terre fertile, saturée d'humus, sur un emplacement cultivé précédemment avec soin. Tout d'un coup on ne demande plus rien à cette terre. Les matières organiques dont elle regorge ne servent plus à produire de la végétation, elles font un autre travail, elles entrent en fermentation et donnent naissance à des miasmes infectieux. Cette terre est heureusement en train de s'appauvrir; chaque année ses miasmes sont moindres et finalement n'apparaîtront plus. Là le mal a été inéluctable.

Moins un terrain est perméable et plus il est dangereux; il conserve à sa surface de l'eau stagnante qui aide à la putréfaction des matières organiques et il retient dans sa profondeur des gaz putrides qui ne trouvent d'échappatoires que par les constructions servant de cheminées d'appel. On serait tenté de croire que, dans les terrains humides, plus la nappe d'eau souterraine monte, plus se développent les fermentations putrides qui constituent l'infection tellurique et la pullulation des germes morbides. Il n'en est rien. D'après Pettenkofer, les cas de fièvre typhoïde et de choléra augmentent lorsque la nappe descend. C'est que cette nappe est venue arroser des germes et, en redescendant, elles les a laissés dans les conditions les plus favorables à leur éclosion.

Le congrès d'hygiène tenu, en 1875, à Munich, a posé en principe que les constructions devaient être au moins à un mètre du niveau le plus élevé de la nappe d'eau sous-jacente. Le médecin militaire allemand Froelich, cité par Viry, n'exigerait que 0m25 pour les casernes prussiennes.

L'eau qui joue un rôle si néfaste dans la santé de l'armée lorsqu'elle n'est pas captée, drainée, lorsqu'elle entretient l'humidité du sol, le salpêtrage des murs, la vie des moisissures et des germes infectieux, devient un des éléments indispensables du bien-être des troupes lorsque, provenant d'une origine sûre, elle arrive par canalisation dans les bâtiments militaires et est distribuée largement pour satisfaire à tous les besoins domestiques.

Les puits, les fontaines et les embranchements des concessions urbaines dans les casernes doivent fournir, *par jour et par homme, 6 litres d'eau potable* (instruction complémentaire du règlement de 1856). Cette fixation est trop minime. Morache désirerait que la moyenne d'eau à distribuer par jour et par homme, soit de 60 litres (1). A Paris on compte à peu près 140 à 150 litres par habitant; mais il est bon d'ajouter que l'eau employée pour la voirie, les bains et les lavoirs est comptée dans cette allocation.

La proximité d'un cours d'eau, à courant habituel, sur un fond sableux et caillouteux, présente de très grands avantages pour les quartiers militaires. Le courant de l'eau établit une sorte d'appel d'air qui sert de ventilation douce et continue. Une rivière ou un fleuve permettent aux hommes de se baigner, de faire baigner leurs chevaux, de laver leur linge et leurs effets. A quelque distance en aval du cours d'eau on fait aboutir les canaux évacuateurs de tous les liquides pollués du quartier. Les casernes de Moulins sont situées sur les bords de l'Allier, en dehors de la ville, et tirent largement profit d'une rivière limpide, saine, coulant sur du sable et du fin gravier.

En France, généralement et à moins d'empêchements particuliers, *les casernes sont dirigées, selon leur plus grand axe, du nord au sud, de manière à recevoir les rayons du soleil sur leurs deux faces principales*. En Algérie on prend des dispositions contraires.

Étendue des casernes. — L'homme vicie l'air dans lequel il se trouve; il lui enlève une partie de son oxygène et y sème des produits de déjections physiologiques et pathologiques. Ces produits sont gazeux ou solides. Ce sont des miasmes secrétés par les poumons et la peau, miasmes qui deviennent rapidement

(1) Morache, *Hygiène militaire*.

putrides, et ce sont des détritus nombreux, parcelles d'éléments organiques morts. Dans un milieu restreint, dans un espace clos, chaque homme fournit inconsciemment sa dose de corruption, chacun distille son poison. Le degré de viciation d'une masse donnée d'air est proportionnel à la masse des hommes qui respirent dans cet air. Plus une caserne contient de soldats, plus son atmosphère est empoisonnée. L'agglomération agit moins promptement que l'encombrement, mais elle agit d'une manière inéluctable. Toute réunion d'hommes reléguée dans une aire définie et restreinte, toute société appelée à vivre dans une indissolubilité constante, comme l'est l'armée, est fatalement exposée aux dangers de l'agglomération et souvent de l'encombrement.

L'agglomération est un des facteurs principaux de l'apparition et de l'extension de la fièvre typhoïde et de la tuberculose. On dirait qu'un grand nombre d'individus, au lieu de diluer, d'épuiser l'effet morbide des miasmes et des microbes, multiplient au contraire leur action pernicieuse. Tandis que, annuellement, dans la population civile, il ne meurt de fièvre typhoïde qu'une personne sur mille, dans l'armée il se présente trois décès pour le même nombre d'hommes et dans le même laps de temps. L'Angleterre et l'Italie en sont à peu près au même point. Les statistiques ne sont favorables qu'à l'Allemagne qui a pu, dans ces dernières années, consacrer à la construction des casernes des sommes énormes prélevées d'abord sur les milliards de la France, puis sur la poche des contribuables.

Pour éviter autant que possible les dangers de l'agglomération, on a établi un rapport entre l'aire occupée par les quartiers militaires et le nombre des habitants. D'après l'instruction complémentaire du règlement du 30 juin 1856, *chaque fantassin a droit à* $3^{m^2}75$ *de surface de terrain et chaque cavalier à* 4^{m^2}. Nous pensons que cette allocation ne concerne que le terrain bâti. La caserne Napoléon, à Paris, qui péche par plusieurs violations des lois de l'hygiène, ne peut donner à chacun de ses habitants que $3^{m^2}70$ de terrain bâti et non bâti. La caserne Saint-Charles à Marseille concède $9^{m^2}43$; celle d'Aumale, en Algérie $9^{m^2}44$; celle de Lons-le-Saulnier $14^{m^2}92$. La caserne des *horse-guards*, dans Hyde-Park, ne donne à chaque cavalier que $4^{m^2}25$. Si la caserne Colchester est réputée donner, par homme ou par cheval, le chiffre énorme de 100^{m^2} de surface bâtie et non bâtie, il faut faire entrer en ligne de compte les terrains consacrés aux manèges, cours, selleries, etc. D'après Morache on pourrait se contenter, par homme, de 5 ou de 6^{m^2} de surface bâtie ; c'est ce que l'on trouve à l'Albertstadt de Dresde et ce que présentent les casernes du type Tollet. Parkes estime que l'on devrait exiger en moyenne $5^{m^2}50$; la commission spéciale pour le casernement des Indes ne demande pas moins de 9^{m^2} par individu. Nous parlerons de l'espace cubique accordé à chaque homme, en traitant des chambrées.

Type des casernes. — Il existe en France un grand nombre de casernes qui ne peuvent se rapporter à aucun type géométral. Les unes proviennent d'anciens couvents, d'anciens prieurés, confisqués en 1793 et cédés au ministère de la guerre ; les autres proviennent d'anciens palais, comme à Avignon, de fabriques, d'établissements divers mis en état de loger des hommes et aménagés tant bien que mal pour leur nouvelle destination ; d'autres encore ont été construites de toutes pièces dans le but de servir d'habitations militaires, mais les municipalités qui en ont fait les frais n'ont visé qu'à donner à la caserne l'apparence d'un monument et ont négligé maintes fois de satisfaire aux conditions d'un logement hygiénique.

Type Vauban. — C'est le plus ancien : la caserne est une masse quadrangulaire composée de quatre corps de logis se reliant à angle droit. Au milieu se trouve une cour ; il serait plus juste de dire un puits, car le soleil pénètre difficilement dans un espace entouré de toutes parts de murailles élevées. Ce n'est guère qu'en été, à midi, que le sol de la cour, le fonds du puits, peut recevoir quelques rayons de soleil. La ventilation est impossible dans un cul-de-sac profond. Les étages inférieurs sont d'autant plus humides et sombres que le nombre des étages supérieurs est plus grand.

Les casernes du type Vauban sont aujourd'hui surannées et on n'en construit plus. La caserne Napoléon à Paris et la caserne de l'artillerie de la garde (régiment empereur Alexandre), à Berlin, sont des types parfaits de constructions à la Vauban. Ces casernes seraient plus salubres si elles étaient abaissées de deux étages et si on démolissait, pour ne pas les remplacer, les arêtes de jonction des corps de bâtiment. Dans les casernes Vauban on pourrait encore raser un des corps de bâtiment et diminuer la longueur des ailes ; on tomberait ainsi dans le type linéaire,

Type linéaire. — On qualifie ainsi un corps de bâtiment unique, allongé sur une seule ligne droite. Ce bâtiment peut présenter à ses deux extrémités une aile en retour. Cette aile ne doit pas avoir une étendue supérieure au tiers de l'édifice central.

Le type linéaire convient aux casernes monumentales qui doivent présenter une superposition de plusieurs étages, comme celle de Saint-Charles à Marseille et celle des fusiliers à Dresde. Autant que possible il faut supprimer le couloir central allant d'un bout de l'édifice à l'autre, empêchant les chambres d'habitation de prendre le jour et l'air par leurs deux faces opposées. Ce couloir établit parfois un courant d'air trop violent pour ne pas être nuisible, comme cela se voit à l'École d'application de cavalerie de Saumur.

La caserne Saint-Charles est bâtie sur une éminence en dehors de Marseille (1). Elle est isolée de toutes parts. Sa cour tournée au sud-est est garantie du mistral, c'est-à-dire des vents du nord-ouest, par le bâtiment principal dont le grand axe est dirigé du nord-est au sud-ouest. Le bâtiment central a une longueur de 155 mètres; les ailes en retour ont une longueur de 52 mètres. L'édifice entier comporte un rez-de-chaussée, deux étages et des mansardes. Au rez-de-chaussée, le long de la façade sud du corps principal, se trouve une galerie à arcades qui a 3 mètres de profondeur et qui peut servir de promenoir. Il est assuré à chaque homme une surface de logis habitable de $3^{m2}60$ et un cube d'air

(1) Voy. les fig. 8 et 9 de Morache, *Hygiène*.

variant, suivant les étages, de 14^{m3} à $16^{m3}670$. Les cuisines, les locaux disciplinaires, les écuries sont situés en dehors de l'édifice, dans des pavillons sans étages. Les latrines sont situées dans les angles, à l'extrémité de la cour. Elles sont aménagées de manière que les hommes soient obligés de s'asseoir. Nous regrettons que l'infirmerie et les cantines ne soient pas isolées. Nous craignons que les buées de la salle de bains de l'infirmerie donnent de l'humidité aux locaux du voisinage. Il n'y a pas de réfectoires destinés aux repas habituels des hommes et à leur récréation.

Type à pavillons isolés ou block-system. — Ce type de construction a été proposé par le capitaine du génie anglais Douglas-Galton, à la commission sanitaire chargée, en 1857, par le gouvernement britannique, de remédier aux causes de mortalité des troupes. A partir de son adoption, en 1861, dans tout le Royaume-Uni et dans ses colonies, la mortalité a diminué dans l'armée anglaise.

Le type à pavillons isolés pur n'est représenté en France que par la caserne Schomberg, à Paris, qui sert, depuis 1884, à loger trois compagnies de la garde républicaine. Six pavillons isolés, à étages, circonscrivent l'air d'un trapèze qui sert de cour intérieure. Un septième pavillon se trouve au milieu de la cour. En Angleterre, à la caserne d'infanterie de Chelsea, les pavillons sont bâtis sur une même ligne ayant tous leur grand axe dirigé dans le même sens. A Colchester, à Aldershot, à York, tous les pavillons, rangés de différentes manières, contiennent des *ablutions-rooms* et des water-closets Jenning's ou

Macferlan's system. Les casernes de bataillon de l'armée allemande et celles qui ont été édifiées en Autriche à partir de 1871, tiennent à la fois du système linéaire et du block-system.

Le type à pavillons isolés semble donner satisfaction à toutes les exigences de l'hygiène. Avec ce genre de construction, l'accès de l'air est facile, le jour abonde dans tous les recoins de l'habitation, le soleil et la chaleur pénètrent partout. Il présente l'inconvénient de multiplier les façades et les toitures et par conséquent d'augmenter le prix de revient du casernement; il exige de plus un emplacement considérable.

Casernes bâties en France depuis la dernière réorganisation de l'armée (type 1874). — Ces casernes réalisent un grand progrès dans l'hygiène. Comme les casernes de bataillon de l'armée allemande, elles tiennent à la fois du type linéaire et du block-system. Dans les casernes d'infanterie on a cherché à isoler le bataillon, à le rendre complètement indépendant dans un bâtiment isolé. Autant que peut le permettre la configuration du terrain, un corps de logis central est flanqué, à droite et à gauche, de corps de logis en retour. L'ensemble de ces trois corps forme les trois côtés d'un quadrilatère dont le quatrième côté est représenté par un mur ou une grille. Les bâtiments ne se touchent pas et il existe entre eux un espace variable permettant l'accès de l'air et du soleil. Ils se composent d'un rez-de-chaussée, de deux étages et des combles généralement mansardés. Au rez-de-chaussée se trouvent une partie de l'infirmerie, les écoles, les salles d'escrime, la salle du rapport, la bibliothèque, les bureaux, les ateliers.

Dans les quartiers de cavalerie il n'y a qu'un bâtiment pour un régiment (700 à 800 hommes). A droite et à gauche de ce bâtiment sont rangées des écuries-docks.

En général, ces casernes toutes récentes présentent encore quelques imperfections. La superposition des étages multiplie les chances d'infection et de contagion. Les chambres en général ne reçoivent et l'air et le jour que par l'une de leurs faces seulement.

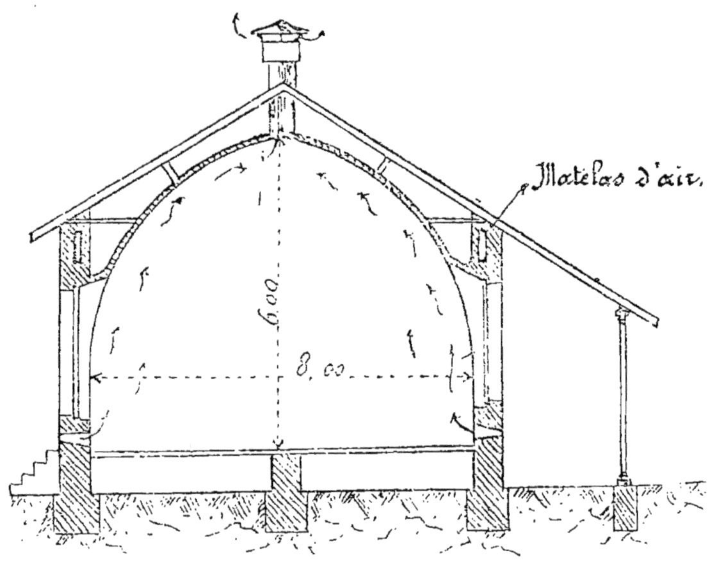

Fig. 28. — Coupe d'un pavillon à rez-de-chaussée (Tollet).

Système Tollet. — Un ingénieur français, M. Tollet, a construit à Besançon, à Bourges, à Autun, à Cosne, un certain nombre de casernes, à pavillons isolés, dans lesquelles il a cherché à réunir toutes les conditions les plus avantageuses au point de vue de l'hygiène et de l'économie. Le pavillon Tollet se compose d'une ossature en fer dont le haut a une forme ogivale, et de parois en briques creuses (fig. 28 et 29). Il est destiné à loger des unités ou des demi-unités tactiques. Le pavillon destiné à loger un demi-escadron ou une demi-compagnie a une longueur de 51 mètres.

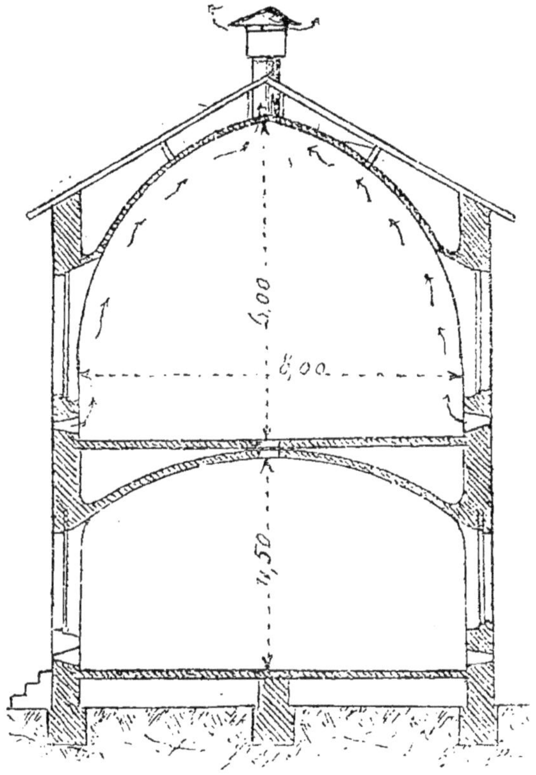

Fig. 29. — Coupe d'un pavillon à étage (Tollet).

Les surfaces intérieures sont revêtues de matériaux imperméables, émail, stuc, enduit à l'huile, etc. Les surfaces extérieures sont sans revêtement et se laissent en quelque sorte pénétrer par l'air qui les purifie. Le sol du bâtiment est élevé de 2 mètres ; il est étanche. Il est formé soit de béton hydraulique, soit d'une succession de petites voûtes parallèles faites de fer et de briques. M. A. Tollet a fait des essais de plancher sur bitume, disposition moins froide que les précédentes. La voûte de l'ossature est recouverte de tuiles en terre cuite retenues au moyen de petits liteaux de tôle. La ventilation se fait par les baies naturelles et par des ventouses grillées situées à la partie inférieure des parois. Le chauffage se fait au moyen de poêles calorifères à double enveloppe.

Le pavillon Tollet, outre les avantages que présente tout pavillon isolé, en présente de spéciaux qui sont à signaler : le plafond en voûte supprime les angles, repaires de microbes et de miasmes et favorise la ventilation naturelle ; les surfaces internes du logis sont lessivables sans laisser traces d'humidité ; le cube des matériaux employés est réduit à $3^{m^3}50$ par homme, tandis que le minimum de ce cube dans les autres casernes est de 5 mètres cubes.

Nous n'insisterons pas sur les détails de la construction des casernes et, pour ce qui concerne le choix des matériaux, nous renverrons le lecteur aux traités spéciaux. Qu'il nous suffise de rappeler que, selon les ressources géologiques du pays, on emploie, dans la construction des casernes, les granits de Bretagne, d'Auvergne et du Midi, les calcaires des terrains secondaires et tertiaires, les grès vosgiens, certaines couches de craie, des briques, des ciments, des plâtres, des bétons, des bois naturels ou préparés. On tend à remplacer certains ouvrages en bois par des fers, des tôles, de la fonte.

§ 2. **Chambrée.** — A. *Dispositions générales. Assainissement.* — Dans les quartiers militaires, les chambrées, c'est-à-dire les locaux où le soldat se repose et range ses affaires personnelles, occupent généralement les étages et sont rarement situées au rez-de-chaussée ou sous les combles. Au rez-de-chaussée sont habituellement les ateliers, les bureaux, les salles de rapport, d'école, de bibliothèque, etc. Les mansardes ne sont guère habitées que par les réservistes et les territoriaux pendant le court espace de temps qu'ils viennent passer à l'armée.

Dans quelques quartiers anciennement construits on voit encore des chambrées situées directement au-dessus des écuries. Cette disposition est très désavantageuse au point de vue de l'hygiène. Les vapeurs ammoniacales du sol des écuries, les miasmes qui se dégagent des litières, les exhalaisons et les déjections des animaux vicient considérablement l'air ambiant, surtout en été où les fermentations sont plus actives.

On arrive aux chambrées par des escaliers qui, dans les casernes de construction récente, sont généralement en pierre. Dans les anciens quartiers, les escaliers sont en bois ; chaque marche est munie, à son arète vive, d'une armature de fer pour empêcher une usure trop rapide. Les escaliers ont généralement deux mètres de largeur. Au bas des escaliers se trouvent des décrottoirs métalliques de différents systèmes. Toute cage d'escalier étant considérée comme une cheminée d'appel d'air et pouvant servir à la ventilation, on a veillé à ce que ses baies soient d'une certaine importance et soient munies d'impostes mobiles.

Si nous avions à diriger la construction d'une

caserne, nous placerions les escaliers à l'extérieur, contre les pignons. Cet escalier serait en fer ; il serait abrité de la pluie par le toit même de l'édifice, toit qui ferait une saillie en marquise. Il aboutirait à un balcon qui lui aussi serait en fer et à l'abri de la pluie. Le balcon longerait tout l'édifice. C'est là que les hommes nettoyeraient, brosseraient, astiqueraient ; c'est là surtout qu'ils cireraient leurs bottes et leurs basanes. A l'extérieur des chambrées, et dans le mur longeant le balcon, seraient des placards dans lesquels seraient serrés les brosses, le cirage, les graisses, les chiffons, etc., toutes choses qui empoisonnent l'air de l'habitation. Par cela même les corridors seraient supprimés et leur volume s'ajouterait au cube des chambres ; toutes les poussières des escaliers et des corridors, tous les détritus, toutes les souillures que les hommes retiennent après leurs chaussures ou leurs vêtements n'infecteraient jamais les locaux habités.

Les murs des chambrées doivent être enduits, tous les six mois, d'un badigeonnage à la chaux et à la colle. On entretiendra la propreté, on annihilera tous les éléments de fermentation qui se déposent sur les parois de la chambrée et on détruira tous les parasites qui se logent dans les fentes ou les coins des murailles. Le badigeonnage n'a son efficacité que si on le fait précéder d'un raclage énergique.

Cette opération ne se fait en Allemagne que tous les trois ans seulement, mais il est bon de dire que, dans ce pays, on mêle à la chaux des substances antiseptiques et parasiticides.

Morache recommande de donner au badigeonnage une teinte légèrement jaune ou verte afin d'atténuer la crudité du blanc, sans nuire à l'éclairage. Il préférerait encore que l'on couvrît les murs d'un enduit imperméable de manière qu'on puisse les lessiver avec des solutions désinfectantes, comme cela se pratique dans les hôpitaux militaires, depuis la circulaire ministérielle du 15 février 1882. On procède à ces lavages au moyen d'un linge humecté par une solution d'acide phénique ou de chlorure de zinc à la dose de 1 à 2 grammes par litre. Nous pensons qu'à défaut de peinture à l'huile, on pourrait revêtir les murs d'un enduit à base de silicate de manière que l'intérieur des chambres soit tapissé d'une sorte d'émail. On éviterait ainsi l'humidité et les hommes pourraient effectuer facilement le lavage des murs.

Les hygiénistes sont d'accord et estiment que le plancher des chambrées doit être résistant, mauvais conducteur de la chaleur, mauvais conducteur du son, imperméable, imputrescible, incombustible. La brique, les dalles de pierre, le béton, l'asphalte sont imperméables et imputrescibles, mais sont trop froids dans nos climats ; ils ne pourraient guère être employés que dans les régions tout à fait méridionales de la France et en Algérie. Nos ingénieurs sont toujours revenus au bois et ont employé de préférence le chêne lorsque les ressources budgétaires le permettaient. Morache a proposé, comme plancher type des logements militaires, le plancher de chêne reposant directement sur une épaisse couche de bitume (1). A. Laveran a proposé un pavage en bois analogue à celui des principales artères de Paris. Puisque l'on n'a

(1) Morache, *Hygiène militaire*.

rien trouvé de mieux que le bois et puisque c'est cette matière qui est le plus communément employée, il faut l'imperméabiliser à tout prix et la rendre imputrescible.

Ce n'est pas en multipliant les corvées de balayage, ce n'est pas en faisant des nettoyages avec du sable humide et additionné à l'occasion d'une certaine quantité de potasse, comme le prescrit la circulaire du 17 avril 1877, ce n'est pas en arrosant le plancher et en le frottant avec des briques, comme cela se fait sur les navires, ce n'est pas non plus en talant le ligneux et en le polissant avec des culs de bouteille comme cela se fait dans certains établissements publics (prisons de la Santé) que l'on arrivera à rendre le sol de la chambrée parfaitement salubre, il faut que toutes ses fissures soient calfatées et que sa surface soit enduite d'une couche protectrice qui y adhère, qui s'y imprègne, qui soit insoluble, parasiticide et antiseptique.

On sait les inconvénients de l'emploi des planchers en bois plus ou moins poreux et non enduits. Ils s'imprègnent de liquides putrescibles et répandent une odeur méphitique. Nous pouvons en juger par l'odeur *sui generis* qui existe dans les chambrées. Le lavage de ces planchers, ou simplement l'humidité, fait entrer en fermentation tous les germes déposés dans les pores du bois et les interstices des planchers et peut donner lieu à des maladies infectieuses. Les bois durs eux-mêmes ne sont pas préservés. La poussière du bois d'un plancher en service renferme de nombreux microbes (Dumesnil). M. Nocard injecta à des animaux une culture de ces microbes : la mort survint au bout de quelques jours. L'autopsie prouva que les animaux avaient succombé à une septicémie aiguë.

Dans l'Alberstadt, la ville militaire de Dresde, il se déclara, dans une chambrée, une série de cas de fièvre typhoïde. Le médecin, cherchant à en découvrir les causes, fit déclouer quelques planches du plancher et constata qu'il s'était formé au-dessous d'elles une véritable mare d'eau croupissante provenant de lavages fréquents à grande eau. C'était là le foyer d'infection. Le liquide infect fut enlevé et la chambre assainie ne présenta plus de malades.

On a fait quelques essais dans les casernes françaises pour imperméabiliser les planchers. Espérons que ces essais seront réglementés et deviendront des pratiques habituelles. Il a été prouvé que trois badigeonnages avec de l'huile bouillante suffisent pour rendre un plancher imperméable à l'eau et par conséquent aux germes infectieux qu'elle renferme ou qui sont amenés par les courants d'air. Lorsque le plancher serait souillé, il suffirait d'y passer une serpillière mouillée, puis une serpillière sèche. Il est bon de rappeler qu'une solution de chlorure de zinc à un millième agit efficacement pour désinfecter un plancher ordinaire. Il en est de même pour une solution de sublimé.

Le *Militär Zeitung* du 23 mars 1886 explique le procédé de L. Sheffer, médecin de régiment, pour imperméabiliser et désinfecter les parquets. Ceux-ci, préalablement nettoyés à la potasse ou à la soude et complètement desséchés, sont imprégnés de goudron de houille chauffé jusqu'à consistance huileuse. A cet état de fluidité le goudron pénètre tous les pores et les fissures du bois. Pour cette opération on se sert de pinceaux ou de chiffons. Le parquet est sec au bout de deux ou trois jours. L'odeur du goudron se dissipe rapidement. L'opération doit être renouvelée deux fois par an. Le goudron, outre qu'il conserve le bois auquel il donne un aspect brillant et une couleur peu salissante, a des propriétés antiseptiques puissantes grâce aux phénols qu'il renferme. Avec un kilogramme de goudron de houille on peut imprégner 10^{m^2} de plancher. D'après Richard et Longuet (1), le goudron est moins avantageux qu'un produit similaire appelé *carbolineum avenarius*. Ce dernier donne au bois une teinte noyer; il s'applique facilement au pinceau et pénètre dans les planches, même lorsqu'elles ont été préalablement enduites d'une couche de peinture ou de goudron. 1 kilogramme suffit pour imprégner 4 à 6^{m^2} et ne coûte que 60 centimes. Le *carbolineum* servirait d'enduit, non seulement pour les planchers, mais pour les baquets de propreté, les tonneaux à eaux grasses, etc. Ce produit serait parvenu récemment dans le commerce parisien.

B. *Dimensions. Espace cubique alloué à chaque homme.*— Dans une habitation, il ne suffit pas d'être protégé contre le froid, la chaleur et l'humidité, il faut encore être assuré d'avoir la quantité d'air respirable nécessaire au bon fonctionnement de la vie. Un adulte a besoin, pour rester dans des conditions hygiéniques satisfaisantes, d'inspirer par heure 500 litres ou un demi-mètre cube d'air. L'air se compose d'un mélange de 21 volumes d'oxygène pour 79 volumes

(1) *Etude sur le congrès d'hygiène et de démographie de Vienne.*

d'azote. Il renferme 3 à 6 millièmes d'acide carbonique, et une proportion variable de vapeur d'eau. Pasteur a établi que l'air transportait avec lui une foule de corpuscules minéraux, organiques et organisés. A ces deux derniers sont dus les phénomènes de fermentation, de putréfaction et de moisissure : à ces deux derniers aussi sont dues la plupart des maladies infectio-contagieuses. Même l'air le plus pur renferme une certaine proportion de particules animées, de microbes qui sèment avec eux la vie, la destruction ou la mort.

Les 500 litres qui ont servi à la respiration de l'homme ont subi des modifications profondes dans leur composition intrinsèque : une certaine quantité d'oxygène, soit 25 litres, a été absorbée pour former de l'acide carbonique. Ce dernier représente, après son exhalaison, les 40 millièmes de l'air ambiant au lieu de ses 3 à 6 millièmes. La quantité de vapeur a augmenté dans des proportions notables, on en trouve 30 à 40 grammes dans un demi-mètre cube d'air expiré; enfin les produits organiques se sont multipliés et ont été déversés par les organes respiratoires aussi bien que par les surfaces cutanées. Ce sont les produits organiques qui représentent les principaux éléments de la viciation de l'atmosphère, ce sont eux qui constituent principalement l'odeur particulière et les qualités nocives de l'air confiné. La proportion des produits organiques vivants est en rapport direct avec la proportion d'acide carbonique de l'air ambiant.

Lemaire a étudié l'air contenu, la nuit, dans les chambres du fort de l'Est. Il condensa la vapeur d'eau contenue dans cet air et obtint 6 grammes de liquide : deux heures après sa condensation, le liquide contenait des microphytes et des microzoaires en voie de développement ; six heures après, les organismes s'étaient multipliés et représentaient des bactéries et des vibrioniens. Ces infiniment petits sont infiniment dangereux ; ils sont la cause efficiente des maladies infectieuses et septiques.

A la viciation de l'air produite par l'homme lui-même, il faut ajouter celle que produisent l'éclairage et le chauffage. L'éclairage consomme de l'oxygène et engendre de l'acide carbonique ainsi que des vapeurs empyreumatiques ; le chauffage mal compris, mal réglé peut déverser dans l'atmosphère ambiant des gaz toxiques et asphyxiants.

Il faut donc, d'après ce qui précède, que le soldat ait à inspirer, par heure, 500 litres d'air, soit un demi-mètre cube d'un air aussi pur que possible. Cette ration, élément respiratoire indispensable à la santé, est assurée par l'espace cubique de la chambrée et par la ventilation.

Le règlement du 30 juin 1856 sur le casernement, encore en vigueur actuellement, accorde un minimum de 12 mètres cubes, par homme, dans les corps d'infanterie et de 13 mètres cubes dans les corps de cavalerie. Si quelques rares casernes en France n'ont pas le cubage réglementaire, beaucoup de ces établissements le dépassent. La caserne Schomberg à Paris présente un cubage atmosphérique de 32 mètres par homme ; la caserne Saint-Charles, à Marseille, donne 16 mètres. La caserne de la Finckmatt, à Strasbourg, ne présentait qu'un cubage de 9 mètres ; cette caserne offrait relativement plus de malades que les autres.

Le cubage atmosphérique alloué à chaque homme dans les casernes étrangères est :

Pour l'Angleterre, de $16^{m^3}9$ (*Medical regulations*, 1863).

Pour l'Autriche, de $15^{m^3}3$ (*Wiener medicinische Presse*, 1866).

Pour la Belgique, de 10 à 12^{m^3} (Meynne, *Hygiène militaire*).

Pour les Etats-Unis, de $10^{m^3}5$ à $11^{m^3}9$ (*Army regulations*, 1863).

Pour la Prusse, de 13 à $15^{m^3}3$ (W. Roth et R. Lex).

Le minimum de 13^{m^3} alloué à chaque homme, en France, semble suffisant au premier abord, mais si l'on tient compte de la place occupée dans les chambrées par le matériel, lits, tables, planches, armes, vêtements, etc., enfin de la place occupée par le corps humain, on voit que le cube d'air accordé au soldat diminue considérablement. Il est vrai de dire qu'il reste toujours quelques places vacantes dans les chambres, soit que les occupants habituels aient été commandés de service, soit qu'ils aient bénéficié d'une permission.

Rien n'est plus irrégulier dans les casernes que les dimensions des chambres ; la longueur surtout est très variable. Quand les chambres ont deux rangées de lits adossés contre les murs latéraux, elles ne peuvent avoir moins de 6 à 7 mètres de largeur ; ces rangées laissent entre elles un intervalle de $2^{m}50$ à 3 mètres.

A la caserne Saint-Charles de Marseille, les chambres ont une largeur uniforme de 13 mètres, avec des hauteurs, sous plafond, variant par étage, de 5m90 à 3m83. Il y a quatre rangées de lits parallèles par chambrée.

D'après Viry, pour assurer un cubage convenable, il faut calculer une surface de plancher de 8^{m2} par homme, et donner à la chambre une hauteur de 4 mètres. On obtient ainsi, par homme, un cubage atmosphérique de 32 mètres qui permettrait à l'air ambiant de ne pas contenir plus de 4 à 5 millièmes d'acide carbonique au bout de huit heures de contamination, portes et fenêtres closes. Papillon, se basant sur des observations et des calculs personnels, allègue qu'il faut à un homme de vingt à trente ans une provision d'air égale à huit fois sa consommation, c'est-à-dire de 4^{m3} par heure. Le soldat restant, la nuit, dans sa chambrée, pendant huit heures consécutives, il lui faudrait une ration d'air de 32^{m3}. C'est le chiffre assigné par Viry. Le général Morin demande, par homme, une ration d'air de 30^{m3} le jour, et de 60^{m3} la nuit. Michel Lévy fixe le chiffre de 40 à 45^{m3}; Félix Leblanc demande 50 mètres cubes.

Généralement, un local étant donné à la troupe, on divise son espace cubique par 12 ou par 13, chiffres indiquant la ration d'air atmosphérique accordée au fantassin ou au cavalier — et on obtient le chiffre des hommes à loger. C'est ainsi que l'on est arrivé dans les casernes Napoléon et du Prince-Eugène à loger jusqu'à quarante et cinquante hommes par chambrée. Boisseau propose, comme chiffre moyen, vingt-quatre hommes par chambrée, soit une demi-section, ce qui permettrait de loger une compagnie dans quatre pièces. En Allemagne, dans les nouvelles casernes, la chambrée ne doit recevoir que dix hommes. En Angleterre, la contenance de la chambrée est de vingt-quatre hommes.

Il ne faut pas oublier qu'un grand nombre de chambres occasionnent un surcroît de dépenses de construction, d'entretien, de chauffage et d'éclairage.

C. *Ventilation.* — Si l'homme n'exhalait que de l'acide carbonique, 12 ou 13 mètres cubes d'air seraient une provision suffisante pour assurer le bon fonctionnement de la vie, pendant quelques heures, dans une chambre close. Mais comme l'élément le plus important de la viciation de l'air est représenté par la pléïade des infiniment petits qui se complaisent dans les chambrées, par les vibrions et bactéries qu'a décelés Lemaire, il est nécessaire de balayer cet air continuellement afin de le renouveler. C'est par une ventilation régulière que se fait le mieux l'épuration de l'atmosphère.

Dans les casernes françaises la ventilation est naturelle, c'est-à-dire qu'elle s'effectue, par appel d'air, du dehors en dedans, grâce à la différence de température qui existe entre l'atmosphère tiède des chambrées et l'atmosphère extérieure : l'air pénètre par toutes les fissures, par toutes les ouvertures, par les pores mêmes des murs quand ceux-ci ne sont pas enduits de substances imperméables, enfin par des *ventouses* spéciales.

Le vent a une influence marquée dans l'aération ; il agit comme agent mécanique de propulsion ; il agit souvent d'une manière trop violente et refroidit rapidement les chambrées. Il faut que les courants qui servent à renouveler l'air, soient imperceptibles, qu'ils ne dépassent pas une vitesse de 0^m50 par seconde, à la température ordinaire. *Quand la vitesse est supérieure à 1 mètre par seconde, le courant devient nuisible.*

Les fissures qui existent aux portes et fenêtres remplissent un rôle si utile que quelques hygiénistes ont demandé que les portes des chambrées soient percées de trous à leur partie inférieure. Félix Leblanc a trouvé que, grâce aux fissures seules, l'acide carbonique exhalé, pendant une nuit, dans une chambrée avait été réduit au tiers de ce qu'il aurait été sans ventilation naturelle et que le volume d'air accordé à chaque habitant avait été triplé.

L'ouverture des portes et fenêtres est le moyen le plus pratique de ventiler une pièce d'habitation. Il est nécessaire toutefois que ces baies ne donnent pas sur un milieu insalubre, chargé d'émanations putrides et de vapeurs nuisibles. Les fenêtres seront ouvertes pendant plusieurs heures de la journée. On les fermera pendant quelque temps, quand les hommes rentreront, afin d'éviter les refroidissements.

Dans les casernes de construction récente, les fenêtres sont munies, à leur partie supérieure, de châssis mobiles qui peuvent s'ouvrir au moyen de tiges de fer articulées. En Angleterre, dans les casernes, les fenêtres sont formées de trois châssis mobiles sur un axe horizontal, basculant parallèlement au moyen d'une tringle qui les relie entre eux. Les trois châssis conservent l'inclinaison qu'on leur donne et peuvent être disposés de façon à diriger vers le plafond tout l'air qui vient du dehors. La fenêtre peut s'ouvrir et se fermer malgré les châssis qui la composent.

L'ouverture des fenêtres, si utile qu'elle paraisse, ne peut être recommandée la nuit et, pendant la saison rigoureuse, aux heures où les soldats se trouvent dans la chambrée. Il a fallu recourir à des moyens de ventilation simples, peu onéreux, ne demandant aucun entretien et pouvant néanmoins activer le renouvellement de l'air. On a eu recours aux *ventouses* et aux *cheminées d'aérage*. Le décret du 28 déc. 1888 prescrit que l'air des chambres soit constamment renouvelé, la nuit, au moyen d'appareils de ventilation ouverts dans la mesure nécessaire.

Les ventouses sont des ouvertures pratiquées dans les murs, mettant en communication l'air de l'appartement avec l'air extérieur. Il y a des ventouses d'admission et des ventouses d'évacuation. Les premières sont placées au niveau du plancher, les secondes, sur le mur opposé, près du plafond. Les couches d'air qui sont à la partie inférieure de la pièce s'échauffent, deviennent plus légères, montent en entraînant avec elles toutes les impuretés et s'échappent par les ventouses d'évacuation; elles sont remplacées par de nouvelles couches d'air frais qui pénètrent par les ventouses inférieures. Il se forme ainsi un renouvellement continu de fluide respirable.

A la caserne de Lisieux, en 1845, Félix Leblanc fit des expériences pour calculer la quantité d'air que des ventouses pouvaient introduire dans une chambre. Suivant la dimension des ventouses, il obtint de 2 à 7 mètres cubes d'air par heure et par homme.

Peut-on assimiler à une ventouse la toile métallique qui remplace, dans un grand nombre de casernes françaises, le carreau de vitrage de l'un des coins supérieurs de la fenêtre? L'air traverse bien la toile métallique, mais sans uniformité. Les coups de vent se font sentir dans la chambre. Toutefois, la pluie est arrêtée par les mailles de la toile métallique. Ces toiles pourraient être avantageusement remplacées par les vitres perforées, système Trélat, Herscher et Appert.

Ces vitres sont criblées de trous coniques. La base du tronc de cône est tournée vers l'appartement, tandis que le petit orifice est tourné vers l'extérieur. L'air s'infiltre à travers le petit orifice, se répand sur le pourtour de la base du tronc de cône et se diffuse dans l'appartement. On est arrivé à forer 5,000 trous coniques sur 1 mètre carré de glace.

Grâce à la différence de température qui existe entre l'intérieur d'une chambre habitée et l'atmosphère extérieure, une *cheminée* peut produire, du dedans au dehors, un appel de 400 mètres cubes d'air sans qu'il soit nécessaire d'allumer du feu (général Morin). Les casernes anglaises sont toutes munies de cheminées d'aérage. L'action de ces dernières est activée par le voisinage des cheminées à feu et des tuyaux des poêles. La circulaire ministérielle du 28 mars 1885 prescrit de ne plus construire de chambres dans les casernements sans les munir de deux cheminées d'aérage. Pour ne pas incommoder les hommes par le mouvement de l'air, il est recommandé de donner à l'orifice évacuateur une dimension calculée de manière que la vitesse de l'air ne dépasse pas 0^{m}70 par seconde. Les ouvertures intérieures doivent avoir la forme et les dimensions des cheminées d'appartement et doivent déboucher au niveau des planchers. Les parois des gaînes doivent être lisses pour faciliter le mouvement ascensionnel de l'air. Ces gaînes doivent être surmontées d'une cheminée en tôle et d'une girouette afin que le vent puisse déterminer une sorte de succion à la partie supérieure.

Le ventilateur du commandant Renard se compose d'un cylindre métallique que l'on pose dans le mur, près du plafond, de façon qu'une de ses extrémités donne dans la cheminée d'appel de l'appareil de chauffage et que l'autre extrémité, grillagée, donne dans l'appartement. Le courant de la cheminée fait un appel dans le cylindre ventilateur. Un opercule peut empêcher l'air de la cheminée d'être refoulé quand le feu n'est pas allumé.

A l'École du Val-de-Grâce, dans certaines salles d'instruction, le gaz d'éclairage sert, pendant l'été, à assurer la ventilation. Il est brûlé dans des cheminées d'appel. D'après les expériences de Coulier, l'introduction par heure, de 2,119 mètres cubes d'air pur n'a exigé qu'une dépense de 25 centimes.

Pour accélérer le renouvellement de l'atmosphère dans les chambres, on pourrait utiliser la chaleur de la cheminée des fourneaux de cuisine : cette dernière cheminée serait placée au centre d'une autre cheminée dans laquelle aboutiraient tous les tuyaux d'aérage des chambres (général Morin). La cheminée Douglas-Galton, dont il est fait usage dans les casernes anglaises, est construite sur ce principe.

D. *Éclairage.* — L'éclairage artificiel est assuré,

dans les chambrées, grâce à une somme prélevée sur l'ordinaire ; dans les cours, escaliers, corridors, cuisines, c'est la masse d'entretien qui y pourvoit.

Les capitaines commandants sont libres de choisir le mode d'éclairage qu'ils jugent le plus convenable pour les chambrées. La vulgaire chandelle a fait son temps ; les bougies stéariques coûtent cher et n'ont un pouvoir éclairant suffisant qu'à la condition d'être brûlées en grand nombre ; l'usage de l'huile exige des lampes à modérateur onéreuses et difficiles à entretenir ; il a fallu trouver un système à bon marché dont le mécanisme soit à la portée de tous. Généralement on se sert de lampes à huile minérale. Il faut choisir ces huiles de manière qu'elles ne prennent pas feu au-dessous de 50 degrés.

La lumière artificielle est le résultat d'une combustion, c'est-à-dire de la combinaison du carbone et de l'hydrogène de la matière comburante avec l'oxygène de l'air ambiant. Il se forme de l'acide carbonique, des vapeurs d'eau et des hydrocarbures empyreumatiques qui se répandent dans l'air et le vicient. Plus une flamme est vive, étincelante, et plus elle absorbe d'oxygène ; plus elle est louche et fumeuse et plus elle répand dans l'atmosphère des particules de charbon non oxydées et des résidus empyreumatiques non brûlés. De toute façon, la lumière artificielle est une source de produits nuisibles à la respiration. L'éclairage doit avoir pour corollaire la ventilation.

Lorsque des villes de garnison possèdent une usine à gaz, les cours, escaliers, corridors, cuisines des casernes sont éclairés au gaz. Si on voulait éclairer de la même manière les chambrées, il serait bon que les robinets ne puissent s'ouvrir et se fermer qu'au moyen d'une clef confiée à un gradé.

Nous ne connaissons pas de quartier militaire, soit en France, soit à l'étranger, qui soit éclairé au moyen de l'électricité. La lumière électrique cependant a déjà fait son entrée dans l'armée. On a construit des appareils de projection pour éclairer la nuit, les champs de bataille et pour permettre de porter secours aux blessés (1), on a également construit des appareils pour éclairer des nuages ou la voûte du ciel, avec des intermittences successives plus ou moins longues, servant de système de correspondance entre des corps d'armée.

E. *Chauffage.* — Le règlement du 26 mai 1866 sur le chauffage des casernes, partage la France en trois zones correspondant à peu près aux espaces figurés par les lignes isothermes. Le combustible est alloué pendant trois, quatre ou cinq mois (du 1er décembre au 15 mars ; du 16 novembre au 15 mars ; du 1er novembre au 31 mars) suivant que la zone est chaude, tempérée ou froide.

On ne consomme que du bois ou du charbon de terre. Un kilogramme de bois ordinaire dégage par la combustion 3,600 calories ; le même poids de houille, 6,000 calories. Le pouvoir calorifique de la houille est donc le double de celui du bois.

Quelques rares et vieux bâtiments militaires sont encore chauffés au moyen de cheminées. La cheminée ne donne de chaleur que par rayonnement ; toute la chaleur par conductibilité est à peu près perdue. Dans

(1) Voyez Montillot, *la Lumière électrique*, Paris, 1889.

une cheminée 10 % du calorique sont utilisés tandis que 90 % du calorique sont entraînés par le tirage et perdus sans retour. Avec la faible ration de combustible qui est allouée aux soldats, il est difficile, par les grands froids, de maintenir dans une chambrée, au moyen d'une cheminée, la température de 12 à 15° qui est la plus salutaire. La cheminée, telle qu'elle existe, a cependant l'avantage d'assurer une ventilation énergique.

Le chauffage le plus usuel, dans l'armée, s'effectue au moyen de poêles en fonte ou en tôle. Le poêle en métal a l'avantage de s'échauffer rapidement, d'émaner du calorique tant par rayonnement que par conductibilité et d'utiliser jusqu'à 85 ou 90 % dela chaleur produite. On peut même par la longueur et l'agencement des tuyaux, pourvu que la fumée puisse y conserver une température de 70° pour faciliter le tirage, arriver à utiliser presque toute la chaleur. Le poêle métallique a l'inconvénient de se refroidir presque aussi vite qu'il s'échauffe, de dessécher l'atmosphère et de ne pouvoir servir à une ventilation active que s'il est muni d'appareils spéciaux. Le volume d'air entraîné par le poêle ordinaire est environ de 5^{m^3} par kilogramme de bois brûlé et de 6 à 7^{m^3} par kilogramme de charbon.

On palliera au désséchement de l'atmosphère en plaçant sur les poêles des bassins remplis d'eau. Ces récipients ne sont autres que des gamelles délivrées à titre gratuit. Si la forme de la partie supérieure du poêle exigeait une disposition particulière, les frais seraient payés par la masse générale d'entretien. Pour qu'un récipient d'eau ait une action tout à fait compensatrice, il faut que la surface d'évaporation soit au moins égale au quart de la surface chauffée.

On a reproché aux poêles de fonte un grave inconvénient. La fonte est perméable au gaz, comme le fer ; elle l'est même plus que ce dernier. Cette facilité de se laisser pénétrer est considérablement accrue par la chaleur, aussi a-t-on émis l'assertion que, dans un poêle allumé, l'oxyde de carbone était absorbé par la surface interne et traversait la paroi pour se diffuser à l'extérieur. M. Boissière a communiqué à l'Académie des sciences, en 1868, une note dans laquelle il met en doute la production d'oxyde de carbone libre, d'une manière permanente, à l'intérieur d'un poêle où l'air arrive toujours en quantité considérable pour l'oxyder. Dans le cas où il se produirait, il serait entraîné dans la cheminée avec les autres gaz de la combustion. En admettant même l'absorption de l'oxyde de carbone par la fonte, le gaz toxique ne serait pas déversé au dehors à cause de la différence de pression qui existe entre l'air extérieur et les gaz du fourneau. La fonte se laisserait plutôt pénétrer par l'air que par l'oxyde de carbone, le courant aurait lieu de dehors en dedans. Les expériences de Coulier confirment les observations précédentes. Lorsqu'il se présente des accidents morbides dans une pièce chauffée par un poêle de fonte, il serait peut-être préférable d'en incriminer quelque fissure dans les tuyaux ou quelque solution de continuité dans le poêle lui-même.

Les tuyaux sont généralement pourvus d'une clef qui permet de régler le tirage. Quelquefois pour modérer la combustion. on obture complètement le tuyau d'appel. Quand la fumée est refoulée dans la chambre on est averti du danger, mais lorsqu'il ne se dégage plus que de l'oxyde de carbone, comme dans la combustion du charbon de bois, on est exposé à des intoxications graves, parfois mortelles.

F. *Ameublement. Sa désinfection.*— Dans les chambrées l'ameublement est strictement suffisant. Il se compose exclusivement de lits, de tables, de bancs, de râteliers d'armes, de planches à bagages et de planches à pain. Les sous-officiers ont une petite armoire fermant à clé. Ceux qui sont rengagés habitent une chambre personnelle. Généralement les chefs de corps permettent aux sous-officiers d'ajouter un peu de confortable à l'ameublement rudimentaire que leur alloue l'Etat.

Le lit de troupe, jusqu'en 1824, était en bois et devait servir à deux hommes. C'est de là que vient l'expression de *camarade de lit.* Aujourd'hui il est personnel et se compose de châlits en fer sur lesquels se placent trois planches de sapin. La garniture comprend une paillasse, un matelas, un traversin, une paire de draps, une couverture et, en hiver, un couvre-pied.

La paillasse se compose d'une enveloppe de toile lessivable et de 10 kilogrammes de paille. Cette paille doit être renouvelée tous les six mois. Le matelas contient 8 kilogrammes de laine et 2 kilogrammes de crin. Sa réfection, d'après la circulaire du 24 octobre 1883, doit s'opérer tous les dix-huit mois. Il est bon d'observer que le cardage de la laine, si minutieux qu'il soit, ne suffit pas à la désinfection et ne détruit pas les ferments et les germes qui se sont accumulés au milieu des fibrilles. Il serait nécessaire que le matelas, avant d'entrer en service, fût étuvé à l'air chaud, à 120°, ou fût exposé aux vapeurs d'acide sulfureux. Il en est de même pour le traversin qui contient un kilogramme de laine et 320 grammes de crin. Les draps sont renouvelés tous les mois.

Les fournitures de literie sont assurées par la Compagnie des Lits Militaires qui vient de signer un nouveau traité avec l'administration de la guerre. Tous les renouvellements, blanchissages, désinfections, sont effectués par les entrepositaires de la compagnie. Sans soulever de questions délicates, nous souhaitons que l'armée puisse se passer des offices d'entrepreneurs qui vivent d'elle.

Le service du campement n'est pas encore à même de se substituer à la Compagnie des Lits Militaires, mais il est outillé pour parer à certaines éventualités. Il peut assurer provisoirement le couchage d'une troupe au moyen d'un matériel qui se compose, par homme, de deux sacs tentes-abris tenant lieu de draps, d'un sac de toile pouvant contenir 2 kilogrammes de paille et servir de traversin, d'une enveloppe de toile pouvant contenir 10 kilogrammes de paille et former une paillasse, enfin d'une couverture. Les sacs de couchage sont renouvelés tous les mois; les toiles à paillasse sont lavées et la paille est renouvelée tous les deux mois.

Selon le règlement sur le service intérieur, dès le réveil, on découvre les lits pendant une heure et on ploie successivement à leur pied les différentes parties de la fourniture. Il est expressément défendu de mettre du linge entre la paillasse et le matelas, de *manger sur les lits*, d'y déposer des aliments, de s'y coucher avec la chaussure aux pieds. Les couvertures et les matelas sont battus au grand air tous les samedis.

Récemment le ministre de la guerre a ouvert un concours de lits-sommiers pour remplacer les châlits avec leurs planches ainsi que les paillasses. Plusieurs modèles ont été présentés. Les uns sont formés de cadres en bois ou en fer sur lesquels sont tendues des cordes, des courroies de cuir, des sangles, simples ou unies à des ressorts métalliques ; d'autres rappellent les sommiers en usage dans les habitations privées. Jusqu'ici aucun appareil de couchage n'a rempli les conditions de simplicité, de légèreté, de solidité et surtout de bon marché exigées par le ministre. Morache recommande le hamac employé sur les navires et dans les casernes des équipages de la flotte. Ce hamac peut se rouler et s'accrocher au mur ; de plus, il peut facilement être porté au dehors pour être exposé au grand air.

L'armée allemande fait usage de différents appareils de couchage. La paillasse est bannie en principe ; le matelas renferme un peu plus de crin que le nôtre et repose directement sur un lattis de fer. Pendant le jour, pour laisser plus d'espace dans la chambre, tantôt les lits se superposent deux à deux, tantôt ils se relèvent verticalement contre le mur, à l'instar d'un pont-levis. Le lieutenant Bertillon s'est inspiré de cette dernière disposition et a proposé un cadre en fer, à fond de toile, dont la partie formant chevet est articulée au mur. L'ensemble de la couchette peut se relever contre la paroi de la chambre. Le dessous du lit, qui devient vertical, présente une tablette sur laquelle l'homme peut lire, écrire, se livrer à des occupations multiples. Le pied du lit, qui servait précédemment de support, devient un tabouret. Le lit-hamac Maurice est construit sur le même système.

L'armée anglaise emploie plusieurs sortes de couchettes. Les unes se composent de cadres en fer sur lesquels sont tendues des lamelles d'acier élastiques ; d'autres sont agencées de manière à se plier en deux ; d'autres sont à tiroir.

Les lits doivent être séparés les uns des autres par un espace de 0m25 au moins. Généralement on ne s'arrête pas à ce minimum qui est réellement insuffisant et qui donne à peine à l'homme la latitude de se mouvoir autour de sa couchette. Nous pensons que l'intervalle situé entre les lits doit être de 0m50 au moins. Deux hommes couchés l'un à côté de l'autre doivent être suffisamment séparés afin de ne pas se projeter leur haleine et de ne pas s'exposer à une contamination pour peu que l'un d'eux ait une affection bacillaire. En Belgique, l'intervalle de séparation est de 0m36 ; en Angleterre de 0m60. On conserve entre le chevet du lit et le mur une distance de 0m10.

Il y a lieu souvent de désinfecter les fournitures de lit, soit que l'homme qui en était détenteur ait été atteint d'affection parasitaire, soit qu'il ait été frappé d'une maladie infectio-contagieuse. Cette désinfection se fait toutes les fois que le médecin en reconnaît la nécessité, soit au corps lui-même, soit chez le préposé aux lits militaires. Le linge, les vêtements, les effets de lainage sont désinfectés de la même manière que les objets de literie. Ils sont portés dans une chambre reculée, isolée, bien close, cubant au plus 40 à 50 mètres carrés. On place sur le sol de cette chambre un certain nombre de récipients en poterie grossière dans lesquels on met une quantité maximum de 250 grammes de soufre en canon. Le nombre de vases varie de telle sorte que la quantité de soufre soit de 30 grammes au plus et de 20 grammes au moins par mètre cube. Ainsi pour une chambre cubant 50 mètres, on dispose au plus six récipients contenant chacun 250 grammes de soufre. Les objets à désinfecter sont suspendus à 2 mètres au-dessus du sol. Au bout de 36 heures la désinfection est terminée.

La désinfection des locaux s'exécute de la même manière. Il est utile préalablement de saturer d'humidité l'air de la salle pour fixer l'acide sulfureux, soit en passant un linge mouillé sur le sol et les murailles, soit en faisant bouillir, pendant un quart d'heure, de l'eau dans un large bassin.

Souvent les chambrées et les objets de literie sont envahis par les punaises. Linné appelle ce parasite *nocturnum et fœtidum animal.* Les embrocations de soufre atteignent l'insecte jusque dans ses derniers repaires. La décoction de tabac, l'essence de térébenthine, la solution de bichlorure de mercure au centième, ont été préconisées avec succès. On doit employer, en insufflation, la poudre de pyrèthre (base de l'insecticide Vicat), deux fois par an, à la fin mai et au commencement de juillet, à raison de 6 grammes par homme. Au printemps et plusieurs fois en été, si cela est nécessaire, le mobilier des chambres doit être lavé avec de l'huile de pétrole étendue d'eau, dans la proportion d'un dixième, pour détruire les insectes.

Dans tous les locaux habités par la troupe il se

trouve des tables et des banquettes. Là où le réfectoire n'est pas définitivement installé, le soldat est tenu de manger sa gamelle à table. Si dans une chambrée de trois ou quatre hommes il n'y a pas de table, ceux-ci doivent prendre leurs repas dans une chambrée du voisinage. A chaque table sont annexés deux bancs.

Les vêtements et les menus objets du soldat sont placés sur ce que l'on appelle la planche à bagages. A la face inférieure de cette planche sont vissés des crochets où l'homme pend sa buffleterie. Dans chaque chambre se trouve un râtelier d'armes.

La planche à pain a fait son temps et disparaîtra forcément dès que, dans tous les quartiers, il aura été possible d'installer des réfectoires. C'est dans ces locaux et dans des armoires spéciales que le soldat mettra son pain à l'abri de la poussière, de l'humidité, des vapeurs mésodorantes et des insectes.

Tous les objets exhalant de l'odeur, tels que les selles, les brides, les couvertures de chevaux et, s'il est possible, les chaussures diverses, doivent être placés hors des chambres. Nous avons connu des capitaines-commandants qui étaient parvenus à installer des placards dans les corridors ou sur les palliers et à apprendre à leurs hommes à se livrer à tous les travaux de propreté en dehors de la chambre d'habitation.

Il est défendu de fumer pendant la nuit, de cracher et de vider les pipes ailleurs que dans les crachoirs et d'entrer dans les locaux avec des chaussures crottées. Toutes ces prescriptions sont excellentes. Nous désirerions de plus que les chambres fussent munies d'une boîte à ordure comme cela se voit dans les casernes anglaises.

§ 3. **Bâtiments et locaux accessoires.** — A. *Lavabos. Bains. Lavoirs.* — Dans toutes les casernes françaises il existe actuellement des lavabos où les hommes sont tenus de faire leurs ablutions quotidiennes. Ces lavabos sont généralement installés dans une pièce spéciale dont les planches et les parois sont recouverts d'une couche de ciment imperméable. Un certain nombre de robinets sont placés en ligne au-dessus d'une vasque recevant les eaux. Cette vasque n'est pas élevée et permet à l'homme d'y plonger ses pieds, comme le présente la fig. 30.

Chaque militaire possède deux serviettes fournies par l'État et faisant partie de l'équipement.

Depuis 1883, les bains chauds sont devenus obligatoires dans les casernes. Deux systèmes de balnéation ont été laissés au choix de chaque corps de troupe : *le bain par immersion* et le *bain par aspersion.* Le premier n'a été installé qu'à la caserne des pompiers à Paris. Il n'a pas été mis en usage dans les autres casernes à cause des inconvénients qu'il présente. Il demande un emplacement et un aménagement considérables. Chaque bain exige au moins 180 à 200 litres d'eau. Cette eau, pour être portée à une température variable de 18 à 25°, exige beaucoup de combustible. L'État n'alloue aux corps de troupe qu'une somme annuelle de 100 francs pour le chauffage des bains et n'accorde, comme fonds d'installation, qu'une somme unique de 300 francs. Il a fallu recourir au second système, au bain par aspersion qui est plus économique mais qui ne peut servir qu'à une seule chose, au nettoyage de la peau.

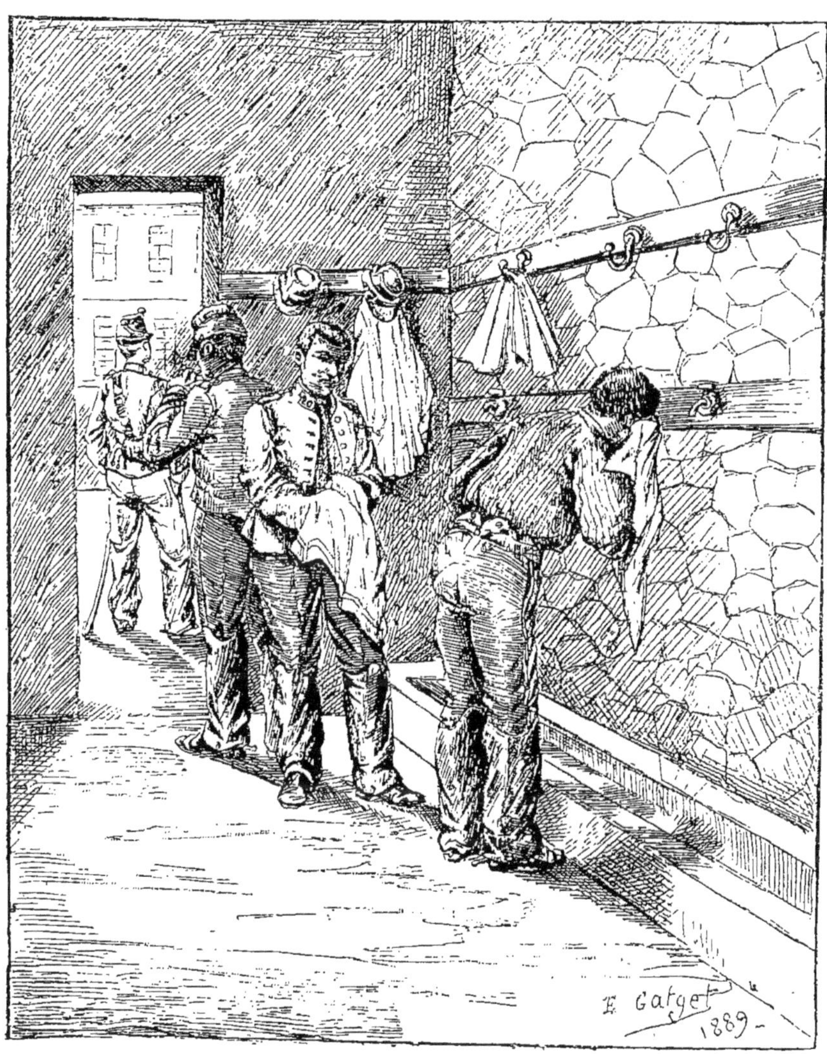

Fig. 30. — Le lavabo.

Le système préconisé par le docteur Haro est des

plus simples. Les hommes se mettent sur un rang, dans un local spécial, et sont douchés au moyen d'une pompe ordinaire d'arrosage. On peut asperger 90 hommes à l'heure, comme le montre la fig. 31.

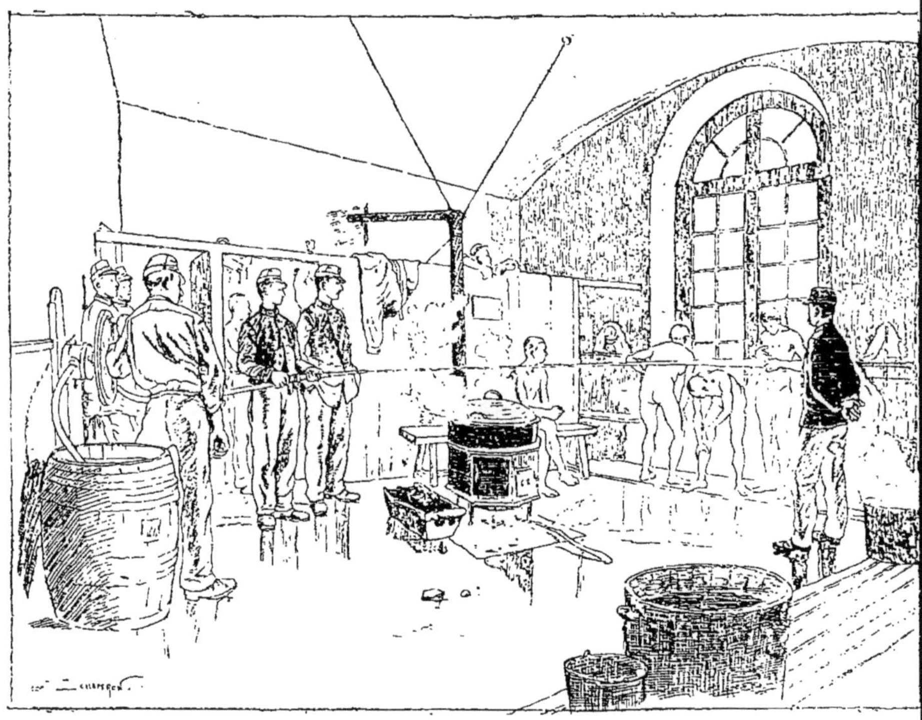

Fig. 31. — La douche au régiment. Dessin de Chaperon.

A la caserne municipale Schomberg, à Paris, l'aspersion se fait de haut en bas au moyen de pommes d'arrosoir auxquelles aboutissent des conduites d'eau chaude.

M. Herbet, ingénieur, a fait construire par la maison Egrot un appareil à douches tièdes qui fonctionne avec succès dans les garnisons de Belfort et de Besançon. Il se compose d'une chaudière à vapeur et d'un éjecteur plongeant dans une bache d'eau froide. La vapeur arrive sous pression dans l'éjecteur, aspire l'eau froide, l'échauffe et l'entraîne avec force dans la lance tenue par le doucheur. L'appareil Herbet lave, en les aspergeant, 96 hommes par heure, en consommant 12 kilogrammes de charbon et 12,000 litres d'eau. Comme son prix est de 2,000 francs, il ne peut servir que dans les grands centres de garnison, là où plusieurs corps de troupe peuvent se mettre en commun pour en faire les frais.

Il a été installé, à Châteaudun, au quartier Kellermann, une salle de bains par aspersion qui rend de réels services depuis cinq ans.

A la salle est annexé un vestiaire où les hommes se déshabillent et pendent leurs effets. L'outillage comprend : un embranchement sur la canalisation des eaux de la ville ; une chaudière de 200 litres ; une pompe aspirante et foulante ; un récipient en fonte, élevé, cramponné aux solives du plafond et muni d'un niveau d'eau ; deux tuyaux, l'un partant du fond du récipient et servant à la douche unique, l'autre partant également du fond du récipient et servant à conduire l'eau dans six pommes d'arrosoir ; de sept baquets en bois, genre tobs, placés sous les pommes d'arrosoir et destinés à recevoir les baigneurs debout; des planchers mobiles en lattis de bois.

L'eau de la ville arrive dans la salle de douches à une pression supérieure à une atmosphère. Un jeu de conduits et de robinets permet de remplir la chaudière et d'envoyer de l'eau froide dans la moitié du récipient du plafond. L'eau de la chaudière, lorsqu'elle est chauffée, est pompée et refoulée dans le récipient pour se mêler à l'eau froide qui s'y trouve déjà. Le niveau d'eau indique le moment où il faut cesser de pomper. On obtient ainsi une eau variant de 30 à 40°. Un jeu de robinets à bascule permet à l'eau du récipient de passer dans les six pommes d'arrosoir ou de passer exclusivement dans le tuyau qui sert à la douche unique en jet ou en pluie.

L'homme se place dans le baquet, sous la pomme d'arrosoir, reçoit la douche chaude, se savonne et se frictionne. L'eau qui ruisselle de son corps s'écoule dans le baquet et sert encore à lui laver les pieds. Sept hommes sont douchés à la fois, trois à droite, trois à gauche et un au milieu de la salle. On peut doucher quatre-vingt-quatre hommes, par heure, en leur accordant 5 minutes à chacun.

On a installé dans les casernes des *lavoirs* qui permettent aux hommes de nettoyer leurs effets et quelquefois une partie de leur linge. Ce sont de simples auges en maçonnerie dans lesquelles on fait arriver de l'eau et dont les margelles sont inclinées de dehors en dedans pour permettre les savonnages. Dans certaines garnisons il est difficile de renouveler l'eau autant que ce serait nécessaire, aussi vaut-il mieux confier le lavage des effets à l'industrie privée. — En Belgique, le régiment des grenadiers a appliqué avec beaucoup de succès, pour le nettoyage du linge, l'appareil Terwangne, à fourneaux tubulaires, qui sert à la fois à faire la cuisine et à entretenir une buanderie régimentaire. Cet appareil donne, pour 3 centimes, ce qui en coûtait 28. Il permet à chaque homme de faire blanchir, par semaine, un caleçon, un pantalon blanc, une chemise, une ceinture de flanelle, des chaussettes, une serviette.

B. *Cuisines. Réfectoires. Cantines.* — Les cuisines ne datent que de l'année 1815. Elles sont toujours placées au rez-de-chaussée; souvent, et réglementairement dans les constructions nouvelles, elles sont isolées et placées à une certaine distance des locaux d'habitation. La figure 32 représente une vue d'une cuisine et d'un fourneau régimentaire. En Allemagne, les cuisines sont généralement situées dans les sous-sols. Ce mode d'installation est défectueux : les préparations culinaires faites en grand dégagent une forte proportion de vapeurs empyreumatiques qui imprègnent les murs et s'infiltrent dans les étages supérieurs.

Un bâtiment rectangulaire, plus long que large, circonscrivant une salle dallée et présentant, sur l'un de ses grands côtés, un ensemble de fourneaux, voilà l'apparence générale des cuisines actuelles. Au milieu du local se trouve une grande table sur laquelle se remplissent les récipients de la troupe ; à l'une de ses extrémités se voient les magasins à vivres et denrées.

Les soldats sont obligés d'entrer dans la cuisine pour y chercher leur nourriture. Ils y apportent toutes les souillures de la cour. Nous désirerions que la cuisine fût disposée de la manière suivante : elle serait complètement isolée et placée de façon que les vents régnants n'envoyassent pas la fumée et les émanations vers les bâtiments habités; elle aurait une dimension proportionnelle au nombre d'hommes à nourrir; les vitrages inférieurs des fenêtres pourraient se remonter dans des coulisses de manière à présenter des guichets;

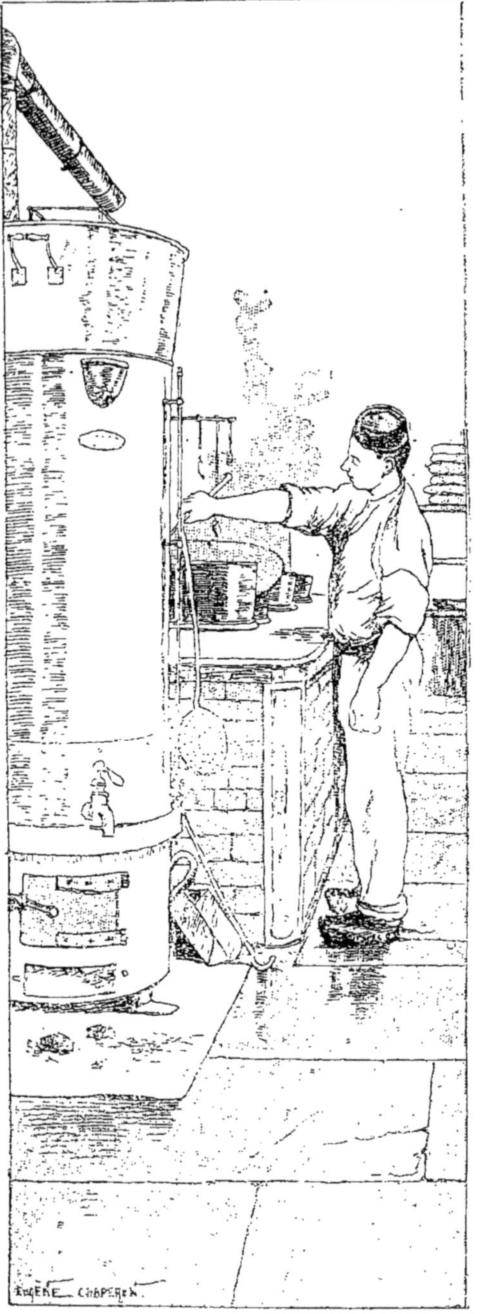

Fig. 32. — Cuisine régimentaire. Dessin d'Eugène Chaperon.

devant ces guichets, en dehors, se trouveraient des tablettes ou comptoirs sur lesquels les employés de la cuisine feraient les distributions ; le toit, au-dessus des fenêtres, s'avancerait en marquise pour garantir de la pluie les comptoirs et les hommes ; les fourneaux seraient alimentés de combustible et débarrassés de leurs cendres et scories par des bouches situées en dehors du local ; leurs cheminées d'appel seraient entourées d'un manchon servant à la ventilation ; ce manchon se terminerait, à sa partie inférieure, par une sorte d'auvent, un entonnoir, qui attirerait, par le déplacement de l'air, toutes les buées et vapeurs empyreumatiques ; les prises d'air seraient plus nombreuses et plus larges que dans les chambres ordinaires ; le sol serait absolument imperméabilisé ; il présenterait un certain degré de déclivité pour permettre le facile écoulement des eaux; une prise d'eau serait installée à sa partie surélevée de manière à permettre le large nettoyage des écuries d'Augias; les tables de distributions seraient de bois dur, imputrescibles et auraient au moins 2m40 par compagnie et 3m50 par escadron.

Il est de toute nécessité qu'une cuisine soit ventilée et rafraîchie sans courant d'air violent. Ne savons-nous pas que l'anémie des cuisiniers est due surtout au séjour continu dans une atmosphère surchauffée et saturée de vapeur d'eau ?

Le système Choumara encore en vigueur se compose de deux marmites semi-cylindriques, juxtaposées de manière que leur section transversale représente deux ՙD. Ces deux marmites dont les faces planes sont parallèles, sont plongées dans un foyer en fonte. Le feu circule entre elles et autour d'elles. Les marmites sont de dimension variable et peuvent contenir 60, 75 et 100 litres.

Le système Choumara est insuffisant surtout si l'on veut varier l'alimentation. Le ministère de la guerre a ouvert, le 17 septembre 1887, une exposition d'appareils de cuisine destinés à la préparation des aliments de la troupe. Les conditions exigées par le ministre représentaient les desiderata les plus urgents : chargement du foyer se faisant en dehors de la cuisine ; appareils disposés pour la préparation des aliments variés ; récipients permettant, par leur nombre et leur dimension, l'alimentation à volonté par compagnie ou par bataillon ; récipients agencés de manière à obtenir et à maintenir simultanément, à des températures différentes, les diverses substances à cuire, pour réduire au minimum les pertes de poids et de qualité nutritive qui résultent de la cuisson prolongée ; consommation minimum de combustible en assurant une certaine quantité d'eau chaude pour le service de la laverie. La commission nommée par le ministre de la guerre, chargée de l'examen des systèmes présentés, a signalé cinq d'entre eux comme satisfaisant le mieux aux conditions imposées. Ce sont les appareils Deglise, Lamoureux, Malen, François-Vaillant et Egrot. Ces deux derniers ont été primés.

L'appareil François-Vaillant est en fonte. Il se compose de deux foyers entre lesquels se trouve une bouillotte à eau chaude pour le café et le service de la laverie. Sur les foyers se trouvent des marmites doubles, de la forme des marmites Choumara. Elles sont mobiles et peuvent être remplacées par des marmites particulières renfermant une lèche-frite et un croisillon à six branches verticales pour soutenir les rôtis.

L'appareil Egrot (fig. 35, p. 248) peut servir de type à tous les appareils à vapeur. Il se compose d'un générateur qui produit de la vapeur sous pression, à la températur de 120°, et de plusieurs marmites isolées à doubles parois. La vapeur surchauffée circule dans l'intervalle des parois.

Les appareils à vapeur représentent un véritable

progrès. Le commandant Corbin (1), en a fait ressortir les sérieux avantages. Dans les cuisines à vapeur, l'ébullition d'une marmite de 300 litres est obtenue en 20 minutes. Les aliments ne peuvent être brûlés et ne peuvent sentir la fumée. On peut facilement faire de l'alimentation variée et on économise considérablement de combustible. D'après les docteurs Chassagne et Emery-Desbrousses, cette économie se prononce d'autant plus qu'on opère en plus grand et qu'il s'agit de faire un plus grand nombre de portions alimentaires. Pour un bataillon de 540 hommes, le bénéfice annuel, dans la consommation de la houille, est de 820 francs. Pour 2,200 hommes il est de 6,650 francs. Ainsi, quoique les appareils à vapeur coûtent cher d'installation, on peut arriver, dans un temps relativement court, à en amortir les frais.

Le système Egrot est appliqué dans les hôpitaux militaires de Bourges, de Bourbonne-les-Bains, de Saïgon, dans la caserne de la Pépinière, à Paris, dans les casernes d'artillerie de Châlons et d'Orléans et dans les casernes d'infanterie de Brives, de Saint-Quentin, de Cholet, etc.

Le docteur Schindler, le promoteur de l'alimentation variée dans l'armée, n'est pas partisan de la cuisine à vapeur. Le principal argument qu'il émet contre sa généralisation, est l'impossibilité absolue de faire avec ce système de cuisson, un rôti parfaitement rissolé. Le savant économiste a raison en principe. Mais nous pensons qu'une viande ne présentant pas tous les caractère d'un rôti à la flamme, n'en est pas

(1) *Mémorial de l'officier du génie*, 1874, n° 23.

moins bonne pour cela. Au contraire, une chair cuite à l'étuvé n'a perdu aucun de ses principes : elle s'est saturée pour ainsi dire de ses propres vapeurs. Pourquoi chercher le raffinement dans la cuisine militaire? Avant tout nourrissons nos hommes d'une façon convenable ; recherchons à la fois la quantité et la qualité sans perdre de vue l'économie.

Les médecins militaires allemands vantent beaucoup l'*appareil Senking*. Ce fourneau à demeure cuirait toutes sortes d'aliments d'une façon parfaite et économique. La marmite est formée de doubles parois dans l'intervalle desquelles se trouve de l'eau en ébullition.

Nos ustensiles de cuisine sont très rudimentaires. Nous avons déjà parlé de la marmite Choumara ; il faut y ajouter quelques récipients en fer battu, en terre ou en bois. Les compagnies ou escadrons qui possèdent des réfectoires, peuvent avoir, selon l'initiative de leur capitaine commandant et selon les économies réalisées sur l'ordinaire, une vaisselle et des accessoires qui présentent parfois un certain confortable. Il est nécessaire que tous les objets étamés ne renferment pas de plomb et partant pas d'arsenic.

Toutes les casernes de la garde républicaine possèdent actuellement des réfectoires. Le 20e chasseurs, à Châteaudun, a installé ses réfectoires en 1886. Le médecin-inspecteur Dujardin-Beaumetz en fit installer à l'hôpital de Blidah ; le médecin principal, Viry, à celui de Milianah. La plupart des casernes allemandes possèdent non seulement des salles où les hommes peuvent prendre leurs repas *(Wohnraüm)*, mais encore des salles de manœuvre où l'on peut exercer toute une compagnie. En Belgique on a aménagé récemment, dans les quartiers militaires, des salles dites de réunion qui doivent servir de réfectoires aux heures des repas. Viry relate que le réfectoire de la nouvelle caserne des recrues de Skeppsholm peut recevoir simultanément huit cents hommes. Les Anglais possèdent de longue date ce qu'ils appellent des *day-rooms*.

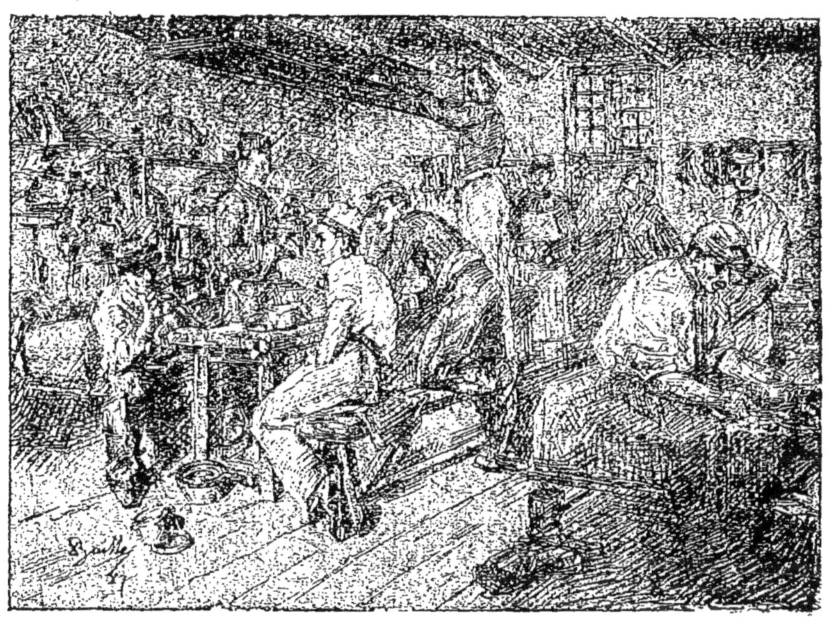

Fig. 33. — Chambre où l'on mangeait à la gamelle, dessin de Baille.

Le réfectoire est à l'ordre du jour : la gamelle par escouade s'est transformée, en 1854, en gamelle individuelle ; celle-ci se transforme aujourd'hui, pour le temps de paix, en vaisselle de faïence ; à côté du lit qui servait à tout, on a placé une table, puis le lit n'a plus servi qu'à l'usage unique auquel il est destiné et à côté des chambrées on a bâti des réfectoires. Le temps n'est plus où les hommes mangeaient dans une chambre mal tenue, sur les lits, et où les gamelles traînaient par terre, comme on le voit sur la figure 33.

Les casernes renferment une cantine par escadron ou par bataillon. Ce genre de local permet à l'homme de venir, à ses frais, consommer des aliments et des boissons. C'est là que les différentes catégories de sous-officiers prennent leurs repas.

L'établissement est tenu par une femme mariée, commissionnée par le colonel. Jusqu'en 1847 le mari pouvait être un sous-officier, maintenant ce n'est plus qu'un musicien, ou un sapeur, ou même un simple bourgeois. Pendant nos grandes guerres, les cantinières s'attachaient à la fortune du régiment ; elles se masculinisaient pour ainsi dire. Plusieurs sont devenues célèbres par leur courage et leur dévouement à toute épreuve et ont gagné la croix d'honneur.

La cantine représente généralement une vaste salle blanchie à la chaux, meublée de tables et de bancs. On y débite du vin, du cidre, de la bière, du café, des liqueurs. L'absinthe est prohibée. Une surveillance active doit être exercée par le commandement et par les médecins, sur toutes les denrées de consommation. Généralement il existe un tarif; le prix des boissons est toujours modique. La cantinière se rattrape sur la quantité absorbée ; est-ce bien moral ?

La pension des sous-officiers est imposée à la cantinière, moyennant une somme très modique. Cet impôt forcé ne doit pas trouver son excuse dans les gains que la cantinière réalise sur les hommes, d'autant plus que des mess de sous-officiers ont été installés et fonctionnent sans autres ressources pécuniaires que la somme modique de 0 fr. 70 versée par les simples sous-officiers, que celle de 0 fr. 85 versée par les sergents-majors et que celle de 1 fr. versée par les adjudants (1). Les mess représentent des sociétés coopératives : le bien-être est en raison directe du nombre des associés.

Les sous-officiers de toutes catégories doivent avoir, le matin, un plat de viande, un plat de légumes, et un dessert; le soir, le même menu précédé d'une soupe. Le vin n'est pas compris dans cet ordinaire; il se paye à part.

C. *Magasins. Ateliers.* — Les magasins sont généralement situés au rez-de-chaussée. Ils sont très nombreux dans les casernes. Les réglements prescrivent de prendre des mesures minutieuses contre les incendies et contre l'envahissement des parasites de toutes sortes attirés soit par les denrées alimentaires, soit par les matières vestimentaires. Les ateliers sont trop souvent encombrés et d'ouvriers et d'effets. Les corps de troupe doivent, depuis peu de temps, confectionner eux-mêmes une partie de leurs vêtements et de leur équipement. Les ateliers, lors de la construction des casernes, n'ont pas été installés de manière à satisfaire à toutes les éventualités ; ils ne devaient contenir que quelques hommes occupés à ravauder, tandis que maintenant ils abritent des équipes d'ouvriers tailleurs, bottiers, selliers.

(1) C'est le colonel de Cointet, aujourd'hui général, qui organisa le premier, à Saint-Étienne, au 19e dragons, un mess qui fonctionne et où les sous-officiers trouvent non seulement le confortable, mais encore un certain luxe.

D. *Infirmerie régimentaire.* — On appelle infirmerie régimentaire un ensemble de locaux destinés à loger et à soigner les malades d'un corps de troupe, en temps que ces derniers ne soient atteints que d'affections bénignes. L'infirmerie doit aussi permettre aux convalescents d'attendre qu'ils soient à même de reprendre leur service militaire. Les hommes gravement malades sont envoyés dans les hôpitaux ; nous en parlerons plus loin.

Si une habitation a besoin d'être saine, que doit être une infirmerie qui réunit un certain nombre de malades, de valétudinaires, de convalescents? Plus un organisme est affaibli et plus il réclame un air pur ; plus il a souffert et plus il a besoin de vivre dans un milieu sec, bien ensoleillé, à l'abri de toute infection.

D'après les règlements, l'infirmerie doit être, autant que possible, installée dans un pavillon spécial, ou dans un corps de logis éloigné du casernement occupé par la troupe. Il est opportun que les hommes fatigués et souffrants soient loin du bruit des chambrées et que ceux qui sont mis en observation soient complètement séparés de leurs camarades.

Une infirmerie régimentaire doit comprendre autant que possible : 1° une salle particulière pour chacune des catégories de malades, fiévreux, blessés et vénériens ; 2° une salle de convalescents. « Les salles des malades et des convalescents doivent être situées au premier étage, bien aérées, bien éclairées et disposées de façon à assurer, à chaque homme, au moins 20 mètres cubes d'air, déduction faite de l'emplacement occupé par les lits et le mobilier. »

Le nombre de lits à affecter à une infirmerie de corps est fixé, tant pour les malades que pour les convalescents, à 2 1/2 % de l'effectif normal dans les troupes à pied et à 3 % de l'effectif normal dans les troupes à cheval. Tous les objets dont se compose la literie doivent être timbrés des lettres IR.

Le mobilier se compose de tables, de bancs, de planches à pain et de planches à bagages. Presque tous les chefs de corps laissent aux médecins la latitude de modifier ce mobilier par trop rudimentaire. Grâce au régime spécial auquel sont soumis les hommes qui ont besoin de très peu de nourriture ou qui, vu leur état gastrique, doivent être mis à la diète, il est permis de réaliser quelques économies dans une infirmerie régimentaire. Ces économies doivent servir à augmenter le bien-être des hommes et couvrir les dépenses faites dans ce but. On peut arriver petit à petit à confectionner des rideaux et des descentes de lit, à fabriquer des tables de nuit, des armoires pour le pain et la vaisselle, des armoires spéciales pour les chaussures, des chaises percées, des tablettes pour les hommes qui ne peuvent se lever, etc. Nous avons vu quelques salles d'infirmerie qui offraient, sinon le luxe, du moins le bien-être. Ces salles sont encore malheureusement trop rares.

Les escaliers qui conduisent aux salles des malades doivent être larges et à angles très ouverts de manière à permettre la facile ascension d'un homme couché sur un brancard.

Une infirmerie régimentaire doit comprendre encore : 3° une salle de visite pouvant servir en même temps de logement au sous-officier ou au caporal d'infirmerie. Cette salle est toujours au rez-de-chaussée. Elle doit être précédée d'une salle d'attente ou d'un corridor présentant des bancs pour les éclopés qui attendent leur tour de pansement. La salle de visite renferme des armoires pour les médicaments, les linges à pansements et les registres divers. Une de ces armoires possède un compartiment fermant à clé pour renfermer les médicaments toxiques. Une table et des chaises complètent cet ameublement; 4° une salle servant de réfectoire et de lieu de réunion aux malades et aux convalescents; 5° une chambre servant de magasin pour les effets des malades, les ustensiles et les approvisionnements de l'infirmerie; 6° une chambre pour la tisanerie et le chauffage des bains; 7° un cabinet attenant à cette chambre pouvant recevoir deux baignoires et des lavabos. L'une de ces baignoires est en bois afin de pouvoir renfermer de l'eau sulfureuse pour le traitement des maladies cutanées et parasitaires; 8° des latrines à clapets ou à tinettes, indépendantes de celles de la troupe. Généralement elles sont trop enclavées dans le local de l'infirmerie; elles devraient être à quelques mètres du bâtiment et reliées à ce dernier par une petite galerie couverte; 9° un local suffisant pour y installer des bains chauds à l'usage de la troupe. Nous avons vu plus haut que les bains par aspersion verticale étaient les plus pratiques; 10° une cour servant de promenoir. Il est facile de transformer cette cour en jardin. La fig. 34 représente le jardin d'une infirmerie régimentaire. A Châteaudun, au quartier Kellermann, l'infirmerie possède un jardin anglais avec pelouses et ombrages. Des bancs permettent aux malades de se reposer devant des massifs de fleurs.

Les sous-officiers doivent être traités dans une chambre particulière. S'ils ne sont que très légèrement indisposés, il est loisible de les laisser dans leur propre chambre, surtout s'ils sont rengagés et possèdent un local individuel; s'ils sont gravement atteints, l'hôpital doit leur ouvrir ses portes.

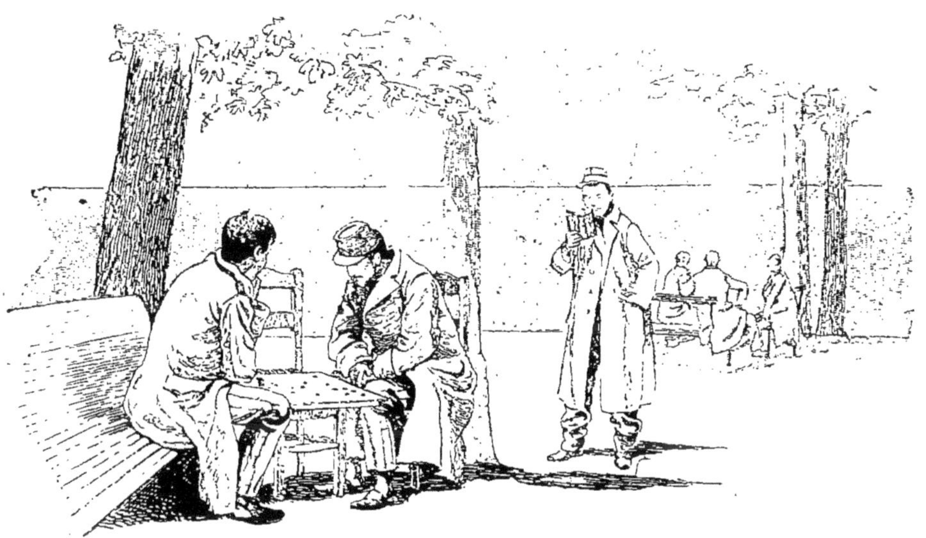

Fig. 34. — Jardin d'une infirmerie régimentaire (1).

Les infirmeries régimentaires possèdent une bibliothèque à l'usage des médecins ; elles peuvent en posséder une à l'usage des malades. Nous sommes très partisans de cette dernière. Pour l'installer il suffit de tendre la main dans l'entourage. Nous con-

(1) Figure empruntée à la *Vie du soldat.* Paris, Librairie illustrée.

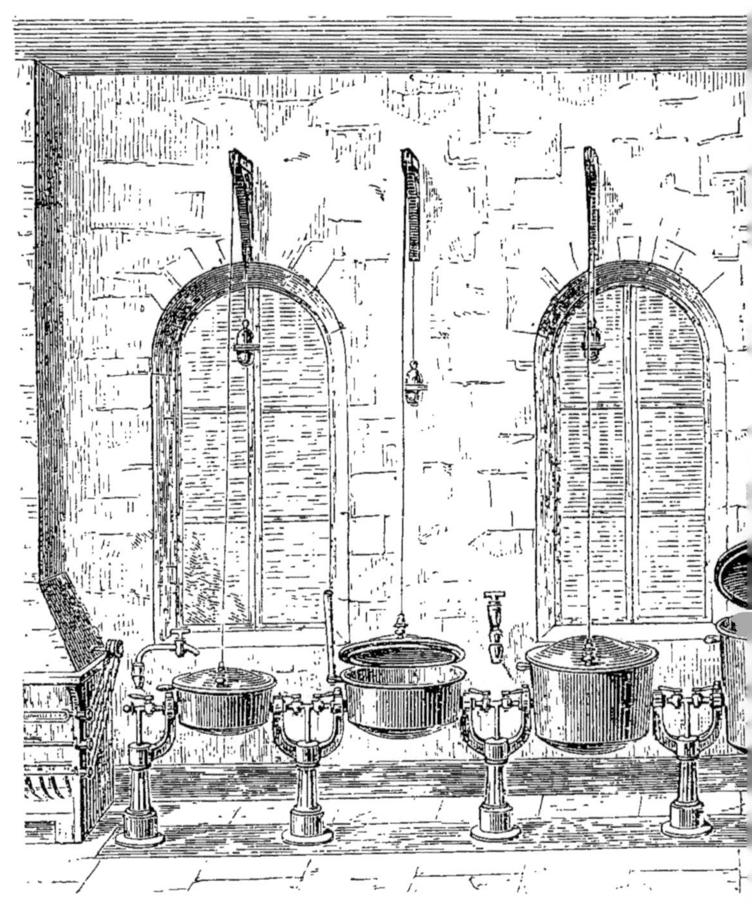

Fig. 35. — Cuisine à vapeur du modèle Egrot, employée dans les c
d'infanterie à Brive, d'infanterie à Saint-Quentin, des Roches à
dans les hôpitaux militaires de Bourbonne, de Bourges et de Sa

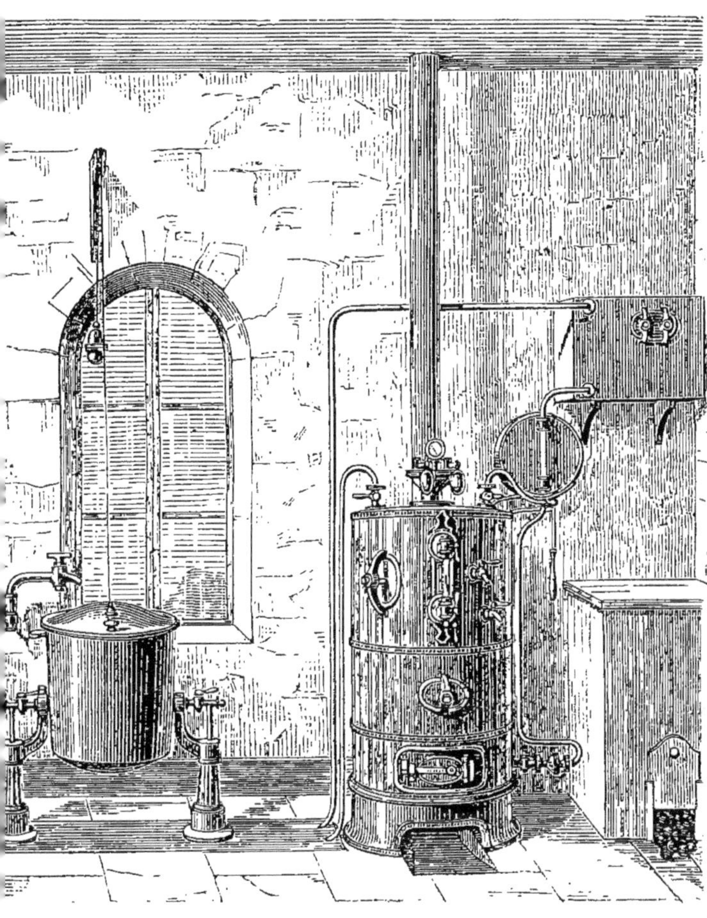

la Pépinière à Paris, d'artillerie à Châlons, du Bel-Air à Orléans.
Orléans à Alger, des pontonniers à Angers, d'Alsace à Bordeaux,

naissons un régiment où chaque famille d'officier a pris à cœur d'envoyer quelques livres à l'infirmerie ; une bibliothèque presque choisie s'est installée dans les quarante-huit heures.

E. *Latrines ; leur désinfection. Urinoirs. Fumiers.* — Les latrines dans les casernes, comme dans les établissements privés et dans les établissements publics, sont une source d'infection et un foyer de fermentations morbigènes. L'accumulation des matières vicie l'atmosphère ambiante soit par les émanations de vapeurs ammoniacales et hydrocarbonées, soit par la formation de produits organiques volatils et toxiques, soit par l'éclosion et la pullulation de germes qui, transportés dans l'économie par les voies respiratoires ou par les voies intestinales, peuvent occasionner des maladies infectieuses (dysenterie, choléra, fièvre typhoïde).

Dans la plupart des quartiers militaires, les latrines sont restées ce qu'elles étaient dans l'origine, une simple fosse maçonnée servant de collecteur et communiquant à l'extérieur par un certain nombre d'orifices béants. C'est le système rudimentaire dit *à la turque*. Une cheminée d'évent, partant de la voûte de la fosse, est censée jeter dans les airs, à une certaine hauteur, les gaz méphitiques. Ceux-ci ont moins de chemin à parcourir en s'échappant directement par les orifices béants dont nous venons de parler.

Pour activer la ventilation, quelques latrines ont été juxtaposées aux cuisines de façon que la cheminée d'évent soit adossée aux cheminées des fourneaux. Le but était louable, la pratique détestable, on l'a reconnu.

Les lieux d'aisance sont en général construits dans les cours, à une certaine distance des corps de logis. Cette disposition dictée principalement par la nécessité d'éloigner toute source d'infection, présente, au milieu de réels avantage, un inconvénient très sérieux : les hommes qui ont besoin d'aller à la garde-robe, la nuit, sont obligés de traverser une partie de la cour

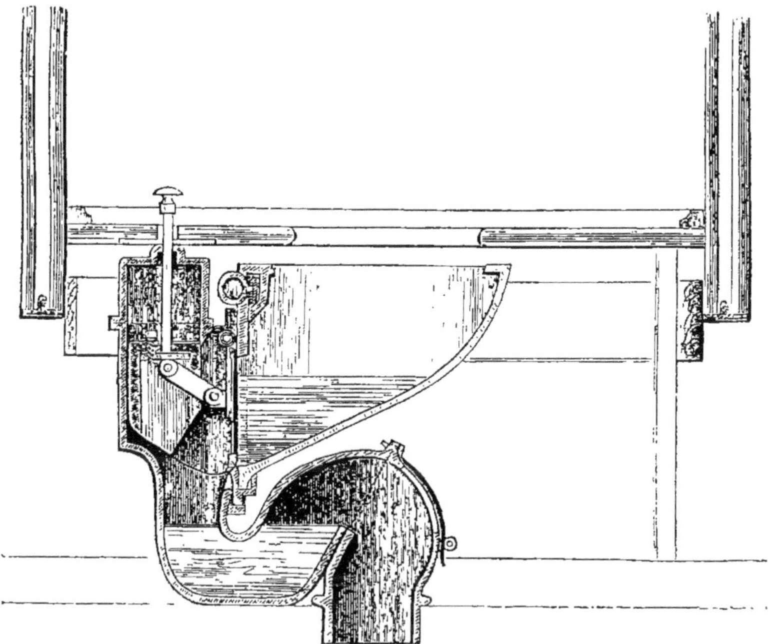

Fig. 36. — Water-closet, système Jennings modifié.

par le froid et par la pluie, par la bise et la neige, immédiatement après avoir quitté les moiteurs du lit; ils sont donc exposés à des refroidissements dangereux. Pour les besoins restreints, des baquets urinoirs sont placés au bas des escaliers. Ces baquets doivent être goudronnés et doivent recevoir, chaque soir, une certaine quantité d'huile lourde de houille et de sulfate de fer (voir plus loin).

De la description précédente il ne faut pas conclure que l'on n'a pas cherché à réaliser quelques progrès. Dans plusieurs établissements militaires on a mis en pratique des tinettes mobiles. Ce sont des récipients ouverts ou à clapets, placés sous les orifices des fosses et recevant les déjections. On les vide une ou deux fois dans les vingt-quatre heures; on les désinfecte avec des produits chimiques. Inutile d'entrer dans les détails d'agencement. La caserne de Saint-Charles à Marseille est pourvue de tinettes mobiles.

Au Val-de-Grâce, dans de nombreux hôpitaux militaires et dans quelques infirmeries de corps on a adopté le système *Jennings* dit *à l'anglaise* (fig. 36). Aux camps de Saint-Maur et de Villeneuve-l'Étang on a usé, en 1872, du *dry-earth-system*. Il consiste à isoler les matières et à les recouvrir avec de la terre sèche. Le médecin inspecteur Vallin a préconisé ce système (1). Pour une évacuation il faut en moyenne 800 grammes de terre sèche ou bien un kilogramme de terre de bruyère. A l'hôpital de Bourges on a perfectionné le procédé anglais et le *dry-earth-system* est devenu le système Goux-Thulasne représenté par un récipient ou tinette renfermant un mélange désinfectant de paille hachée, de poudre de charbon et d'écorce de quinquina de basse qualité. Ce mélange est foulé et maintenu contre les parois en fonte de la tinette par un gabarin en tôle qui n'est enlevé qu'au moment de la mise en place de la tinette. La figure 37

(1) Vallin, *Revue d'hygiène*, 1879.

représente la coupe du système Goux-Thulasne.

La caserne Schomberg, à Paris, met en pratique la théorie du tout à l'égout. Les conduits évacuateurs sont coupés de distance en distance, d'anses formant siphons. A la caserne de la Pépinière, à Paris, on a construit récemment un appareil pneumatique sur le modèle de celui du capitaine hollandais Liernur.

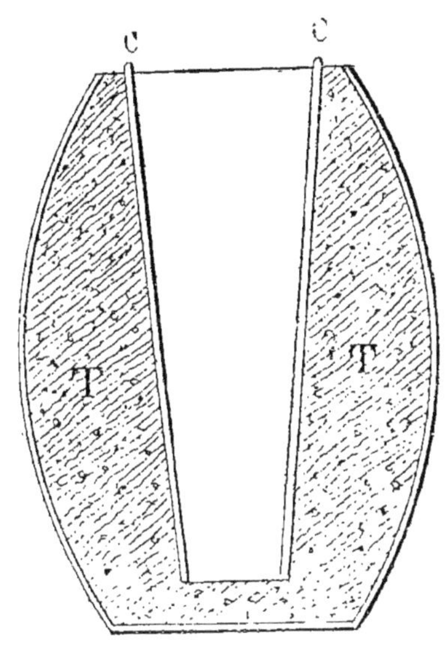

Fig. 37. — Tinette mobile pour latrines, système Goux-Thulasne. TT, tare désinfectante ; CC, cône mobile pour servir à tasser la terre.

En principe, il faut construire les lieux de nécessité en dehors des vents régnants ; il faut veiller à l'imperméabilisation absolue des parois de la fosse afin que les matières ne viennent pas contaminer le sous-sol des locaux d'habitation et la nappe d'eau souterraine; les orifices devront être obturés par un système simple, solide et économique; un ou plusieurs siphons seront placés sur le trajet des matières (fig. 38), la ventilation sera énergique ; l'eau sera amenée à profusion, au moins dix litres par évacuation. Les chalets, en dehors et à une certaine distance de l'habitation, seront reliés à cette dernière par une galerie couverte. Les fosses et les tinettes seront désinfectées comme l'exige le règlement sur le service intérieur des corps de troupe.

Comme désinfectant on emploie, dans les quartiers

militaires, le sulfate de fer, le chlorure de chaux, le chlorure de zinc et l'huile lourde de houille. 2 à 3 kilogrammes de sulfate de fer suffisent pour saturer 100 litres de matières. Ces 3 kilogrammes sont dissous préalablement dans une certaine quantité d'eau. La solution est jetée dans la fosse. On agite, la désinfection s'opère et l'odeur disparaît. Il se produit une

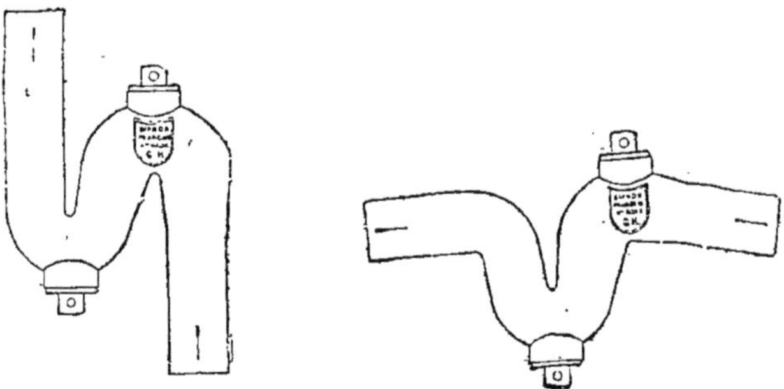

Fig. 38. — Siphons français Geneste-Herscher.

substance noirâtre qui peut servir immédiatement à l'agriculture. Le chlorure de chaux en poudre est d'un usage ancien et très répandu. C'est cette poudre blanche qui dégage du chlore et que la municipalité des grandes villes a le soin de répandre dans les urinoirs et les latrines destinés au public. — Le chlorure de zinc est employé en solution au 20°. — La désinfection par l'huile lourde de houille est d'invention récente. Quand on ajoute 3 à 5 millièmes d'huile lourde de houille au mélange des matières liquides et solides des fosses d'aisance, leur odeur ne tarde pas à s'annihiler : il se manifeste une faible odeur d'ammoniaque provenant de la décomposition de l'urée. Un pareil mélange a été conservé plus d'une année sans que la putréfaction se soit manifestée. L'huile lourde agit de deux manières : mécaniquement et chimiquement. Surnageant, elle forme au-dessus des matières putrescibles une couche isolante qui empêche l'accès de l'air et qui ne permet pas aux substances volatiles de la fosse de se répandre dans l'atmosphère ; par les phénols qu'elle renferme, elle arrête toute putréfaction.

Les urinoirs sont en ciment, ou en ardoise, ou en fonte. Ces substances finissent toutes par se détériorer, par se dépolir, par présenter des anfractuosités ou des fentes dans lesquelles viennent s'accumuler et fermenter des matières organiques. Rarement les urinoirs sont munis d'appareils d'arrosage, soit que l'installation de ces appareils représente une grosse dépense pour le génie militaire, soit que les municipalités trop parcimonieuses restreignent la concession d'eau. Les urinoirs devraient être en fonte émaillée ou en briques deux fois cuites et émaillées. Pourquoi n'en ferait-on pas en verre épais ? A la caserne Schomberg et à Saint-Martin, les urinoirs sont représentés par des cuvettes en faïence ; ils ont des prises d'eau et leurs conduits évacuateurs sont à siphon. La désinfection des urinoirs se fait principalement avec du chlorure de chaux ou avec de l'acide phénique en solution.

Les fumiers sont une source d'insalubrité dans les quartiers militaires. Ils attirent une quantité innombrable d'insectes et dégagent des gaz méphitiques. Ils sont rarement placés dans des fosses cimentées, comme dans certaines demeures privées où l'hygiène ne laisse rien à désirer ; ils sont généralement entassés en masses symétriques dans une cour attenante aux écuries et peu éloignée des locaux d'habitation. Le sol sur lequel ils sont déposés se sature de matières azotées qui entrent en fermentation et peuvent devenir une source de maladies infectieuses aussi bien pour les hommes que pour les animaux.

Les fumiers devraient être toujours déposés sur un sol déclive, en ciment, aboutissant à un déversoir. Ils devraient être enlevés quotidiennement, comme cela se voit dans quelques quartiers de cavalerie où les chefs de corps maintiennent rigoureusement les conditions du cahier des charges signé par les adjudicataires.

E. *Corps de garde. Locaux disciplinaires.* — Les corps de garde sont des locaux situés à l'entrée des quartiers militaires et destinés à abriter les hommes désignés pour monter des factions, pour maintenir l'ordre et pour prêter main forte à la force publique.

Les corps de garde doivent être éclairés, ventilés, chauffés et assainis comme les chambrées. Le cube d'air réglementaire doit y être accordé à chaque homme.

Le mobilier se compose d'un lit de camp, c'est-à-dire d'un plancher surélevé et en pente sur lequel les hommes peuvent s'étendre quand ils ne sont pas de faction ou de garde, d'une table, de bancs et d'un poêle de fonte. Un de nos camarades a proposé d'articuler le lit de camp, comme un pont-levis, de façon à le lever pendant le jour et à l'adosser contre le mur. La salle serait plus spacieuse, il est vrai, mais il ne faut pas oublier qu'après une nuit entrecoupée par une ou deux factions, peut être au vent et à la pluie.

un peu de repos, dans la position horizontale, sous un manteau ou une couverture, ne manque pas d'opportunité.

Le règlement sur le service intérieur recommande aux chefs de poste de veiller à ce que les corps de garde ne soient pas surchauffés en hiver afin d'éviter aux hommes qui vont monter la faction, des changements trop brusques de température.

Dans un livre écrit avec un excellent esprit par Georges Maillard (1), nous trouvons les réflexions suivantes : « Il est bien certain que si les hommes étaient parfaits, il n'y aurait pas besoin de lois, les prisons fermeraient leurs portes et les magistrats ne tiendraient plus d'audience. De même, si tous les soldats faisaient leur service minutieusement et ne commettaient pas d'infraction au règlement, à coup sûr il n'y aurait aucune raison de les punir... et on ne les punirait jamais. » Malheureusement il n'en est pas ainsi et le soldat commet des fautes repréhensibles. Si petites qu'elles soient, à un moment donné elles peuvent avoir des conséquences très fâcheuses, sinon irrémédiables. A chaque faute est proportionnée une peine. La peine la plus douce est la consigne au quartier, puis viennent la salle de police et la prison. Nous n'insistons pas sur les peines infâmantes. Avant le ministère Choiseul, les soldats qui avaient fait une faute étaient punis exclusivement du cachot, de sorte qu'ils payaient une peccadille aussi chèrement qu'une grosse infraction à la discipline. Choiseul institua les salles de police, c'est-à-dire les locaux où

(1) Georges Maillard, *le Régiment.*

les hommes sont relégués, mais ne sont privés ni de jour ni d'air et ont un lit de camp pour se coucher.

Actuellement, les hommes punis de salle de police assistent aux mêmes prises d'armes que leurs camarades; ce n'est qu'en dehors des heures d'instruction, d'exercices et de corvées qu'ils sont incarcérés. Les hommes punis de prison peuvent être employés aux corvées de propreté du quartier, à la pompe, aux travaux de terrassement, etc. Ils forment, le matin et le soir, selon que le chef de corps le juge à propos, un peloton spécial commandé par un gradé et exercé au maniement des armes. La prison cellulaire représente le *summum* de peine; l'homme est isolé dans une cellule et ne reçoit de viande qu'une seule fois par jour.

La salle de police et les prisons sont des locaux blanchis à la chaux, ne renfermant qu'un lit de camp. En hiver les soldats y couchent avec une couverture. Le chef de corps peut même, quand la saison est rigoureuse, accorder aux hommes punis une partie de leur fourniture de couchage.

Les locaux disciplinaires toujours situés au rez-de-chaussée, ayant un sol bitumé, bétonné ou carrelé, sont froids et humides. Les baies sont grillées et portent au-devant d'elles un châssis de bois qui, sans empêcher l'accès du jour et de l'air, empêche toute communication avec l'extérieur. Les locaux disciplinaires de construction récente possèdent un buen-retiro où se trouve le baquet de nécessité. Les anciens locaux n'ont pas cet appentis et reçoivent le baquet avec toutes ses émanations mésodorantes. Là se trouve le châtiment. Pouvu que la santé des hôtes de passage ne s'en ressente pas. Ces baquets pourraient être à clâpets comme dans la plupart des prisons civiles. Il est bien recommandé de les laver, de les désinfecter quotidiennement, mais, comme ils restent pollués toute une nuit, les mesures de propreté prises dans le jour sont peu efficaces.

G. *Cours. Écuries.* — Les cours dans les quartiers militaires ne sont pas installées d'une manière typique. Elles varient en dimension et en formes géométrales. Les casernes qui ont été aménagées dans d'anciens édifices publics ou dans d'anciens couvents, ont en général des cours basses, étroites, humides. Les casernes du type Vauban ont des cours d'une insalubrité notoire, entourées partout de hautes murailles et ressemblant à d'immenses fosses privées d'air et de lumière. Les casernes du type linéaire ont des cours mieux ventilées et ouvertes au jour au moins par l'un de leurs côtés. Aux constructions récentes on s'est efforcé d'annexer des cours plus spacieuses et mieux exposées. Les hommes passent de nombreuses heures dans les cours, soit pour suivre progressivement leurs classes, soit pour instruire, à leur tour, les nouveaux arrivants, soit enfin pour faire le pansage des chevaux. Il est de toute nécessité qu'ils vivent sur un sol salubre, devant un certain horizon et non dans un cloaque entouré de murs sombres et humides.

De réels progrès ont été réalisés. Certains quartiers, grâce à l'initiative des chefs de corps, ont été véritablement transformés. Presque tous les régiments de cavalerie ont installé dans leur cour des pistes bordées de talus verdoyants et d'arbustes. Malheureusement on n'a pas eu partout le soin de placer, de distance en distance, à la base des talus, des conduits de terre cuite ou de pierre pour l'écoulement des eaux, de sorte que, dans quelques quartiers, les pistes deviennent, par les grosses pluies, de véritables réservoirs d'eau. Le mal est facilement réparable.

Les quartiers importants qui possèdent des cours très étendues, devraient avoir des rouleaux pour macadamiser le sol et le rendre pour ainsi dire imperméable. Les pieds des hommes et des chevaux effondrent trop facilement, surtout par le mauvais temps, une surface qui n'est pas pavée. Un sol neuf, remué à sa surface, peut occasionner des affections telluriques. Dans une garnison du centre, où la fièvre intermittente n'est pas endémique, il existe un quartier nouvellement construit en dehors de la ville, loin de tout cours d'eau marécageux, de tout marais, de tout terrain d'alluvion. Les vents dominants n'arrivent qu'après avoir balayé des plaines élevées, bien assolées. L'eau de consommation est concédée par la municipalité, elle est très potable. Eh bien ! dans ce quartier neuf, construit avec des matériaux de bonne provenance, sur un terrain *qui était des mieux cultivés*, la fièvre intermittente et les accidents dits palustres sont pour ainsi dire endémiques. Nous sommes resté longtemps perplexe : il fallait une étiologie à ces cas de malaria, nous avons pensé que le terrain sur lequel le quartier était bâti et qui formait le sol de la cour, après avoir été fumé et cultivé pendant de nombreuses années, ne pouvait pas rester subitement dans l'inaction. Il y avait là des matières organiques accumulées qui ne demandaient qu'à se transformer et à produire. Il fallait qu'elles rendissent, surtout lorsqu'elles étaient oxygénées par l'air et remuées continuellement. Faute de mieux, elles engendraient des miasmes telluriques qui intoxiquaient ceux qui les absorbaient journellement. Nous avons demandé que le sol de la cour soit macadamisé souvent, le plus souvent possible. Nous avons obtenu gain de cause et les cas de fièvre intermittente ont diminué; ils finiront par disparaître. Que cette diminution soit due aux mesures prises, à une moindre fermentation du sol, ou bien à quelque fatum insaisissable, peu importe, nous signalons le fait.

Lorsque les cours des casernes sont spacieuses, des arbres de haute futaie, à la condition de ne pas être plantés trop près des locaux d'habitation, ne peuvent pas être une cause d'insalubrité. M. Jeannel *(Mémoire sur les plantations des arbres dans l'intérieur des villes)* accuse les arbres de maintenir le froid et l'obscurité en hiver et d'empêcher en tout temps l'évaporation active de l'humidité à la surface du sol. Les arbres absorbent bien l'acide carbonique de l'air, mais il faut un demi-hectare de forêts pour réduire le gaz exhalé dans l'espace, pendant vingt-quatre heures, par un adulte. M. Marvaud prétend que les arbres ont une utilité comme absorbants de l'humidité du sol par leur racines (1). Les arbres absorbent bien une certaine quantité d'eau, mais ils n'assèchent pas le sol, au contraire. Le chevelu des racines cherche l'humidité et la retient dans ses mailles comme le ferait une

(1) Marvaud, *Étude sur les casernes et les camps permanents* (*Annales d'hygiène publique et de médecine légale*, 1873, t. XXXIX).

éponge avide d'eau. Les racines ne peuvent vivre que dans un milieu renfermant une certaine quantité d'eau ; elles sont donc une cause permanente d'humidité. Où M. Marvaud est dans le vrai, c'est quand il reproche aux arbres d'être, pendant neuf mois de l'année, un obstacle à l'arrivée des rayons du soleil, aussi conseille-t-on d'abattre les arbres situés trop près des abris.

En Algérie, on a planté, autour de certains quartiers militaires, des *Eucalyptus globulus* ou gommiers bleus de Tasmanie. Ces arbres ont une influence hygiénique irréfragable ; on pourrait en planter dans les garnisons du midi de la France. Comme nous l'apprend M. Bertherand, partout où l'eucalyptus a été cultivé en massifs, les fièvres intermittentes ont largement diminué en intensité, en fréquence et en gravité. Cet arbre a servi à l'assainissement et à la transformation de terrains incultes et marécageux. Il agit par ses émanations antiseptiques et parasiticides.

Dans les nouveaux quartiers de cavalerie, les écuries se trouvent à droite et à gauche de la grande cour. Dans beaucoup d'anciens quartiers, les écuries sont installées au rez-de-chaussée des bâtiments affectés à la troupe. Cette disposition est vicieuse : outre que les déjections des chevaux, les produits de leur respiration pulmonaire et de leur perspiration cutanée vicient l'air ambiant, le sol, si bien pavé qu'il puisse être, s'imprègne à la longue de matières organiques azotées et dégage à son tour des gaz délétères. Dans les casernes d'infanterie, les écuries sont isolées et situées à une certaine distance des bâtiments affectés aux hommes. Le cube d'air alloué au cheval de guerre est d'environ 40 mètres. Une ventilation active renouvelle incessamment cet air. Le général Morin estime qu'il faut à un cheval 180 à 200 mètres cubes d'air par heure.

Le capitaine de semaine doit faire exécuter toutes les prescriptions hygiéniques et de propreté en ce qui concerne l'entretien des cours et des abords du quartier, des corps de garde, des salles de discipline, des latrines et autres locaux communs aux différents escadrons ou bataillons.

B. *Baraques des camps permanents.*— Les baraques des camps permanents et celles qui sont construites dans les villes comme annexes aux locaux d'habitation, doivent être considérées comme des logements définitifs quoiqu'elles aient une apparence provisoire. Certaines troupes sont appelées à y vivre pendant plusieurs mois, si ce n'est pendant toute la durée du service militaire.

C'est au second camp de Boulogne, de 1853 à 1856, que l'on rencontra les premiers spécimens de baraques proprement dites. Tous les essais antérieurs sont insignifiants. Il s'en éleva par la suite au camp de Châlons, à Avor, à la Valbonne, à Sathonay, etc. Généralement les assises sont en pierre meulière, le soubassement en briques et les cloisons en demi-briques ou en pisé entre deux montants de bois. La couverture est en ardoise. Il existe un plafond à 3m50 de hauteur, laissant un espace libre entre lui-même et la couverture. Le plancher est en sapin ; il repose, à 30 centimètres du sol, sur des traverses de chêne. La longueur de la baraque est de 30 m. ; sa largeur de 6 mètres. La ration d'air de chaque homme est de 10^{m^3}. On trouve à la partie inférieure des parois et de distance en distance, des prises d'air qui activent la ventilation. Sur l'une des grandes façades se trouvent six fenêtres avec une porte intermédiaire, sur l'autre se trouvent sept fenêtres.

Pendant et après les prises d'armes nécessitées par nos dernières guerres civiles, le gouvernement reconnaissant la nécessité de maintenir, dans le voisinage de la capitale, un certain nombre de corps de troupe, fit installer à Villeneuve-l'Étang, Satory, Saint-Germain, Meudon, Rocquencourt, Saint-Maur, des baraquements en bois, de types différents. Couverts de feuilles de zinc, ils étaient très chauds en été et très froids en hiver. Ces baraquements ont été complètement abandonnés.

Les baraquements exigés par l'armée d'occupation allemande étaient beaucoup plus confortables et plus hygiéniques. Les parois étaient doubles, formées de deux rangées de planches parfaitement jointes, laissant entre elles un espace de 10 centimètres. Les locaux étaient plafonnés, planchéiés, bien éclairés, ventilés, chauffés.

Les baraquements construits dans les jardins du Luxembourg, sous la direction du médecin-inspecteur Michel Lévy, et destinés à hospitaliser des malades et des blessés, présentaient sinon un type parfait d'installation, du moins un acheminement vers la perfection. Ils étaient surmontés d'un *reiterdach*, c'est-à-dire d'un second toit, d'une sorte de lanterne donnant à la fois du jour et de l'air.

En Angleterre, dès 1854, les camps permanents de

Curragh, de Colchester et d'Aldershot laissèrent peu de chose à désirer au point de vue de l'hygiène. Leurs baraques renfermaient 25 lits; 45^{m^3} d'air y étaient alloués à chaque homme. Buanderies, boulangeries, abattoirs, etc., étaient isolés derrière les habitations. En Autriche, on trouve les camps à baraques de Bruck et de Vœrœswar.

Dans l'érection des baraquements, il faut utiliser les ressources du pays. Le bois peut lutter avec avantage contre les intempéries des saisons. Des parois très épaisses seraient trop onéreuses ; il faut les dédoubler et laisser entre elles une couche d'air isolante. La brique, surtout quand elle est creuse et vitrifiée sur sa face extérieure, peut rendre les mêmes services. Un plafond et un plancher sont d'une nécessité indiscutable. Nous recommandons de n'utiliser que le bois injecté avec une substance antiseptique et goudronné à chaud. L'aménagement du sol, sous la construction et à son alentour, les conditions de ventilation, d'éclairage et de chauffage, l'entretien de la propreté et les mesures de désinfection sont les mêmes que pour les grands édifices.

C. *Casemates.* — Ce sont des habitations aménagées dans des ouvrages de fortification, principalement à l'intérieur des remparts. C'est là que l'homme, en temps de guerre, doit prendre son repos à l'abri de la bombe et des autres projectiles; c'est là qu'en temps de paix, il apprend le dur métier d'assiégé. Dans les ouvrages de défense dits *à la Vauban*, les casemates étaient de simples chambres à murs très épais, prenant le jour et l'air au moyen de meurtrières tournées du côté de l'ennemi. Le froid et l'humidité y régnaient en toutes saisons. Elles n'étaient pas habitables, on ne les utilise plus de nos jours.

Les nouvelles casemates réalisent quelques progrès. Pour éviter le contact immédiat de la terre humide sur toutes les parois de la casemate, celles-ci sont doubles et forment deux enveloppes, l'une externe qui maintient les terres, l'autre interne qui sert de mur au logis. Entre les deux se trouve une couche d'air de 20 à 30 centimètres, couche isolante renouvelée au moyen de tuyaux d'appel. La voûte des casemates est en ciment et a une forme de dos d'âne afin que l'eau des terres glisse sur elle et ne la traverse pas. Les casemates servent à la fois d'ouvrages de défense et de logement. Du côté de l'ennemi se trouvent les meurtrières, du côté de la place se trouvent la porte d'entrée et les baies pour le jour et l'air. Une cheminée sert à chauffer la pièce, mais sert surtout, pendant l'action, à attirer la fumée des armes à feu. Certaines casemates, dans l'intérieur des forts, ne servent qu'à loger la troupe et à la mettre à couvert contre le feu de l'ennemi. Celles-ci sont plus logeables que les premières parce que l'on a pu leur accorder des baies plus larges. Le cube d'air affecté à chaque homme dans les casemates ne dépasse pas 10 mètres.

Le mobilier des casemates est à peu près celui des chambres des casernes, mais il a fallu adopter des lits superposés deux à deux, à cause du manque d'espace.

La casemate sera toujours une habitation malsaine, capable d'engendrer la tuberculose et le typhus.

ART. 2. — HABITATIONS TEMPORAIRES

L'armée est instituée principalement pour faire campagne, soit à l'intérieur, soit à l'extérieur du territoire. Elle représente une réunion d'hommes nomades ayant bien des points de commun, à un moment donné, avec les tribus voyageuses de l'antiquité et des temps modernes. Elle est appelée à se rendre d'un point à un autre, soit pour envahir le pays ennemi, soit pour empêcher les invasions étrangères. Dans ses marches et ses contremarches, il faut qu'elle puisse se réfugier, s'abriter, se reposer, en un mot *cantonner* quelque part. La tactique moderne a admis en principe de faire arrêter les troupes, autant que possible, dans des centres d'habitation et d'imposer à chaque habitant le logement d'un certain nombre de soldats, c'est ce que l'on appelle le *cantonnement.*

Mais l'armée est exposée à ne pas rencontrer sur son chemin des gîtes suffisants et il peut être urgent qu'elle stationne, en observation, dans une contrée sans ressources ou dans un pays ravagé. Il faut donc qu'elle choisisse, à l'occasion, un emplacement pour s'installer et qu'elle ait des moyens de s'abriter contre les intempéries des saisons. L'emplacement choisi prend le nom de *camp ;* les abris improvisés sont des *tentes* et des *baraques mobiles.*

A. Cantonnement. — Le soldat peut cantonner dans les bourgs, villages et hameaux de son pays, ou dans les centres d'habitation d'un pays ennemi. Le règlement du service en campagne dit que l'on peut occuper toute la superficie couverte, mais qu'il ne faut jamais déloger les habitants de la chambre et du lit où ils ont l'habitude de coucher. L'armée allemande n'a pas eu pour nous ces égards. Nous ne critiquerons pas nos règlements militaires, mais néanmoins nous pensons que nos soldats fatigués, mouillés, pourraient, sans grave inconvénient, en pays ennemi, partager la chambre d'un hôte d'occasion.

On peut utiliser, outre les chambres des maisons, les magasins, les greniers, les granges, les écuries. Les corps de cavalerie occuperont de préférence les auberges, les granges, les fabriques, les châteaux pourvus d'écuries et de hangars. On installera de préférence les ambulances dans les maisons hospitalières, les couvents, les institutions, les écoles, les édifices publics.

Les officiers et les hommes gradés doivent interdire à leurs subordonnés l'accès des maisons où il se trouve un malade ou un mort. Si les habitations sont souillées d'immondices intus et extra, il faudra préalablement procéder à un nettoyage complet. Si les troupes sont, par les nécessités de la guerre, dans des cantonnements resserrés, on assurera une ventilation suffisante dans les chambres ; on pourra au besoin pratiquer des ouvertures à la partie supérieure des murs.

Il sera de toute nécessité de reconnaître les sources d'eau d'alimentation et les abreuvoirs pour les animaux. Des sentinelles seront placées près des ruisseaux, ponts et fontaines insalubres.

Si le soldat doit être nourri par l'habitant, en pays ennemi, les chefs de corps feront connaître aux autorités locales la nature et la quantité des aliments à fournir à chaque homme, en tenant compte des ressources et des habitudes du lieu.

B. CAMPS VOLANTS. — § 1er. **Etablissement d'un camp.** — Les Egyptiens connaissaient la castramétation ; ils donnaient à leurs camps la forme triangulaire ; leurs tentes étaient faites de peaux de bêtes. Homère nous apprend avec quelle habileté les Grecs disposaient leurs camps ; la tente d'Achille est devenue proverbiale. Les Romains excellèrent dans la castramétation ; il suffit de lire les *Commentaires* de César pour apprendre comment ce capitaine savait choisir un emplacement avantageux, le fortifier, y mettre une armée en sûreté et lui procurer de nombreuses commodités. Les Gaulois prirent possession des camps romains et les utilisèrent. Au moyen âge on ne découvre aucun camp ; les hordes armées se logeaient en général dans les châteaux forts. Au XVIIe siècle, le prince Maurice d'Orange établit ses troupes dans des camps construits sur le modèle de ceux des Romains. Le maréchal de Montmorency agit de même, près d'Avignon, et arrêta l'empereur Charles V.

Nous ne parlerons que des camps *volants* ou provisoires ; les camps permanents, ou d'instruction, étant considérés comme des cités militaires avec des habitations permanentes.

Le règlement sur le service en campagne nous apprend que les troupes ne doivent camper que dans les cas particuliers où il n'est pas possible de cantonner, lorsque, par exemple, il s'agit d'occuper une position fortifiée, d'assiéger ou d'investir une place forte, de se reposer pendant une expédition dans un pays dénué de toutes ressources, comme dans le sud de l'Algérie.

Les camps offrent plusieurs causes d'insalubrité qu'il est difficile d'annihiler si l'on veut faire aller de pair les nécessités du service militaire et l'observation rigoureuse des lois de l'hygiène. Les principales de ces causes sont l'encombrement et l'agglomération, l'alimentation défectueuse, les influences telluriques et climatériques. L'encombrement engendre la fièvre typhoïde et le typhus ; l'agglomération facilite l'éclosion des fièvres éruptives telles que la variole, la rougeole, la scarlatine. La dysenterie est due principalement à la mauvaise qualité des eaux et des denrées alimentaires. Les fièvres intermittentes, rémittentes, gastriques, bilieuses, les accidents palustres les plus graves doivent leur apparition aux influences telluriques.

Quand, d'un autre côté, on étudie les maladies qui dominent dans les casernes et qui font proportionnellement plus de victimes dans le milieu militaire que chez les jeunes hommes de la population civile, quand on voit que la fièvre typhoïde, la tuberculose, les fièvres éruptives de toutes sortes, la syphilis même, causent des ravages souvent inquiétants dans certaines villes de garnison, surtout dans les grandes villes, on est obligé de constater que les camps, quand ils sont établis d'une manière hygiénique, jouissent de certaines immunités. Les quartiers militaires en général présentent des maladies bien plus nombreuses et bien plus graves que les camps dont l'installation a pu être préalablement étudiée. Le fait a été prouvé par Larrey pour le camp de Châlons, par Marvaud et Viry pour les camps des environs de Paris, par Tholozan pour les camps des Indes et de la Perse, par Heyfelder pour le camp de Krasnoë-Selo, en Russie.

On peut se trouver dans deux conditions essentiellement distinctes pour l'établissement d'un camp : ou bien on a le choix de l'emplacement, ou bien on est près de l'ennemi, devant une ville assiégée par exemple, et on n'a ni le temps, ni les moyens de s'installer comme il conviendrait. Dans tous les cas il ne faut jamais s'établir près de l'endroit où sont enterrés les cadavres d'hommes et d'animaux après les grandes batailles. S'il est possible de choisir l'emplacement du camp, on cherchera une altitude un peu élevée afin de trouver un air exempt de miasmes. Le camp de Châlons varie entre 100 et 180 mètres au-dessus du niveau de la mer. Xénophon et Végèce recommandent d'étudier, avant d'établir un camp, la constitution physique des habitants et la couleur de leur teint.

L'exposition du camp doit être choisie d'après les vents dominants dans le pays et suivant les cours d'eau avoisinants. Une légère inclinaison favorise l'écoulement des eaux. Quand les troupes sont obligées de camper sur un terrain imprégné d'eau, elles doivent le drainer au moyen de petits fossés. Un sol sablonneux et crayeux est préférable à un terrain argileux non perméable. On évitera à tout prix les terrains récents d'alluvion. Le voisinage des étangs et des marais doit être proscrit. On ne campera pas sous bois, mais on cherchera le voisinage de la futaie. La qualité des eaux de consommation devra être étudiée avec soin. Les eaux de rivière seront toujours puisées en amont de celles qui doivent servir aux animaux et aux lavages. Les rues du camp seront entretenues avec soin ; les ordures seront portées au loin, brûlées ou enterrées.

Les latrines ou feuillées peuvent avoir une influence délétère. Si elles ne sont pas surveillées, elles peuvent vicier l'atmosphère et contaminer le sol. Les feuillées consistent en de simples fosses, à une certaine distance du camp, creusées à 1 mètre de profondeur et entourées de branchages. On les comble de terre chaque jour, pour en creuser d'autres à côté. Il est nécessaire de recommander aux hommes de recouvrir leurs déjections de quelques poignées ou pelletées de terre. Cette précaution est d'un antique usage. Pour les camps permanents, M. Chevalier a imaginé un système particulier. C'est une construction en bois, sur roulettes, et contenant plusieurs sièges. La construction se meut sur une tranchée. Chaque jour la partie de la tranchée au-dessus de laquelle se trouve l'appareil est comblée de terre et on pousse plus loin ces sortes de sièges mobiles.

Les cimetières devront être installés aussi loin que possible du camp. Les cadavres d'hommes et de chevaux seront enterrés à 3 mètres de profondeur. On sèmera des plantes fourragères sur les tertres, les végétaux ayant la propriété de purifier le sol.

§ 2. **Tente.** — Le règlement de 1883 est très explicite sur l'hygiène à suivre par les troupes campées. Il recommande de ne pas creuser le sol, à l'intérieur de la tente, comme le faisaient nos hommes, pendant la guerre de Crimée, pour construire ce que l'on appelle des *taupinières*. Il est nécessaire d'enlever toutes les herbes et les racines parcequ'elles entretiennent l'humidité et peuvent donner lieu à des fermentations; à l'extérieur de la tente, et sur son pourtour, il faut creuser une rigole afin de permettre le déversement de l'eau de pluie qui tombe sur la toile. De la paille doit être répartie uniformément sur le sol et former une sorte de tapis isolant. A défaut de paille on peut prendre des feuilles sèches, de la mousse, du foin. Il faut éviter de se servir des ajoncs, des plantes vertes qui croissent dans les terrains marécageux. Il faut largement ouvrir la tente du côté du soleil.

La *tente-abri* qu'a fait adopter le général Bugeaud, est due à l'ingéniosité de nos soldats d'Afrique. En décousant leur sac de campement, ils obtenaient une pièce de toile carrée; deux de ces toiles unies ensemble au moyen d'un artifice quelconque et soutenues par des fusils, formaient un petit édifice, un Λ (V renversé) sous lequel deux camarades pouvaient se coucher. La tente-abri devint réglementaire, en 1854, pour les troupes de toutes armes : les pièces de toile furent unies entre elles par des boutons, eurent pour support des montants de bois articulés et furent maintenues au sol au moyen de piquets. La pièce de toile et ses accessoires pèsent 1,820 grammes. Quatre hommes réunissent leurs toiles de tente et forment un abri de 3m40 de long. Six hommes peuvent s'allonger, côte à côte, sous une tente formée par quatre toiles ; les deux toiles complémentaires servent alors à fermer les deux extrémités. Les toiles peuvent servir à plusieurs combinaisons qu'il serait trop long d'exposer ici.

La tente-abri doit être remplacée par la tente *Waldéjo*. Cette dernière est moins encombrante et plus pratique. L'homme ne porte qu'un demi-bâton de tente ; sa charge est allégée de 200 grammes. La pièce d'étoffe est en coton serré et a la forme losangique. Deux pièces forment une pyramide quadrangulaire de $1^{m},41$ de hauteur sur 2 mètres de côté. Un certain nombre de losanges, avec leurs boutons et leurs boutonnières, permettent de nombreuses combinaisons.

La tente *Taconnet* et la tente conique, dite tente *turque* ou *à marabout*, sont destinées à l'installation des camps d'une certaine durée, ou sont à l'usage du service de santé et des services administratifs. La première a pour charpente deux montants de bois réunis à leur partie supérieure par une traverse. Cette traverse sert de faîtage, la toile y repose directement et se dirige vers le sol sur lequel elle décrit une sorte d'ellipse. La tente Taconnet doit pouvoir abriter seize hommes. Elle cube 24 mètres et pèse 30 kilogrammes.

La tente à marabout a la forme d'un cône. Un montant de bois central (fig. 39), soutient tout l'édifice. Deux rangées de piquets soutiennent au sol la partie inférieure ou muraille. Elle est très résistante au vent. Sa hauteur est de 3 mètres : son diamètre à la base est de 6 mètres. Elle cube 30 mètres et pèse 59 kilogrammes. Elle doit pouvoir contenir seize hommes. Elle présente un défaut : on ne peut rester debout qu'à son centre.

Nous partageons l'avis des médecins-majors Chassagne et Emery-Desbrousses : « la meilleure tente ne vaut pas la plus mauvaise grange pour le repos, le sommeil réparateur et l'hygiène du soldat ». Les tentes ne peuvent empêcher l'humidité de sourdre à travers le sol. Les toiles se laissent imprégner d'eau, quelquefois même elles sont traversées. Elles laissent passer des filets d'air entre leurs bords et le sol ; elles en laissent passer aussi dans leurs assemblages. Le cube d'air et la place de couchage sont restreints.

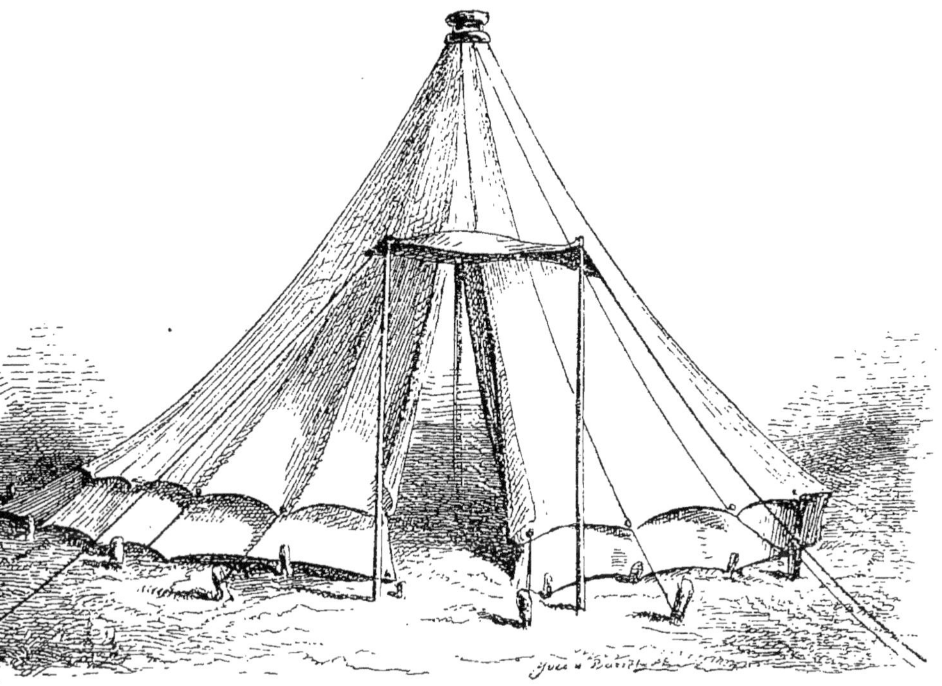

Fig. 39. — Tente conique et à muraille, à un mât.

On a fait des essais pour imperméabiliser les toiles de tente par l'interposition de caoutchouc ou de gutta-percha entre les fibres de l'étoffe et par des enduits superficiels de ces mêmes substances. Morache voit des inconvénients dans les enduits protecteurs : ils empêcheraient l'échange atmosphérique qui s'opère en temps ordinaire entre les mailles du tissu et nuiraient à la ventilation. Le savant professeur préfère l'imperméabilisation des tissus par l'acétate d'alumine.

§ 3. **Baraques mobiles. Tentes-baraques. Voitures-tentes.** — Ces baraques doivent servir à des improvisations rapides soit sur le théâtre de la guerre, soit pour des épidémies qui éclateraient dans l'intérieur du pays, soit dans des pays lointains dans lesquels débarqueraient des explorateurs ou une troupe d'hommes chargés d'une mission.

Elles doivent se monter et se démonter à l'instar d'un jouet d'enfant, se transporter sans difficulté sur tous les chemins, à dos de mulets, en bateau, sur toutes sortes de véhicules. Elles doivent être stables et pouvoir résister à tous les vents. Elles ne doivent être détériorées ni par la pluie, ni par le soleil ; elles doivent servir d'écran contre le froid et contre la chaleur. Les matériaux doivent être imperméables, incombustibles, lessivables ; ils doivent se prêter facilement à la désinfection. L'aération et le chauffage doivent s'y faire facilement.

La baraque mobile que nous avons imaginée et qui a été l'objet d'une mention honorable à l'exposition internationale d'Anvers (section de la Croix-Rouge), demande une description succincte (fig. 40). Quatre points sont à considérer :

1° *La construction générale composée d'une ossature en fer et de triples parois.* Ces parois sont formées, à l'extérieur, d'une toile imperméable et, à l'intérieur, d'une toile incombustible et lessivable. Entre ces toiles et les ailes des fers à T servant de fermes, nous faisons glisser un épais paillasson ou bien un matelassage, soit d'étoupe, soit de varech, ajonc, alfa, mousse, etc. ;

2° *La disposition en voûte des parties supérieures de la baraque, qui nous permet d'éviter tous les angles, ces repaires de miasmes et de microbes ;*

3° *Une ventilation particulière qui nous appartient en propre.* Les parois supérieures se dédoublent et forment un double toit, composé inférieurement d'une

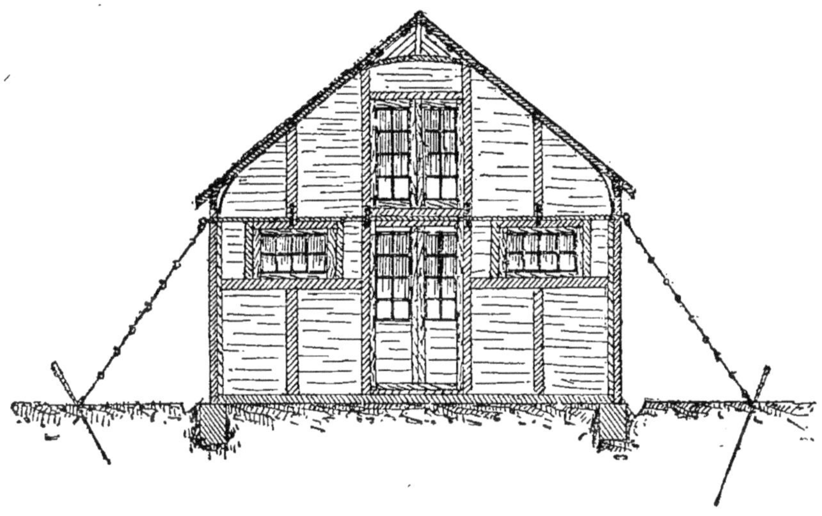

Fig. 40. — Baraque mobile de M. Ravenez.

voûte et supérieurement d'un faîtage en équerre. La voûte (ou plafond) est formée de la toile interne et des paillassons reposant sur un lattis de fer léger ; le faîtage, de la toile externe reposant sur les chevrons des fermes. *Cette toiture double nous sert elle-même d'appareil de ventilation.* La voûte est percée, de distance en distance, de ventouses ou bouche d'appel. Les ventouses restent constamment ouvertes : elles sont en rapport direct avec l'air extérieur par le couloir situé entre la voûte et le faîtage. Ce couloir, où l'air coule librement, peut être plus ou moins ouvert, à ses deux extrémités, au moyen de volets mobiles;

4° *Un système de calorification indépendant de la ventilation et qui permet d'utiliser les ressources thermogènes du pays.*

Notre baraque présente à son intérieur une longueur de 9 mètres, une largeur de 6 mètres, une élévation de 5^m^50 du plancher au faîtage et de 3 mètres du plancher au point d'intersection du montant des fermes et des chevrons. Elle cube 229^m^50. Nos plans marquent 12 lits. Pour chaque lit nous avons un cube d'air de 19^m^09 (1).

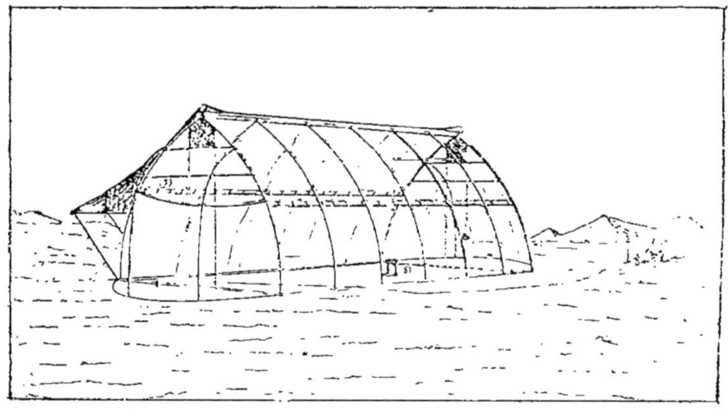

Fig. 41. — Tente baraque Tollet pour ambulance (modèle adopté pour l'armée française), ossature en fer.

La *tente-baraque Tollet* se compose d'une ossature en fer *de forme ogivale* (fig. 41) et de parois de toile

(1) Voir, pour plus de détails, les *Archives de la Médecine militaire*, 1886, n° 3, février.

reposant sur cette ossature. Le type adopté par le ministère de la guerre français, pour le service des ambulances, mesure 15 mètres de longueur sur 6 mètres de largeur. La hauteur sous faîtage est de $3^{m}90$; la surface couverte est de 84 m. carrés et le cube total de l'édifice est de 201 m. cubes. Le nombre de lits est de 12 ou de 16. Dans le premier cas, chaque habitant disposerait de 17 m. cubes d'air ; dans le second, de 12 m. cubes seulement. La fig. 42 montre la coupe transversale d'une tente.

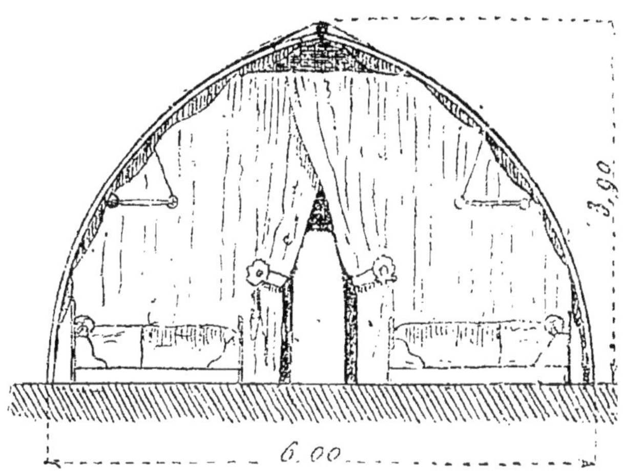

Fig. 42.— Tente ambulance, système Tollet type B ; coupe transversale.

La *tente-baraque Le Fort* présente une charpente de bois et des parois en toile. La toiture est surmontée d'un reiterdach. Les parois verticales peuvent être relevées pour former une sorte de verandah.

La *tente à chevalets mobiles*, système *Favret*, destinée dans l'origine au service de l'intendance pour servir de boulangerie de campagne, peut, au moyen d'aménagements particuliers, faciles à effectuer, être transformée en baraque d'ambulance, en casernement, réfectoire, magasin, etc. Elle se compose d'une charpente en bois de chêne, recouverte d'une toile. Deux fermes parallèles forment une travée. La travée peut être unique ou se juxtaposer à d'autres de manière que la tente peut être allongée indéfiniment. Deux hommes exercés peuvent monter une travée en une demi-heure.

La *tente-baraque* du capitaine du génie danois *de Doecker*, perfectionnée par MM. Christoph et Unmack, est essentiellement composée de cadres en bois ou en fer, revêtus de carton-feutre doublé de toile. Les panneaux sont imperméables à l'extérieur et incombustibles à l'intérieur. Les grands côtés sont percés de fenêtres et de ventouses, les petits présentent des portes surmontées de vasistas.

La *voiture-tente de Ludovic Schaffer*, médecin autrichien (1), non déployée ressemble à un fourgon ordinaire et ne demande aucun attelage supplémentaire. Sa toiture en tôle, débordant la caisse sur ses grands côtés, est percée de baies vitrées. Cette toiture peut s'élever au-dessus de la caisse au moyen de crémaillères. A son pourtour on déploie des pièces de toile et on les rabat en parois de tente. On obtient ainsi une habitation temporaire. Les parois de la caisse peuvent se rabattre et sont agencées de manière à former une table à rallonges. Un fourneau est au milieu de la caisse ; son tuyau traverse la toiture. Cette voiture-tente peut abriter vingt personnes reposant sur des couchettes.

(1) Voir *Der Militärarzt*, 1884, nos 6 et 7.

CHAPITRE V

Habillement du soldat

L'habillement dans l'armée française a beaucoup varié et tend à varier continuellement.

Journellement on trouve de nouvelles conditions à remplir, et journellement on tente de nouveaux essais.

Il ne faudrait pas conclure de là que tout est à refaire dans l'habillement du soldat ; si quelques parties sont défectueuses, l'ensemble, en général, est satisfaisant et suffisant. Le soldat français est aussi bien vêtu que le soldat de n'importe quelle nationalité. A ceux qui sont portés à critiquer le manque d'uniformité, nous dirons que les armées étrangères présentent des types beaucoup plus variés que les nôtres. Depuis la guerre de 1870-1871, on a fait, en France, table rase d'une foule de superfluités que l'on conserve ailleurs par culte du souvenir. Nous savons que ces superfluités n'avaient aucune utilité pratique et qu'elles ne satisfaisaient à aucun besoin de l'hygiène, — peut-être avaient-elles une utilité morale. Le panache est toujours accompagné d'une légende et c'est avec les légendes que l'on remue les masses. Aucun ornement n'est démodé quand il flatte l'homme, pourquoi enlever des ornements à ceux qui sont fiers de les porter. Avec ces ornements on n'a plus le droit de se déshonorer : voilà la légende.

L'uniforme dans l'armée française fut définitivement introduit par Louvois. La tenue varia suivant les régiments. Chaque colonel adopta la couleur de son blason. Les plumes, les nœuds, les rubans se multipliaient sur le costume de l'officier et du soldat, selon leur fortune, leur caprice et leurs succès féminins. Sous le ministre Choiseul, l'habit blanc fut affecté à toute l'infanterie, le bleu à toute la cavalerie, le vert aux dragons. En 1793 on a adopté pour une grande partie de l'armée, l'habit bleu à la française. Cet habit fut l'origine des tenues modernes. En 1829 on adopta le pantalon garance.

Les fournitures des draps et des étoffes sont reparties entre des industriels civils possédant des établissements spéciaux. Les cahiers des charges déterminent les conditions de fabrication, de livraison, de réception. La fabrication est suivie et surveillée par des officiers d'administration. Les mêmes industriels peuvent confectionner les effets d'habillement et les chaussures. Les approvisionnements en draps et en effets sont réunis dans des magasins centraux gérés par des officiers administratifs qui conservent et distribuent aux troupes toutes les matières premières et toutes les confections nécessaires.

Il existe, dans chaque corps de troupe, un officier chargé de tous les détails qui constituent le service de l'habillement. Il existe aussi des ateliers régimentaires dont les ouvriers appartiennent au régiment même. Ces ateliers peuvent confectionner de toutes pièces, des vêtements et des chaussures avec des matières premières sortant de chez les fournisseurs adjudicataires.

ART. Ier. — SUBSTANCES VESTIMENTAIRES EMPLOYÉES DANS L'ARMÉE. — LEURS PROPRIÉTÉS PHYSIQUES

Les substances qui entrent dans la composition du vêtement du soldat sont actuellement la laine, le coton ou le lin et le cuir. Le coton fournit des vêtements qui doivent être mis en rapport direct avec la surface cutanée; la laine sert pour ainsi dire de barrière, d'écran, entre l'air extérieur et l'individu.

Les substances vestimentaires, comme tous les corps de la nature, présentent des propriétés spéciales, propriétés physiques dont l'étude est très importante. Elles jouissent vis-à-vis du calorique d'un pouvoir absorbant et d'un pouvoir émissif, c'est-à-dire d'un certain degré de conductibilité. Laissons parler Michel Lévy : « l'action du vêtement s'exerce principalement sur le calorique; le vêtement est destiné à protéger le corps contre les abaissements de température, quelquefois très considérables dans certains climats et dans certaines saisons, et à l'empêcher d'absorber par sa surface extérieure, une trop grande proportion de calorique. L'air étant très mauvais conducteur, le vêtement agit sur l'économie comme le paillasson de chaume sur les arbres fruitiers qu'il préserve de la gelée empêchant le rayonnement vers les espaces célestes (1). »

Les expériences du professeur Coulier, dans le but d'étudier spécialement les matières vestimentaires destinées à l'armée, ont été confirmées par plusieurs médecins hygiénistes et tout récemment encore par

(1) Michel Levy, *Traité d'hygiène*, 6e édition 1879, t. II, p. 96.

le docteur Maestrelli, capitaine-médecin dans l'armée italienne. Coulier prend un vase de laiton et observe combien de temps il lui faut pour se refroidir de 5° ; puis il recouvre le vase avec les étoffes à étudier et observe, pour chacune d'elles, le temps nécessaire pour amener la diminution de 5°. Il arrive ainsi à prouver que le drap (et par conséquent la laine) est de toutes les enveloppes celle qui s'oppose le plus à l'émission de la chaleur. Il expérimente, d'une façon à peu près analogue, le pouvoir absorbant des substances vestimentaires. Il en enveloppe des tubes de verre à parois minces et à peu près uniformes et les expose au soleil. Après un temps donné, il prend la température des tubes. Il arrive ainsi à prouver que les tissus de coton protègent très efficacement contre l'échauffement solaire : ils sont moins absorbants que les autres tissus. Coulier a renouvelé l'expérience en superposant les étoffes : il est arrivé à cette conclusion : lorsqu'une étoffe mince de coton, à mailles serrées, est superposée à un vêtement de drap, elle abaisse la température de 7°.

L'absorption et l'émission du calorique pour une même substance vestimentaire, varient *suivant la couleur, l'état hygrométrique et la texture* de la dite substance. La puissance d'absorption et d'émission du calorique par les différentes couleurs, d'après les expériences de Franklin, de sir Humphry Davy et de Stark d'Edimbourg, peut être indiquée dans l'ordre de décroissance suivant : noir, bleu foncé, bleu tendre, vert, pourpre, rouge, jaune, blanc. On sait aujourd'hui qu'une surface couverte de noir de fumée rayonne le maximum de calorique, elle en absorbe aussi le maximum. L'expérience vulgaire nous apprend que l'eau se refroidit plus vite dans un vase foncé. Ceci nous explique pourquoi la nature, dans sa prévoyance, a donné une robe blanche aux animaux qui habitent les pôles ou les pays septentrionaux. Leur robe blanche n'absorbe pas beaucoup de calorique; du reste l'air ambiant en contient peu, par contre elle ne leur permet pas de perdre aussi vite qu'avec toute autre couleur la chaleur qu'ils produisent eux-mêmes par la combustion organique. Dans les pays chauds l'expérience a mis en pratique les costumes blancs : s'ils émettent peu, ils absorbent peu, ce qui est essentiel. Ceci nous explique comment l'Arabe avec son burnous de laine blanche et son turban lutte contre les rayons du soleil.

A tous les points de vue, le vêtement le plus hygiénique pour le soldat, par rapport au calorique, serait un costume en laine blanche comme celui qu'il portait dans l'infanterie avant la Révolution. Mais cette couleur est peu pratique. Les inconvénients d'une couleur sombre, par rapport au calorique, seront compensés dans les substances vestimentaires par des conditions particulières de texture que nous étudierons plus loin.

La laine a la propriété d'absorber et de conserver la vapeur d'eau, c'est-à-dire l'humidité ambiante ; de plus, elle possède la propriété de retenir l'eau qui l'a imprégnée sous forme liquide, c'est-à-dire qu'elle sèche lentement. Si cette propriété négative empêche un refroidissement brusque, elle n'en reste pas moins une cause de refroidissement lent et continu. Le soldat exposé à la pluie, aux pluies d'orage, aux pluies des pays chauds, etc., doit être garanti contre cet élément pathogénique. On a cherché à imperméabiliser les draps d'uniforme et on est arrivé récemment à des résultats sérieux en employant des solutions de sels d'alumine (sels acides d'alumine, alun, acétate et phosphate acides). C'est l'acétate d'alumine qui donne la meilleure imperméabilité. On se sert d'une solution bouillante à 1 %. On trempe les tissus ou on les arrose jusqu'à imprégnation complète. D'après Hiller, médecin militaire allemand, les draps rendus imperméables à l'eau ne perdent leur perméabilité à l'air que dans la proportion de 3 à 11 % seulement. Hiller fait suivre l'imprégnation au sel d'alumine par une imprégnation avec une solution de gélatine à 1 pour 400. Il faut 5 litres de solution d'acétate pour imprégner un manteau. Par ce procédé les vêtements peuvent rester imperméables à l'eau pendant deux années.

On a proposé de donner à chaque homme un vêtement supplémentaire en caoutchouc, une sorte de pèlerine légère qui ne gênerait nullement ses mouvements et le garantirait, lui et son fourniment, contre la pluie. Il est difficile de concilier les besoins de l'hygiène avec les ressources du budget. Aux Etats-Unis, chaque soldat possède une pièce d'étoffe carrée, caoutchoutée, fendue par le milieu pour laisser passer la tête et servant à la fois de pèlerine contre la pluie et de couverture au bivouac. On pourrait adopter un système analogue : c'est après une journée d'épreuves, de fatigues, que les hommes ont le plus besoin de chaleur et de repos.

L'hygrométrie des substances vestimentaires varie

selon la couleur de ces dernières. Ainsi les substances foncées absorbent le plus de vapeur d'eau et en émettent le plus, ce qui revient à dire que les propriétés hygrométriques et calorifiques marchent de pair. Il en est de même pour l'absorption des miasmes et des effluves; Starck a prouvé que l'absorption des parties odorantes par les tissus colorés est proportionnelle à la gamme chromatique. D'après ces données, les personnes qui s'habillent de noir, comme le font habituellement les médecins, se mettent dans les conditions les plus favorables à l'absorption des principes délétères.

« Les enveloppes naturelles des animaux, dit Michel Lévy, ont dû nécessairement servir de modèle aux procédés de l'industrie humaine ; elles sont toutes disposées de manière à emprisonner exactement une couche d'air qui se renouvelle très difficilement et qui isole plus ou moins le corps des influences du dehors..... Le système pileux des mammifères forme un velours naturel dont les brins, superposés par couches, conservent entre eux des quantités d'air d'autant plus grandes et d'autant mieux enfermées que le poil devient plus long et plus fin. L'artifice de l'homme, dans la fabrication du vêtement, consiste à se rapprocher de la nature, en y emprisonnant le plus étroitement de l'air. » Ainsi donc, pour qu'une étoffe soit chaude, il faut qu'elle retienne dans ses mailles le plus d'air possible, l'air étant très mauvais conducteur du calorique; il faut qu'elle soit lâche, duveteuse. Le drap employé dans l'armée, surtout le drap gris bleuté pour capotes, ne laisse rien à désirer sous le rapport de sa texture. Plus lâche et plus épais, pour le même poids, il eut été moins solide ; plus serré, à trames plus fines, il aurait été trop bon conducteur du calorique et par conséquent trop froid.

La laine appliquée directement sur le corps, à moins qu'elle n'offre une texture spéciale, comme la flanelle, présente des inconvénients : elle peut par les aspérités qu'elle présente et qui brossent la surface cutanée, produire une excitation nerveuse et vasculaire du derme, qui se traduit par des érythèmes, des éruptions multiples. Ces petites inflammations peuvent s'aggraver avec le concours de prédispositions individuelles et par la malpropreté. L'emploi du linge de corps réduit les affections de la peau. La flanelle exerce sur la peau une stimulation trop légère pour être nuisible, à moins d'une susceptibilité particulière qui n'est pas ordinaire chez le soldat.

La couleur des vêtements présente à l'étude un dernier caractère qui ne manque pas d'importance en hygiène militaire, c'est sa perception à distance. Moins une troupe sera en vue et moins elle sera exposée au feu de l'ennemi ; plus elle se confondra avec l'aspect général du terrain, plus l'ennemi aura de la peine à la découvrir ou à apprécier sa distance. Jules Gérard et l'armurier Devisme, après des expériences faites sur des cibles de différentes couleurs, à 300 et à 600 mètres, en terrain rocheux, au bord de la mer, sur l'eau, contre des ouvrages de terre, contre des fortifications de pierre, par jour clair et par jour sombre, à l'aurore, au lever du soleil, à midi, au coucher du soleil, au clair de lune et à la lueur des étoiles, ont conclu qu'*il fallait en général préférer le gris et le brun* à toute autre nuance dans l'habillement du soldat. Vient ensuite le bleu foncé; le rouge et le blanc doivent être proscrits à toutes les distances et dans toutes les conditions. Toutes nos troupes ne sont pas habillées suivant ces principes; il n'y a guère que le chasseur à pied qui présente un ensemble satisfaisant. Dans les armées allemandes et italiennes, le bleu et le gris dominent. Les Autrichiens ont abandonné la couleur blanche sur laquelle tiraient nos soldats à Solférino et à Magenta. Les Anglais ont conservé l'écarlate pour la tunique de l'infanterie et d'une partie de la cavalerie.

La coloration artificielle des tissus vestimentaires employés dans l'armée ne peut donner lieu à aucun des accidents que l'on a constatés dans le public, par l'effet vénéneux des teintures solubles dans la transpiration cutanée. Le pantalon rouge accusé à tort de produire des éruptions, n'irrite la peau que, par les fibrilles de la laine, lorsque les hommes omettent de mettre leur caleçon.

ART. 2. — ÉTUDE HYGIÉNIQUE DE CHACUNE DES PARTIES QUI CONSTITUENT ACTUELLEMENT L'HABILLEMENT DU SOLDAT.

§ 1er. **Coiffure**. — La coiffure militaire doit être tout à la fois un objet de protection contre les agents physiques (froid, pluie, vent, chaleur, irradiation solaire, poussière) et une arme défensive. Elle doit garantir la tête du soldat sans gêner ce dernier dans le maniement des armes.

Les conditions d'une bonne coiffure militaire sont multiples. La coiffure du soldat doit protéger la tête, elle doit garantir le visage en avant, le cou en arrière, les oreilles sur les côtés. Elle ne doit pas donner prise au vent. Elle doit être imperméable et aérée. (Nous verrons plus loin que, sous certains climats, l'aération présente des inconvénients.) Elle doit être assez légère pour ne pas presser sur le crâne et le prédisposer aux névralgies frontales, sus-orbitaires, etc. Elle doit se fixer d'une manière uniforme sur le pourtour de la tête et son centre de gravité doit passer sensiblement par le centre de ce pourtour.

L'armée française porte le shako (cavalerie légère), le casque (cuirassiers, dragons, garde républicaine), le képy (toutes les armes sauf quelques troupes d'Afrique), le képy rigide (infanterie, artillerie, génie, corps de santé, intendance), la chechia avec le turban (spahis, tirailleurs).

Le shako était, il y a quelques mois encore, la coiffure la plus usitée de l'armée française. C'était sous le premier empire un tronc de cône renversé qui servait de réceptacle à toutes sortes d'objets. Le soldat y plaçait ses papiers, sa pipe, son tabac, son briquet. Actuellement il est fait de carton, de cuir et de drap. Il se laisse imprégner par la pluie. Il pèse plus de 500 grammes, plus que le casque actuel de l'infanterie prussienne. La visière est inclinée de 15° pour garantir les yeux. Le shako est une coiffure mal commode. Son centre de gravité ne passe pas par son axe central et ne tombe pas sur le sommet de la voûte crânienne. Il porte presque exclusivement sur le front qu'il comprime douloureusement. Il lui manque un couvre-nuque garantissant de la pluie et des coups de soleil. Le shako offre, sur le côté, près de la soutache supérieure, une petite ventouse destinée à l'aération de la tête. Par les froids vifs il est nécessaire que l'air ne pénètre pas dans la coiffure ; il en est de même par les chaleurs sèches. La ventouse actuellement en usage n'est formée que d'un simple bouton plat à quatre trous. Ne pourrait-on pas superposer à ce bouton primitif, un deuxième bouton qui tournerait sur le premier de manière à fermer ou à ouvrir à volonté les trous ou bouches d'appel ? La pointe du casque allemand est formée à sa base de deux cylindres s'emboitant à frottement dur et présentant latéralement des ouvertures qui peuvent être mises en rapport entre elles ou avec le plein du cylindre. En faisant tourner plus ou moins ces deux cylindres l'un dans l'autre, on ouvre ou on ferme à volonté, en partie ou en totalité, les bouches d'appel.

Le casque est une coiffure spécialement réservée aux cuirassiers et aux dragons (fig. 43). Il porte en arrière une crinière destinée à protéger la nuque et le cou. Il se compose d'une bombe en acier pour les soldats, en aluminium pour les officiers, d'un cimier en cuivre repoussé, d'une visière et d'un couvre-nuque. Il ne pèse guère plus d'un kilogramme. La bombe qui est ovoïde s'emboîte sur le crâne en prenant uniformément son appui sur la boîte osseuse. L'acier étant très bon conducteur de la chaleur, le casque métallique, malgré sa matelassure intérieure de cuir, présentera toujours l'inconvénient d'échauffer fortement la tête sous l'action des rayons solaires. Sauf cela, notre casque ne laisse rien à désirer et vaut tout autre modèle étranger. En Angleterre, les *horse-guards* portent un casque qui pèse 1,560 gr.

Le casque des cuirassiers prussiens pèse à peu près le même poids.

On n'a pas adopté le casque pour toutes les armes, sans distinction, en France, parce que cette coiffure est celle de nos vainqueurs. C'est du pur sentimentalisme. Nous avons porté le casque dès les temps les

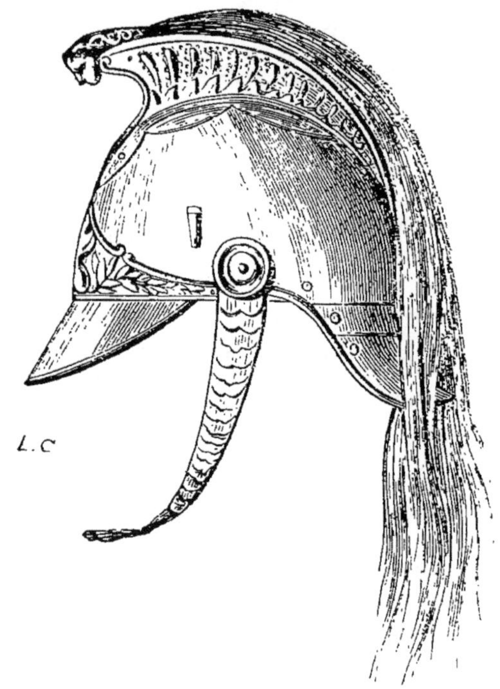

Fig. 43. — Casque de l'armée française (dragons et cuirassiers).

plus reculés. Le casque à chenille en usage dans l'armée bavaroise, et qui va disparaître prochainement, a été fait sur le modèle de celui que portait l'infanterie française au commencement de la Révolution. Il est simple, léger et se moule bien sur la boîte crânienne.

On doit donner aux *chasseurs alpins*, un chapeau de feutre, dit chapeau tyrolien. Nous ne savons si ce couvre-chef pourra garantir des tourmentes de vent et de neige, comme on en voit dans les Alpes. Les chasseurs tyroliens d'Autriche et les *bersaglieri* d'Italie portent cette coiffure depuis longtemps. Les Américains portent un chapeau de feutre bas, à larges bords. En Cochinchine, nos troupes ont un casque en liège.

Le képi est la coiffure traditionnelle en France. C'est avec lui que nous fîmes nos dernières campagnes. En Afrique il a garanti nos hommes contre l'insolation ; en Crimée il les a défendus contre des froids terribles. Nos soldats y ont reposé leur tête pendant leurs jours de gloire comme pendant leurs jours de malheur ; ils l'ont porté sur la terre d'exil. Le képi porte les insignes du grade. Son poids est de 210 à 230 grammes. Il s'adapte parfaitement à la forme du crâne. Sa visière inclinée à 30° garantit les yeux des rayons du soleil et la face, de la pluie. Le seul désavantage qu'il présente c'est de ne pas protéger assez les oreilles et la nuque. Cette coiffure peut néanmoins opposer quelque résistance au tranchant d'un sabre.

Le képi rigide, actuellement en usage, est d'invention récente. C'est un képi ordinaire dans lequel on place une armature de fil de fer pour maintenir une certaine rigidité. Ce képi est agrémenté d'une cocarde, d'attributs et d'un pompon. Quand il est défraîchi, on enlève les accessoires et on a un képi ordinaire. Il est permis d'être peu enthousiaste de tout effet bâtard qui a la prétention d'atteindre des buts multiples et qui par cela même n'arrive sûrement à aucun.

En Algérie nos soldats ont des couvre-nuques en toile blanche pour les garantir de l'irradiation solaire. Le médecin-major Judée a proposé un couvre-nuque qui garantit non seulement la région occipito-cervicale, mais encore le sommet de la tête, la partie qui a le plus besoin d'être couverte dans les pays chauds. Il est formé de quatre segments de cercle cousus ensemble de façon à former une calotte qui se termine par un rabat.

§ 2. **Cravate.** — Pour les hommes de troupe, la cravate a définitivement remplacé le col, sorte de carcan fait, dans l'origine, de cuir, puis de crin dur résistant. Dans toutes les armes, la cravate est de coton bleu clair. Elle est trop épaisse et trop chaude. On pourrait la supprimer sans inconvénient. La plupart des hommes de la campagne n'en portent que les jours de fête. Le col des tenues devrait être carré à ses extrémités et fermer sans laisser aucun interstice. Pour éviter que la sueur de la tête et du cou et que les sécrétions grasses imprègnent rapidement le drap des tuniques et des dolmans, l'intérieur du collet serait doublé d'un liseré de tissu blanc, lessivable ou d'une sorte de tissu vernissé. Les officiers portent ce liseré, soit en toile amidonnée, soit en celluloïde. Le bourgeron de toile, au lieu d'un collet rabattu, porterait un collet montant dont les extrémités se joindraient.

§ 3. **Vêtement du tronc et des membres.** — Tous les officiers français, sauf les cuirassiers, portent actuellement le dolman à tresses. Les soldats portent la tunique ou le dolman, suivant l'arme à laquelle ils appartiennent. En tenue de corvée ou d'exercice, ils portent indistinctement la veste. Dans certaines circonstances, le port d'une sorte de vareuse ajustée, en drap de troupe, est toléré aux officiers.

Les tenues quelles qu'elles soient protègent le tronc et les bras. Elles prennent la forme de la taille sans avoir la prétention de la soutenir et, par conséquent, de la comprimer. Elles ne dépassent pas la partie moyenne des cuisses pour ne gêner en rien le fantassin dans les différents exercices de tir à genoux ou couché, et ne point emprisonner les jambes du cavalier qui doit pouvoir les écarter librement, surtout pour sauter à cheval.

La tunique des fantassins est à deux rangées de boutons, c'est-à-dire qu'elle se croise en avant de la poitrine. On recommande aux hommes de boutonner leur tunique tantôt d'un côté, tantôt de l'autre, ce qui présenterait quelque utilité au point de vue de l'économie et de la propreté. Le collet jonquille est un peu voyant, mais il paraît plus propre et se nettoye plus facilement que le collet noir. La tunique donne attache aux épaulettes dont le but est d'amortir les coups de sabre et de répartir sur toute l'épaule le poids du fusil. En ce cas l'épaulette pourrait être remplacée par une patte résistante.

Le vêtement des cuirassiers tient à la fois de la tunique et du dolman. A une seule rangée de boutons et sans tresses, cet effet, tout en dessinant la taille, est assez ample pour permettre de placer en dessous le ceinturon de cuir.

Le dolman à tresses est porté par la cavalerie légère, les dragons et l'artillerie. Les tresses doivent atteindre deux buts : orner le vêtement et le protéger contre l'usure. Le deuxième but serait économique. En admettant que les tresses empêchent en partie le drap de s'user, la dépense qu'elles nécessitent est-elle inférieure à l'économie réalisée par la durée plus longue des effets ?

Le militaire possède un pardessus sous forme de capote ou de manteau. La capote est portée par l'infanterie, le manteau par la cavalerie. Le premier de ces vêtements est gris-bleuté ; le second est bleu foncé. La capote-manteau des officiers est noire. Tous les pardessus militaires devraient être indistinctement gris-bleuté. Cette couleur n'est ni voyante, ni salissante. Les officiers possèdent en outre une pèlerine à capuchon.

. Le pantalon du soldat est ce qui laisse le plus à désirer dans son habillement. Dans l'infanterie, comme dans la cavalerie, il est trop large de jambes, il est ce qu'il paraît, disgracieux et lourd. Cette ampleur facilite les frottements et par conséquent l'usure. Le pantalon rouge est légendaire, il n'est que cela. On a donné cette couleur comme la plus résistante, ce qui reste à démontrer. On a prétendu qu'elle était la moins salissante. Dans ce cas pourquoi ne pas en gratifier l'artilleur qui monte à cheval, qui s'asseoit sur des caissons couverts de poussière, qui écouvillonne avec des instruments chargés de noir de fumée ? D'après Gérard et Devismes. le rouge vient après le blanc pour la visibilité à distance. cette couleur fera donc découvrir plus facilement l'homme qui la portera. Pour conserver le rouge on a allégué des raisons d'économie ; ces raisons ne sont plus valables car les teintures, depuis la découverte de l'aniline et de ses dérivés, sont tarifées plutôt en raison de la main-d'œuvre que du prix des diverses nuances. Nous pensons que l'on a maintenu le pantalon rouge par culte du souvenir.

Les troupes à cheval portent le pantalon basané, c'est-à-dire un pantalon dont les extrémités sont recouvertes, à partir du genou, d'une enveloppe de cuir. Sous ce pantalon basané, elles portent des bottes. La botte et la basane forment une superposition de tissus, cuir, drap, toile de doublure, deuxième cuir, qui font double emploi, sont chauds et pesants en été, humides en hiver, s'alourdissant à la pluie, séchant difficilement, se recoquevillant et demandant un entretien pénible. Lorsque l'homme a ciré ses bottes, il est encore obligé de cirer ses basanes. Le vêtement des jambes le plus commode, le moins dispendieux, le plus chaud et le plus léger pour la cavalerie, c'est la culotte avec la botte à l'écuyère ou la culotte avec le brodequin surmonté de jambières. Les jambières seraient en cuir pour monter à cheval, en drap pour la tenue de ville. Les jambières de drap appelées *leggens* sont tolérées aux officiers. Nous pensons qu'avec une culotte serrée aux genoux, servant de seconde peau, l'homme s'excorierait moins souvent.

Les zouaves, les turcos, les spahis ont le pantalon à la turque. Ce vêtement n'a qu'une qualité : la couleur locale.

En été, toutes nos troupes portent pour les exercices et les corvées le pantalon de treillis ou de coutil. Ce genre d'étoffes expose aux refroidissements avant et après le coucher du soleil.

Il y a des conditions particulières qui commandent des modifications dans la tenue du soldat ; il est nécessaire de répondre, selon les circonstances, aux besoins créés par des climats extrêmes, des latitudes étrangères, des campagnes prolongées.

§ 4. **Chaussure.** — Le ministre de la guerre, par la circulaire du 1er novembre 1887, ouvrait un concours en vue du choix :

1° D'un brodequin de guerre pour les troupes à pied ; 2° d'une chaussure spécialement destinée aux troupes opérant dans les pays de montagne ; 3° d'une bottine pour les troupes à cheval, devant être portée avec un pantalon d'ordonnance ; 4° d'une paire de grandes bottes, également pour les troupes à cheval, devant être portées avec une culotte.

Deux cent quatre-vingts concurrents ont présenté cinq cent soixante-treize modèles divers aux docks de l'administration du quai d'Orsay. La commission d'examen a fixé son attention sur quatre types de chaussures pour l'infanterie et sur un type de chaussure pour la cavalerie, mais n'en a pas adopté un seul officiellement. La question est donc à l'ordre du jour.

Le choix d'une bonne chaussure pour la troupe ne saurait trop éveiller la sollicitude de nos organisateurs. Le fantassin est appelé à faire de longues marches, des marches forcées, des étapes de plus de sept lieues ; il ne voyagera pas toujours sur des routes planes et unies, sur un sol résistant et sec ; à un moment donné, c'est sa présence qui décidera de la victoire, il est l'homme de l'attaque, il est souvent celui du coup de main ; il faut qu'il soit leste, qu'il soit agile, il faut qu'il sache et puisse marcher. Le maréchal de Saxe écrivait dans ses mémoires que la nation qui aura donné à ses troupes la meilleure chaussure aura sur ses ennemis un immense avantage, celui de conserver ses hommes toujours disponibles pour la marche. Un homme disponible pour la marche, c'est un homme disponible pour la victoire, un soldat dont les pieds sont lésés ne peut plus rendre de services. Et combien en voyons-nous en ce cas dans notre armée ? D'après le médecin-major Tourainne, dans les premiers jours de marche, 25 à 30 °/₀ des hommes de l'effectif sont plus ou moins blessés, et 10 °/₀ viennent réclamer les soins du médecin du régiment. Ceci nous présente 10,000 traînards pour un corps d'armée de 100,000 hommes. Le médecin principal Viry, dans un travail remarquable sur la chaussure du soldat, s'exprime ainsi : « tandis que les gants dont on se sert d'ordinaire, se moulent sur la main, c'est le pied qui est obligé de se mouler sur la pression du soulier dans lequel on l'emprisonne, et c'est à cette cause surtout qu'il faut rapporter les blessures et déformations des pieds, si pénibles pour les individus et si préjudiciables dans l'armée. » Chaque année il y a une moyenne de 130 à 160 entrées aux hôpitaux pour lésions graves des pieds.

D'après les idées si judicieuses du professeur Hermann Meyer (de Zurich), du colonel Ziegler, médecin-chef de l'armée fédérale suisse, de M. Perron, des médecins militaires français Tourainne, Morache, du Cazal, Viry, etc. les premières conditions d'une bonne chaussure, *de la chaussure rationnelle*, doivent résider dans la forme de la semelle. La plante du pied est concave d'avant en arrière et de dedans en dehors, de telle sorte que le maximum de la concavité correspond au côté interne, c'est-à-dire que la voûte plantaire regarde en dedans. Le bord interne

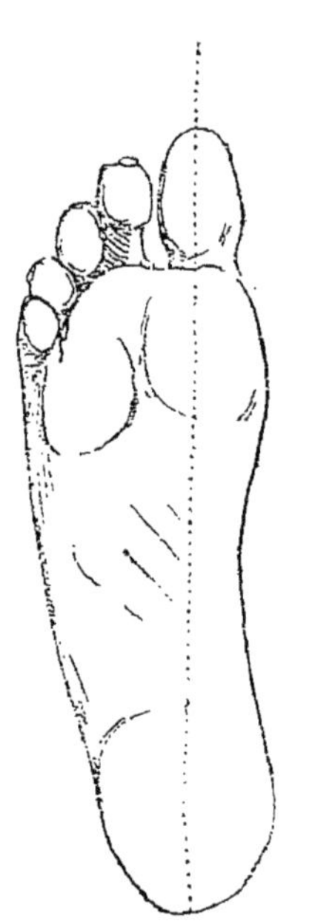

Fig. 44.— Face plantaire du pied normal (Du Cazal).

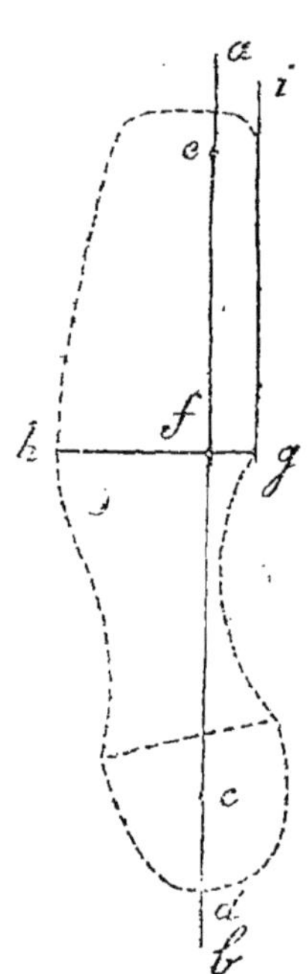

Fig. 44 *bis*. — Semelle de la chaussure rationnelle.

du pied ne repose sur le sol que par son extrémité antérieure (tête des métatarsiens) et par son extrémité postérieure (talon), tandis que le bord externe repose sur le sol par toute son étendue. Le pied d'aplomb par terre représente une sorte de segment de sphère prolongé dont la convexité est tournée en haut et en dehors. L'axe normal de la plante du pied passe par le centre du talon et le centre de la pulpe du gros orteil, selon la figure 44.

Cet axe doit servir de point de repère, de ligne fondamentale pour donner à la semelle une forme rationnelle. Dans la figure 44 *bis*, cet axe est représenté par la ligne *a b*. La ligne *e f* est la longueur de la partie du pied comprise entre l'extrémité antérieure et le commencement du creux du pied (bout postérieur de la tête du premier métatarsien) ; *h g* représente la plus grande largeur du pied, depuis la racine du petit doigt jusqu'au bord interne de la tubérosité du gros orteil ; *i g*, bord interne de la semelle doit être parallèle à *a b*. *Toutes les semelles coupées sans ces dernières données physiologiques déformeront fatalement les pieds.*

Outre les conditions primordiales qui résident dans la forme de la semelle, toute chaussure doit en présenter d'autres qui ne manquent pas d'importance. Le pied doit être protégé contre les agents extérieurs, froid, chaleur, humidité, aspérités du sol ; il doit pouvoir se mouvoir librement sur la jambe en flexion, extension, abduction et adduction ; enfin, tout en étant soutenu, il doit pouvoir se dilater, augmenter de volume. Nous avons fait des expériences sur l'augmentation de volume du pied dans la marche. Un vase a été rempli d'eau à 25 degrés. Nous y avons plongé le pied d'un de nos camarades au moment où ce dernier se levait. Nous avions préalablement tracé au nitrate d'argent une ligne circulaire au-dessus des malléoles. L'eau ne dépassa pas cette ligne. Nous prîmes note de la quantité d'eau qui avait débordé du vase. Notre camarade se mit alors en course et marcha près de deux heures. A son retour, nous renouvelâmes l'expérience. Cette fois la quantité d'eau qui s'échappa fut supérieure à la première, nous trouvâmes que le pied de l'observé avait augmenté de plusieurs centimètres cubes.

La sécheresse est une qualité essentielle d'une bonne chaussure. L'humidité appelle le refroidissement, le sang est chassé des pieds vers les viscères et les organes supérieurs, par la contraction des vaisseaux, et il se produit ainsi des flegmasies légères ou graves, depuis le coryza et la bronchite la plus bénigne jusqu'à la pneumonie et la pleurésie.

Le talon ne doit pas dépasser une certaine hauteur. En forçant l'extension de l'articulation tibio-tarsienne, le talon haut dispose, comme nous l'enseigne Michel Lévy, à la luxation en avant de l'astragale qui, comprimé en arrière par le bord postérieur du tibia et par la facette postérieure du calcaneum, peut glisser entre les deux os, comme un noyau de fruit entre les deux doigts qui le serrent. Le talon présentera une largeur suffisante pour maintenir le pied d'aplomb et éviter les entorses.

Les chaussures actuellement en usage dans l'armée. sont le soulier avec les guêtres, le brodequin et la botte.

Le *soulier* est confectionné sur vingt-quatre mesures ou pointures différentes. Ces pointures sont presque suffisantes, mais il y a des pieds qui ne s'accommodent d'aucune d'elles, ces pieds n'entrent dans aucun type et demandent à être spécialement chaussés. Une paire de souliers pèse en moyenne 900 grammes. Le bout du soulier n'est pas assez carré : les orteils sont comprimés les uns contre les autres, sont déformés, chevauchent et éprouvent souvent des douleurs intenses. L'empeigne n'est pas assez relevée au devant des orteils ; elle exerce sur les phalanges des doigts une pression continue qui peut provoquer des inflammations diverses ; elle produit à coup sûr l'ongle incarné. Le bord libre de l'empeigne en avant et des quartiers sur les côtés, bord dur, présentant à la peau une arète tranchante, produit des blessures que le médecin-major Lèques a étudiées spécialement.

Le soulier, par lui-même, n'a aucun moyen d'attache. Le soldat ne se donne pas la peine de passer un lacet d'un côté à l'autre de la fente qui se trouve sur le cou de pied. Il sait du reste que le lacet faisant relief, pénétrerait la face dorsale de son pied. Les moyens d'attache du soulier sont représentés par la guêtre et les sous-pieds. La guêtre est confectionnée avec un cuir dur qui demande du temps pour s'assouplir, et ce n'est qu'au prix de maintes souffrances qu'elle prend la forme du pied. Elle est très hygrométrique, diminue de volume et change de forme après avoir été mouillée. Elle doit dans ces conditions se modeler à nouveau sur le pied. La guêtre de toile a les mêmes inconvénients.

Le *brodequin*, adopté en principe pour les troupes à pied, n'est pas confectionné sur un type définitif et uniforme. Tous les modes de fermeture ont été mis à l'essai. Certains brodequins se ferment sur le côté externe du pied, d'autres sur le côté interne, d'autres sur le dos du pied ; les uns au moyen de crochets, d'autres d'œillets, d'autres de courroies à boucles. La fermeture sur le côté interne n'est pas pratique ; celle qui s'opère sur le dos du pied produit facilement des écorchures, nous pensons que celle qui s'effectue sur le côté externe, en longeant la jambe au devant du péroné et en s'infléchissant en avant de la malléole, présente le plus de garantie contre les blessures et le plus de commodités.

La *botte* est spécialement réservée aux cavaliers. Cette chaussure n'a jamais excité notre enthousiasme et nous avons déjà dit plus haut que, pour toutes les troupes, le brodequin et la molletière de cuir, ou de drap suivant l'occurence, étaient plus pratiques. La botte est lourde, se sèche difficilement, et ne prend guère d'attache que par le cou de pied qu'elle serre. La botte, une fois mouillée, devient difficile à ôter, plus difficile à remettre, et se déforme. On a beaucoup parlé de la demi-botte des armées anglaise et prussienne. On peut y mettre le bas du pantalon, c'est vrai, mais cela peut se faire avec le brodequin.

La chaussette n'est pas réglementaire dans l'armée française.

§ 5. **Linge de corps du soldat.**— Le trousseau du soldat se compose de trois chemises, de deux caleçons de toile, de deux mouchoirs et de deux serviettes. Dans l'origine toutes les chemises étaient en toile, puis on les a faites en coton. Ce tissu, étant moins bon conducteur du colorique, expose moins les hommes aux refroidissements. Récemment on a mis à l'essai la flanelle de coton.

En France, le linge est blanc. Les Prussiens portent des chemises de couleur et des caleçons de calicot gris. Les soldats anglais ont, à leur choix, trois chemises en calicot ou deux chemises en flanelle. Les soldats américains reçoivent annuellement trois chemises et trois caleçons de flanelle.

Les gants sont en coton pour l'infanterie et en peau de daim pour la cavalerie. Les gants rendent de grands services au cavalier dont les mains se blessent si facilement au contact des brides qui coupent ou usent épiderme et derme. Ils garantissent encore du froid. Les gants devraient être donnés à l'infanterie dans ce dernier but exclusivement ; au lieu d'être blancs et en coton, ils devraient être gris de fer et en peau de daim comme ceux que portent quelques régiments allemands.

CHAPITRE VI

Équipement. — Charge du soldat

L'équipement, c'est le harnais porté par l'homme de guerre en route et en campagne. Il se compose d'armes et de munitions, d'ustensiles de cuisine, d'un bidon avec gobelet ou quart, du havre-sac, de l'étui-musette, d'outils indispensables tels que hache, pelle, pioche.

Le fantassin possède à peu près le même équipement que le cavalier. La façon de transporter cet équipement diffère dans les troupes à pied et dans les troupes à cheval. Le sac du fantassin est remplacé chez le cavalier par des sacoches et des bissacs accrochés à la selle.

La charge totale du fantassin est, en campagne, de 26 kilog. 988 se répartissant ainsi :

Poids des vêtements endossés . . .	5 k. 257
Charge des épaules.	20 238
Charge des hanches.	1 493
	26 k. 988

La charge des épaules est représentée par le poids du sac, de l'étui-musette et du fusil ; celle des hanches, par le poids de la bayonnette et des cartouchières. Nous pensons que l'on pourrait décharger les épaules et surcharger un peu les hanches.

Les sac renferme, entre autres objets, le livret individuel de l'homme, une paire de soulier, une trousse garnie, du linge, un nécessaire d'armes, sept paquets de cartouches, des vivres de conserve. Généralement le pain, le biscuit et quelques vivres sont placés dans l'étui-musette. Au sac sont accrochés soit une marmite, soit une grande gamelle, soit un sceau en toile, soit un outil, etc. Le fusil sans accessoires pèse 5 k.300 ; les sept paquets de cartouches pèsent 2 k.030.

La charge réglementaire des hanches, 1 k. 493 est toujours dépassée. L'épée-baïonnette pèse 825 gr. Six paquets de cartouches dans les cartouchières pèsent 1 k. 740.

Nous n'exagérons pas en affirmant qu'avec ses objets personnels, couteau, portefeuille, porte-monnaie, pipe, etc., le fantassin arrive à porter la lourde charge de 30 kilog., charge qui représente approximativement la moitié de son poids moyen.

Le fantassin allemand porte sur lui environ 34 kilog. ; le fantassin anglais ne porte que 22 à 23 kilog. ; le soldat d'infanterie de l'armée austro-hongroise a une charge de 28 kilog. ; le soldat d'infanterie russe porte 31 à 32 kilog. ; il en est de même du soldat italien.

La charge des épaules chez le fantassin n'est pas répartie uniformément, c'est-à-dire qu'elle n'est pas à cheval sur les épaules de façon que son centre de gravité passe par le centre de gravité du corps. Cette charge ne prend qu'un point d'appui sur les épaules et pend le long de la colonne vertébrale. Elle rompt l'équilibre stable du corps et déplace en arrière le centre de gravité de ce dernier. Nous savons que le centre de gravité de l'homme se trouve en un point idéal placé à l'intérieur du bassin, à un centimètre en avant de l'angle saillant formé par l'articulation de l'os sacrum et de la dernière vertèbre lombaire. Une verticale passant par ce centre de gravité tombe au milieu de la base de sustentation de l'édifice humain. Si le centre de gravité est déplacé en arrière, la verticale ne tombera pas dans l'aire de la base de sustentation, mais en dehors, en arrière. L'homme ayant sa charge sur le dos, pour ne pas être projeté en arrière, devra se courber et ramener en avant le centre de gravité de la masse, ou bien il devra faire des efforts musculaires qu'il lui sera impossible de soutenir longtemps. L'une et l'autre position sont pénibles et fatigantes. On a cherché de tout temps et à alléger la charge des épaules et à placer cette charge de façon qu'elle ne fasse pas trop dévier le centre de gravité.

Un bataillon de la garnison de Paris vient d'essayer un nouveau mode de chargement qui doit servir à alléger le poids du fourniment et à répartir ce poids à la fois sur les épaules et sur les hanches. Le ceinturon est muni d'un système de bretelles passant sur les épaules. Il porte trois cartouchières, deux en avant et une en arrière. Celle-ci, outre les paquets de cartouches, renferme deux rations de biscuit. Le ceinturon donne attache à gauche, au moyen de crochets, à un étui-musette en toile, plus petit que celui qui est porté en bandoulière, et, à droite, à un outil, à manche mobile, qui sert de pelle et de pioche. Le volume et le poids du havre-sac sont diminués. Le centre de gravité de l'homme est moins déplacé dans ce mode d'ajustement du fourniment.

Le fantassin russe porte le havre-sac en bandoulière reposant à gauche sur la partie postéro-externe du bassin. Le sac à vivres est accroché au ceinturon et pend à droite. Le manteau roulé se porte en bandoulière. La trousse à bottes y est accroché en arrière. — Le havre-sac anglais, *sac-valise Koppel*, repose sur le bassin en arrière ; il est suspendu aux épaules par deux baudriers entre-croisés. — Le havre-sac du soldat allemand est plus épais en bas qu'en haut ; il semble se loger dans le creux des reins. Il est porté au moyen des *courroies porte-équipement* qui représentent un système de lanières de cuir auquel on peut accrocher soit l'équipement total, soit quelques-unes de ses parties telles que les musettes, l'étui-musette, le bidon, les gibernes.

L'équipement du cavalier est partagé entre l'homme et le cheval. Celui-ci, en somme, porte quand même toute la charge. Enfin de compte, quoique l'homme en soit chargé, le poids du sabre et de la carabine sera toujours supporté par le cheval. Pourquoi, dans ces conditions, ne pas soulager totalement l'homme ? Quand le cavalier est lancé au trop ou au galop, avec sa carabine en bandoulière, il est soumis à une véritable torture. Ou bien la bretelle de la carabine est trop lâche, dans ce cas l'arme, montant et retombant à chaque battue du cheval, détend et retend cette bretelle qui frappe par douloureuses saccades sur la clavicule ; ou bien la bretelle est trop serrée et alors la ferrure de la batterie de la carabine vient comprimer les vertèbres, les contusionne, érode la peau et produit des plaies. Tous les médecins servant dans la cavalerie ont pu constater ce fait.

CHAPITRE VII

Éducation intellectuelle et physique du soldat

On ne peut nier l'heureuse influence du métier des armes sur l'intelligence et la constitution physique des hommes. Les recrues arrivent des villes et des campagnes : les citadins sont trop souvent étiolés, anémiés ; les campagnards viennent trop souvent sans aucune instruction, sans maintien, sans agilité, quelquefois même sans la moindre notion de la plus élémentaire propreté. Nous les voyons, les premiers, se *remplumer*, selon l'expression consacrée, les seconds, se dégrossir peu à peu et prendre sinon une gracieuse désinvolture, du moins cette manière de sveltesse qui est la caractéristique du soldat français.

ARTICLE PREMIER. — ÉDUCATION INTELLECTUELLE

Il est institué, dans les corps de troupe, des écoles à plusieurs degrés pour apprendre à lire, à écrire à ceux qui sont complètement illettrés et pour perfectionner ceux qui possèdent déjà une certaine instruction.

L'école au régiment fut instituée par une ordonnance de 1788, *à l'effet d'enseigner aux soldats à lire, à écrire et à compter* ; la fréquentation de l'école fut rendue obligatoire pour tous les illettrés par la décision du 4 avril 1831. Cette décision porta ses fruits car, en 1832, dès la première année de sa mise en vigueur, trente mille soldats apprirent à lire et à écrire.

D'après des statistiques récentes, sur 100 conscrits, on trouve une moyenne de 1,08 bacheliers ; de 62,30 sujets sachant bien lire, écrire et compter ; de 17,17 sujets ne sachant que lire et écrire ; de 2,22 sujets ne sachant que lire; de 3,11 sujets dont le degré d'instruction n'a pu être constaté ; de 14,29 sujets complètement illettrés.

Ainsi, chaque année, sur 100 conscrits, 14,29 sont complètement illettrés ; *c'est le septième du contingent.* Le service accompli, ces jeunes hommes retournent dans leurs foyers avec l'instruction primaire; s'ils font partie de la deuxième portion du contingent, les illettrés, l'année obligatoire accomplie, ne peuvent rentrer chez eux et sont retenus au service jusqu'à ce qu'ils sachent lire, écrire et compter.

Tous les corps de troupe ont trois écoles dites écoles du 1er, 2e, 3e degré. L'école du 1er degré se fait par compagnie, escadron ou batterie sous la direction du capitaine-commandant. Les moniteurs sont des sous-officiers, caporaux et soldats. L'enseignement de cette école comprend la lecture, l'écriture, la pratique des quatre règles de l'arithmétique. Un syllabaire spécial a été fait à l'usage du soldat.

L'école du 2e et celle du 3e degré ont un directeur spécial qui a le grade de capitaine et trois professeurs qui ont le grade de lieutenant ou de sous-lieutenant. Le directeur et les professeurs forment une commission d'examen présidée par le lieutenant-colonel. Ces écoles sont une pépinière de sujets capables d'être nommés sous-officiers et de passer dans les écoles d'élèves-officiers.

L'enseignement du 2e degré comprend la grammaire, l'arithmétique, les notions générales de géographie, les notions pratiques pour les petites opérations de la guerre. L'enseignement du 3e degré comprend les exercices de français, l'arithmétique, l'histoire de France, la géographie, les éléments de géométrie, la lecture des cartes, les notions élémentaires de topographie, la fortification passagère. Nul ne peut être proposé pour le grade d'officier s'il ne justifie des connaissances qui constituent le programme de l'école du 3e degré.

ART. 2. — ÉDUCATION PHYSIQUE

L'éducation physique du soldat est un entraînement méthodique qui lui donne le summum d'activité et de résistance. Le soldat éduqué ou entraîné est celui qui sait à n'importe quelle heure du jour et de la nuit, en toutes saisons et par tous temps, sous des latitudes diverses, marcher, courir, franchir des obstacles, portant une charge, bravant la froidure et la chaleur, la brume, et l'irradiation solaire, la rafale de neige et le vent brûlant du midi. L'entraîné sait se battre, il sait attaquer et se défendre. C'est la sauvegarde de la patrie et l'espérance suprême de ceux qui ont été arrachés à la France.

L'entraînement exige des conditions morales et physiques. Les premières sont la volonté, le courage, l'abnégation et la patience : les secondes sont l'intégrité des organes et le jeu régulier des fonctions. Les premières peuvent s'acquérir quand elles ne sont pas innées, il serait à désespérer d'une grande nation si ses défenseurs s'y montraient réfractaires; les secondes sont assurées par la sélection du conseil de revision. L'intégrité des organes nous représente une machine parfaite dans toutes ses parties constitutives; le jeu régulier des fonctions nous représente le mouvement parfait de la machine, son travail actif, la vie avec toutes ses manifestations.

Les éléments anatomiques inférieurs, ceux de la peau, du tissu cellulaire ou tissu de remplissage, du tissu osseux se reproduisent et se multiplient sans que l'organisme soit dans un état de stimulation particulière, ce sont les éléments de la vie végétative. Les éléments supérieurs, tels que ceux des systèmes musculaire et nerveux, prolifèrent moins facilement; ils ont besoin d'un stimulant particulier, d'une activité spéciale, d'une gymnastique appropriée. Ce sont les éléments de la vie de relation. Ils se multiplient suivant les besoins et obéissent à cette loi physiologique : *la fonction fait l'organe*. Dans les exercices militaires, le travail méthodique stimule et développe parallèlement le système musculaire et le système nerveux. Mais ce n'est pas tout : la vie au grand air aguerrit le corps et le rend réfractaire à l'action morbigène des agents météorologiques, la peau devient moins sensible aux changements brusques de température, les organes respiratoires perdent leur susceptibilité et les organes digestifs redoublent d'activité. « On ne voit jamais mieux l'élévation de la résistance par l'exercice proprement dit, nous enseigne le professeur Arnould, qu'en comparant les troupes exercées avec les levées récentes, au point de vue de l'aptitude à soutenir une campagne. »

Le soldat arrive au corps et commence immédiatement ses classes; il a tout à apprendre ou à perfectionner. *Discat miles in otio quod proficere possit in bello.* Cet aphorisme est encore vrai de nos jours. La vie militaire en temps de paix est une suite d'exercices propres à préparer les hommes pour la guerre, c'est un apprentissage de ce qu'il faudra pratiquer devant l'ennemi (1).

Le colonel est responsable de toutes les parties de l'instruction du régiment. Les exercices doivent être effectués selon les règlements officiels. Le lieutenant-colonel doit surveiller la marche de l'instruction théorique et pratique; les chefs d'escadrons sont responsables de l'instruction de leur demi-régiment, les chefs de bataillon de l'instruction de leur bataillon; les capitaines-commandants dirigent immédiatement l'instruction de leur escadron ou de leur compagnie. Les capitaines sont les chevilles ouvrières du régiment. Ils font un tableau de travail particulier de manière à rendre les exercices attrayants et à arriver le plus rapidement et le plus sûrement possible à un résultat satisfaisant.

L'éducation physique du soldat comprend la marche, la course, le saut, les exercices d'assouplissement et les exercices en armes, la gymnastique, l'équitation et la voltige, l'escrime, la boxe et la canne, le tir, le chant et la danse, la natation.

(1) Voy. Bégin, *Moyens de rendre en temps de paix les loisirs du soldat plus utiles*. Paris, 1843.

§ 1. **Marche.** — Maurice de Saxe disait que « le secret de la guerre est dans les jambes du soldat ». Depuis le XVIIIe siècle, cet aphorisme ne manque pas de justesse. L'infanterie représentant le plus grand nombre et ne pouvant compter, pour se mouvoir, que sur ses jambes, la marche est un des principaux éléments de la victoire.

La caractéristique de la marche, c'est le *pas*, c'est-à-dire une succession de temps pendant lesquels une jambe, en contact avec le sol, sert de support et de moteur pendant que l'autre jambe, à l'état de suspension ou d'oscillation, se porte en avant à la rencontre du sol pour y servir à son tour d'appui et de moteur.

Le centre de gravité est poussé en haut et en avant dans la marche par l'extension plus ou moins rapide de la jambe placée en arrière. Un homme en marche s'élève chaque fois que le pied se détache de terre, il s'abaisse chaque fois que le pied qui vient d'osciller reprend terre par sa plante. Le marcheur incline son corps en avant pour déplacer le centre de gravité et entraîner le membre oscillant. Il se penche aussi pour lutter contre la résistance de l'air. La longueur du pas est égale à la grandeur de déplacement en avant du centre de gravité. Ce déplacement est facilité par l'allongement du membre arc-bouté sur le sol ; il sera d'autant plus considérable que le membre agira sur le tronc dans une direction plus oblique.

La vitesse de la marche est en raison directe de la longueur du pas et en raison inverse de sa durée. La vitesse maxima de déplacement dans la marche est d'après les frères Weber de $2^{m}60$ par seconde, soit d'un peu plus de 8 kilomètres par heure.

La marche sur un plan incliné, avec élévation en avant, exige beaucoup plus d'effort musculaire que celle qui est effectuée sur un terrain plane. Elle est par conséquent plus fatigante. Le centre de gravité du corps doit s'élever parallèlement au plan incliné ; à l'effort musculaire ordinaire vient donc se joindre l'effort musculaire pour élever le centre de gravité d'une hauteur égale à celle du plan incliné.

Pour régulariser l'allure et pour ne pas se gêner dans les rangs, les soldats en troupe marchent au pas, c'est-à-dire qu'ils partent tous du même pied, décrivent des pas de même longueur et font le même nombre de pas par minute.

Une chronique du XVIe siècle nous apprend que « les tabourins esté trouvez pour servir de mesure aux soldars, en marchant ; car tous les temps de leurs batteries sont vrays cadence et mesure, pour advancer ou retarder l'alleure des gens de guerre ». De nos jours encore le tambour marque la cadence.

L'armée française, comme les armées étrangères, a adopté plusieurs sortes de pas. Le *pas ordinaire* n'existe plus d'une manière officielle, il n'en est pas fait mention dans l'école du soldat. Il était d'une longueur de 66 centimètres à la cadence de 76 pas par minute, ce qui donnait un chemin parcouru de 3 kilomètres par heure.

La longueur du *pas accéléré* est de 75 centimètres, à la vitesse de 120 pas par minute, ce qui donne un chemin parcouru de 5,400 mètres par heure. La longueur est mesurée d'un talon à l'autre. — Le *pas de charge* a une longueur de 75 centimètres comme le pas accéléré, mais il a une cadence de 140 pas par minute. — Le *pas gymnastique* a une longueur de 80 centimètres et une cadence habituelle de 170 pas par minute, ce qui donne un chemin parcouru de 8,160 mètres par heure. — Le *pas de route* a une longueur et une vitesse variables. Le kilomètre est habituellement parcouru en 12 minutes. Une troupe bien entraînée peut le parcourir en 11 minutes.

Pas accéléré des principales puissances étrangères :

Angleterre . . .	0m75	110 pas	4,950 mètres.
Allemagne . . .	0 80	112	5,376 —
Autriche. . . .	0 75	115—130	5,175—5,850
Italie (troup. ord.)	0 75	120	5,400 (comme le pas accél. français).
(bersagliers).	0 86	140	7,224

Les étapes françaises varient de 20 à 30 kilomètres. Tous les généraux modernes qui ont écrit sur la marche considèrent qu'une armée en campagne avançant régulièrement de 20 kilomètres par jour, avec tous ses convois, produit le maximum de déplacement possible. Le général Lewal, dans sa *Conférence sur la marche d'un corps d'armée*, exprime le désir de voir une troupe parcourir 24 kilomètres par jour. D'après Morache, la moyenne générale des marches de toutes les campagnes de 1796 à 1815, de la guerre d'Italie en 1859, de la guerre de Bohème en 1866, etc., est de 21 kilom. 89. Quelques régiments allemands ont fait, pendant la guerre de 1870-1871, des marches qui rappellent celles que Napoléon fit faire à ses troupes dans des circonstances exceptionnelles. Après la capitulation de Sédan, les troupes allemandes se dirigeant sur Paris firent de

35 à 45 kilomètres par jour. L'armée bavaroise commandée par le général von der Thann, après sa défaite de Coulmiers, battit en retraite et franchit en 26 heures une distance de 67 kilomètres.

La vitesse de la marche de l'infanterie française en route et en campagne est de 4 kilomètres par heure, y compris les haltes horaires. Les troupes partent d'un point initial qui est le point de rassemblement. Les heures de départ dépendent des vues du commandement. Généralement les commandants de colonne fixent l'heure du départ de manière à laisser aux hommes le plus de repos possible. Après chaque période de 50 minutes de marche, à moins de circonstances de guerre, il est fait une halte dite *halte-horaire* qui doit durer au moins 10 minutes. La *grande-halte* est un repos plus long que la halte horaire. On ne doit la faire que lorsque la fatigue des hommes ou la température élevée l'exigent ; encore faut-il avoir effectué les deux tiers ou les trois quarts de la route. Lorsqu'il n'y a que quatre ou cinq heures de marche, il vaut mieux franchir l'étape d'une seule haleine. La grande halte se fait près d'un village, d'une rivière ou d'une fontaine à eau salubre. Les troupes en profitent pour faire un léger repas de café ou de viande froide.

Les *longs repos* sont de trois ou quatre heures ; ils sont accordés après une marche pénible (40 à 50 kilomètres) de jour ou de nuit, quand il reste un coup de collier à donner.

Pendant les marches, il est défendu aux hommes de s'arrêter individuellement aux ruisseaux et aux puits: ils ont dû, avant de se mettre en route, remplir leur bidon d'eau mélangée autant que possible de vin ou de café.

En marche, l'heure des repas est réglée sur celle du départ. Les troupes qui se mettent en route après neuf heures du matin, prennent leur principal repas avant de partir ; celles qui partent avant neuf heures, le font en arrivant au gîte d'étape. Il est recommandé aux hommes de conserver une partie de leur viande pour la manger froide pendant la grande halte (1).

M. de Pouvourville recommande de manger le moins possible pendant la marche. Du café ou du lait et une croûte de pain rassis sont suffisants pour se mettre en route. Il ne faut prendre d'aliments que pour apaiser les tiraillements et les faiblesses d'estomac. Dans une halte, il ne faut faire de repas solide que si l'on a trois heures devant soi : « On a moins de peine à porter son déjeuner sur son dos que dans son estomac ». D'après le même observateur, le brodequin serait la vraie chaussure de marche. La culotte siérait mieux que le pantalon. Il faut éviter d'endosser des vêtements qui donnent prise au vent.

La vitesse d'une marche dépend de l'état physique et moral d'une troupe, de circonstances de lieux et de l'action des agents météorologiques. Des hommes usés par une longue campagne, anémiés par les privations, intoxiqués par les effluves palustres, ne pourront soutenir une longue marche stratégique. Il en sera de même de troupes trop neuves, non entraînées, non endurcies, ou d'une armée démoralisée par la

(1) *Notes sur la marche, Journal des Sciences militaires*, 1886-1887.

défaite et harcelée par l'ennemi. Une marche deviendra très pénible lorsqu'elle sera entreprise sur un sol meuble, sur le sable, dans la boue, sur des cailloux roulants, dans la neige. La marche en pays de montagnes, le sac au dos, exige des hommes recrutés d'une façon spéciale et rompus dès longtemps aux épreuves de l'ascension.

Tout le monde sait avec quelle résistance à la fatigue et quel courage nos zouaves et nos tirailleurs ont fait des marches forcées dans des conditions difficiles. La figure 45 nous donne un aperçu pittoresque d'une marche dans le sud Oranais.

Les agents météorologiques sont, pour le soldat en marche, des ennemis redoutables. Le vent dessèche les muqueuses, fouette le visage, nuit à la respiration, oppose une résistance souvent très vive à qui s'avance à son encontre ; la froidure gèle les extrémités, congestionne les organes splanchniques, raidit les membres ; la pluie refroidit l'homme, alourdit les effets, détrempe le terrain ; la poussière irrite les yeux et embarrasse les voies respiratoires ; enfin le soleil et la chaleur occasionnent des affections parfois très graves.

Si, dans nos climats, la chaleur solaire se borne souvent à produire de simples érythèmes sur la peau, elle peut déterminer des affections beaucoup plus graves, appelées *insolations*. Celles-ci se développent, que le ciel soit serein ou couvert. Leur cause déterminante est la chaleur, surtout la chaleur humide ; à cette cause s'en joignent d'autres secondaires, telles que des efforts physiques qui augmentent la température du corps, le défaut d'eau, d'absorption de liquide qui représente le rafraîchissant interne le plus naturel, et une circulation défectueuse de l'air dans la colonne de marche. La faiblesse de constitution, les maladies antérieures, l'insuffisance de sommeil, les excès, la faim, la soif, l'abus des liqueurs alcooliques accélèrent l'effet du coup de chaleur.

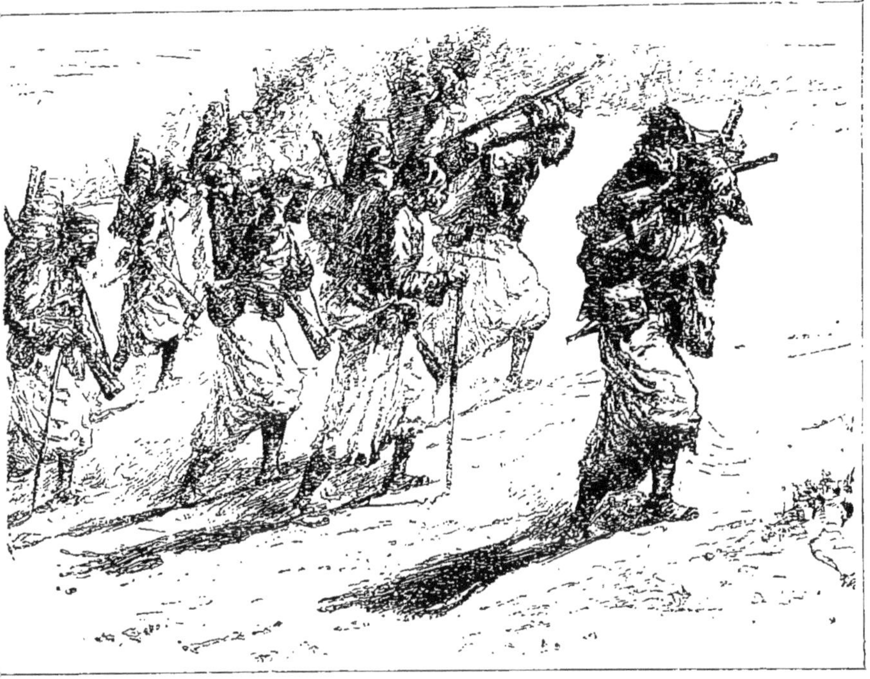

Fig. 45. — Marche forcée dans le Sud Oranais. Dessin de L. Couturier.

Le français est-il bon marcheur? Nous répondrons sans hésiter : oui. Pourquoi ne le serait-il pas autant que n'importe quel étranger? N'est-il pas bien proportionné dans son ensemble? Le squelette des membres inférieurs ne présente-t-il pas une longueur suffisante pour arpenter du terrain et les muscles qui s'y rattachent ne présentent-ils pas une puissance suffisante pour faire mouvoir les leviers osseux? Nos soldats marchent peut-être plus légèrement que ceux des pays du Nord ; ils ont tous les éléments voulus pour faire de bons pédestrians. Un officier de dragons a fait tout récemment à Libourne, à la suite d'un pari, dix kilomètres au pas gymnastique, en cinquante-quatre minutes. Il a causé, tout le long de la route, avec un de ses camarades qui le suivait à cheval. En rentrant chez lui, au lieu de prendre du repos, il ne fit que changer de linge et alla assister aux classes des recrues. Un chroniqueur du XVIIIe siècle nous narre les exploits d'un laquais qui vint du Puy-de-Dôme à Paris et s'en retourna dans l'intervalle de sept jours et demi. Il avait fait plus de 25 lieues par jour. Ernest Mensen, mort dans la Haute-Egypte, en 1843, alla de Paris à Moscou, en quatorze jours et dix-huit heures, après avoir fait la gageure de ne pas dépasser quinze jours. Il fit donc 625 lieues de 4 kilomètres, soit près de 42 lieues par jour.

Un instrument qui peut rendre des services au marcheur, surtout à l'officier, c'est le *podomètre*. Il donne exactement le nombre de pas faits dans un temps donné et permet de constater approximativement la distance parcourue.

§ 2. **Course**. — La course est un mode rapide de progression dans lequel chaque membre inférieur en s'arc-boutant et en se détendant à la façon d'un ressort, projette le corps en haut et en avant et le fait quitter le sol un instant.

Les Anglais ont leur *running-footmen* ; les Espagnols, leur *zegal*. Les *saïs*, du Caire, courent devant les équipages aussi longtemps que les chevaux. Il y en a même qui, entre temps, font des sauts périlleux. Il y a quelques mois, un brésilien, Williams Stewart, au manège de la garnison du 13e dragons, a lutté de vitesse avec un cavalier, sur un parcours de 6 kilomètres et l'a dépassé. Il a franchi en quatorze minutes une distance de 6 k. 600.

Dans tous les pays la course est en honneur ; elle donne de l'agilité à l'homme de guerre, le rend habile à fondre sur l'ennemi, à s'emparer rapidement d'un poste, à surprendre une armée, à la poursuivre.

La vitesse maxima du déplacement horizontal, d'après les frères Weber, peut être portée à 7m60 par seconde (1). Si une pareille vitesse pouvait être soutenue, l'homme parcourrait, en une heure, 27 kilos mètres. Un coureur ordinaire peut parcourir 12 kilomètres à l'heure.

A l'école du soldat, les hommes sont exercés à des courses graduées dans lesquelles on maintient le pas gymnastique à la vitesse de 170 pas par minute. On parcourt ainsi 100 mètres en quarante-cinq secondes, 1 kilomètre en sept minutes et demi, une demi-lieue en un quart d'heure. Les courses dites de vélocité ne doivent pas dépasser 150 mètres à la minute. On court d'abord sur un terrain plat, sans obstacles, puis sur un terrain accidenté avec obstacles.

§ 3. **Saut**. — Le mécanisme du saut est bien moins compliqué que celui de la marche et de la course. Le sauteur fléchit la cuisse sur le bassin, la jambe sur la

(1) Weber, *Encyclopédie anatomique*, trad. par Jourdan.

cuisse et le pied sur la jambe. Il se maintient pendant quelques secondes sur la face plantaire des orteils, puis détend brusquement tous les segments repliés du membre inférieur. Ces segments ressemblent à un ressort bandé qui serait subitement relaché. Le corps est soulevé brusquement et, en vertu de la vitesse acquise, décrit un certain trajet dans l'espace. La hauteur véritable du saut est égale au soulèvement du corps moins la longueur du membre inférieur.

A l'école du soldat, on apprend le saut sans armes et avec armes, le saut en hauteur, le saut en largeur et en profondeur, les sauts continus, etc. Ce n'est pas tout de s'élever à une certaine hauteur, il faut encore savoir tomber de manière à ne pas provoquer des chocs en retour qui contusionnent ou déchirent les viscères, et de manière à ne pas fracturer le squelette ou disloquer ses parties constitutives. Il faut savoir tomber sur ses pieds comme si on tombait sur un ressort qui amortirait la chute : on touche le sol avec la pointe du pied, puis on fléchit successivement les différents segments du membre inférieur de manière à diviser l'action de la pesanteur.

Avec de l'exercice, on arrive à sauter par-dessus des obstacles sérieux. Nous avons vu des militaires franchir des douves de 3 mètres de largeur. Certains sauts s'exécutent au moyen de la perche ou du tremplin.

Le saut donne du coup d'œil, du sang-froid, de l'adresse ; il donne du ton aux muscles et habitue les viscères aux secousses et aux heurts.

§ 4. **Exercices d'assouplissement et exercices en armes.** — Les exercices d'assouplissement ont pour but de

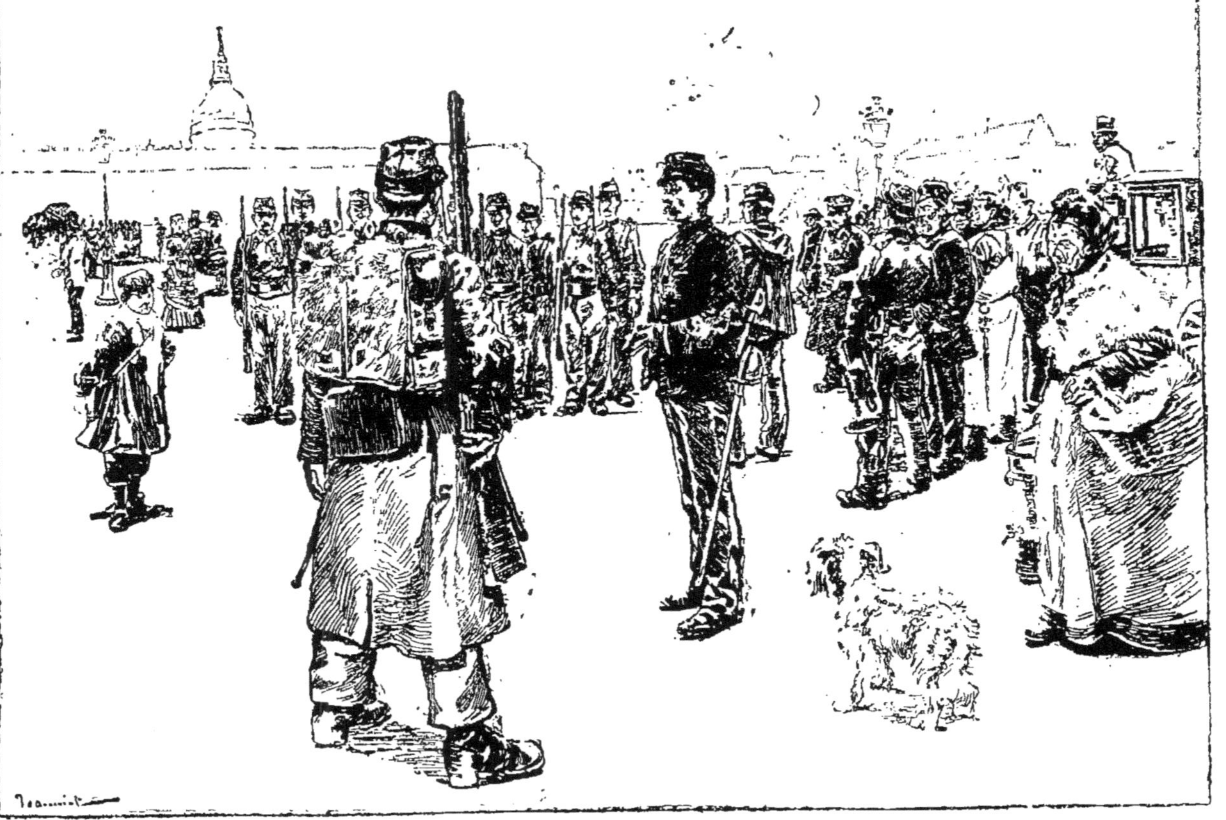

Fig. 46. — Exercice en armes sur l'Esplanade des Invalides. Dessin de Jeanniot.

rendre le militaire plus agile, de dénouer pour ainsi dire ses articulations, de développer son système musculaire, de donner à ses mouvements de la liberté, de la dextérité, de la prestesse et presque de la grâce, d'augmenter la capacité respiratoire et enfin de comburer l'excès de graisse.

Ces exercices se font avec ou sans armes. On assouplit les bras et les jambes par des mouvements horizontaux, par des rotations, des flexions diverses ; on assouplit le corps par des flexions en avant, en arrière, de côté.

Nous n'insisterons pas sur les exercices en armes. La figure 46 nous donne un aperçu d'exercices en armes sur une place que tout le monde reconnaîtra. Comme tous les autres, ils développent le système musculaire et régularisent le fonctionnement du système nerveux. Chaque progrès que fait l'homme, affermit son courage et lui donne de la confiance pour l'avenir.

§ 5. **Gymnastique.** — La gymnastique a pour but de donner au corps de l'homme, au moyen d'exercices méthodiques, un supplément de force et de souplesse. D'après le Dr Proust, c'est cette partie de l'hygiène qui régularise le développement et l'entretien des fonctions de l'appareil locomoteur par l'exercice artificiel.

La gymnastique fut en grand honneur dans l'antiquité. Elle n'est pas encore entrée dans nos mœurs au même degré qu'en Angleterre, qu'en Allemagne et qu'en Amérique. Tandis que nos jeunes élèves sont assis sur les bancs de la classe et de l'étude pendant dix heures par jour et n'ont guère que deux heures de récréation ou d'exercices physiques, les jeunes gens

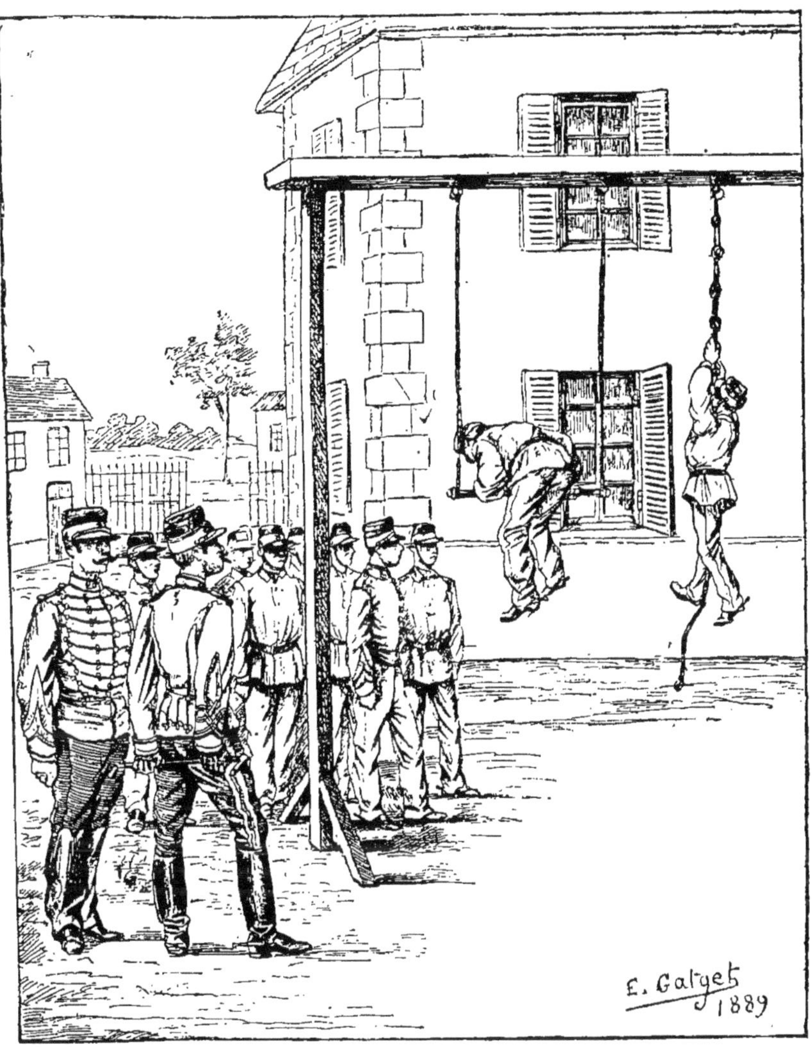

Fig. 47. — Gymnastique de quartier. Dessin de Gatget.

de l'Angleterre sacrifient la moitié au moins de leur temps à la gymnastique physique et les étudiants allemands, un bon tiers. Le programme d'éducation des lycées et des collèges a mis à l'ordre du jour l'enseignement de la gymnastique. Mais cet enseignement ne se fait qu'une ou deux fois par semaine; de plus, pendant les récréations, les instruments du gymnase ne sont pas mis à la disposition des élèves.

L'armée représente l'élément de la nation où la gymnastique est le plus en vogue. Toutes les casernes sont munies d'un gymnase. De nombreux exercices sont réglementaires et se font sous la direction d'officiers et de sous-officiers qui ont suivi les cours de gymnastique de Joinville-le-Pont : équilibre sur des poutres fixes et en mouvement, exercices des barres fixes et du trapèze, escalade du mur, ascension à l'aide de l'échelle de corde ou de la corde à nœuds, voltige sur le cheval de bois, suspension par les mains et les pieds aux anneaux de fer, etc.

La figure 47 nous montre un gymnase de quartier, au moment des exercices qui se font en présence d'un officier instructeur et du moniteur.

Les instructeurs doivent être patients et humains. Il y a des campagnards qui paraissent réfractaires à la gymnastique. D'abord, ils n'en reconnaissent pas l'utilité, puis il leur semble impossible de prendre des attitudes et de faire des mouvements qu'ils ignoraient avant de venir au régiment. Par la douceur et la persuasion on arrive à des résultats inespérés.

La gymnastique dans l'armée n'a pas seulement pour but de développer le système musculaire et d'assouplir les articulations, elle donne encore à l'homme les moyens de franchir un obstacle, d'escalader un mur, de grimper sur un arbre pour observer l'ennemi, etc. Le soldat, dans certaines circonstances, doit avoir une agilité, une adresse, une puissance de moyens physiques qui lui permettront de sauver sa vie, peut être celle des autres, et d'accomplir des actes qui sortent du commun.

§ 6. **Equitation et Voltige.** — L'équitation est un art qui consiste à monter sur un cheval et à s'y maintenir à n'importe quelle allure.

Les plus habiles cavaliers de l'antiquité étaient les Numides. Ils conduisaient leurs chevaux sans selle et sans bride, à l'aide de la main, des jambes et de la parole. Les Arabes ont hérité de leur talent équestre. Dans l'armée française on travaille à former des cavaliers adroits à manier leurs chevaux et leurs armes. D'après nos meilleurs écuyers, pour bien monter à cheval, il faut trois qualités essentielles : *du courage sans témérité, de la force sans raideur, de la souplesse sans laisser-aller.*

D'après le Dr Rider (1), dans l'équitation il faut voir deux actions sur l'économie, l'une active, l'autre passive. Dans la première, les muscles accomplissent un travail, se développent, demandent une certaine quantité de matériaux aux organes assimilateurs qui redoublent d'énergie et qui impriment à l'ensemble des fonctions nutritives une suractivité particulière. Dans la seconde, les mouvements en ébranlant doucement les viscères, et en excitant les organes digestifs, favorisent l'absorption des aliments, la circulation, la respiration et rendent par cela même la nutrition plus parfaite. Aussi voit-on, la plupart du temps, des

(1) Rider, *Etude médicale sur l'équitation.* Paris, 1870.

exercices d'équitation modérés augmenter le poids des cavaliers.

L'équitation peut avoir ses dangers lorsque les exercices sont trop violents ou trop prolongés, ou lorsque les réactions du cheval sont trop intenses par rappor aux forces du cavalier. Les mouvements trop précipités et trop secs du cheval peuvent provoquer des hémoptysies chez les jeunes soldats. Les courses aux allures vives, contre le vent, peuvent occasionner, par la brusque introduction de l'air dans l'arbre bronchique, des congestions répétées qui prédisposent à l'invasion tuberculeuse. Les soubresauts imprimés au corps favorisent la dilatation anévrysmale du cœur et des gros vaisseaux.

Les hernies sont fréquentes chez le cavalier. Nous pensons qu'elles se produisent surtout au moment où, pour enfourcher sa monture, il fait un effort en se soulevant et en écartant les jambes brusquement. L'hématurie se voit chez les débutants comme chez les cavaliers qui se sont tenus trop longtemps à cheval. L'équitation exagérée provoque l'apparition d'hémorroïdes.

Le médecin militaire Sistach a insisté sur la prédisposition que crée, pour les varices, l'exercice du cheval. Il en incrimine l'intensité de l'activité musculaire. Nous pensons que la dilatation des veines est due plutôt aux chocs répétés de la colonne sanguine sur les parois extensibles des vaisseaux.

Les cavaliers de profession présentent souvent une courbure caractéristique des membres inférieurs : les genoux sont projetés en dehors et les cuisses, de même que les jambes, sont arquées.

La voltige est la gymnastique spéciale du cavalier. « Elle développe la souplesse, la force, la hardiesse de l'homme de recrue, et entretient chez le cavalier instruit ces qualités acquises. » La voltige se fait sur un cheval au repos ou sur un cheval lancé au galop. Elle consiste à sauter à terre et à cheval de différentes manières, et à prendre sur le cheval des positions diverses. Tout ce que nous avons dit au sujet de la gymnastique peut se rapporter à la voltige.

§ 7. **Escrime. Boxe. Canne.** — L'escrime est une partie importante de l'instruction militaire; c'est le simulacre du combat corps à corps. En tant qu'art, l'escrime est d'origine italienne. Louis XIII a francisé l'escrime en supprimant le double jeu du poignard, le recours au croc en jambe, la ressource du désarmement et le secours du manteau. Depuis le XVIIe siècle, l'escrime a conservé à peu près le même vocabulaire et le même enseignement d'attaques, de parades, d'engagements, de dégagements, de coups francs, de feintes, de ripostes et de contre-ripostes.

L'escrime fut toujours cultivée dans l'armée française ; les anciennes ordonnances disaient : « l'escrime et la danse seront encouragées comme favorables au développement des qualités physiques, et propres à donner au soldat de la souplesse et de la dextérité ». Le soldat s'habitue vite à voir devant lui un fer qui scintille ; il le cherche, le tâte, le repousse, le frappe ; il y gagne du coup d'œil, de l'adresse, de la vitesse, du sang-froid. Le poignet, aussi prompt que la pensée, précipite son jeu ; les jambes se meuvent comme des ressorts, le corps avance et recule avec rapidité ;

l'attaque et la défense exigent le summum de la coordination des mouvements, comme le montre la figure 48.

La boxe est d'origine anglaise, de l'autre côté du détroit, les plus nobles lords comme les plus vulgaires gens du peuple s'adonnent avec passion à un exercice où la force brutale prime trop souvent l'adresse. En France, et principalement dans l'armée, on ne fait de la boxe que comme exercice gymnastique. Nous avons adjoint aux mouvements des bras, celui des jambes ; dans la boxe française, le poing et le pied marchent de compagnie, le coup de poing s'accompagne du coup de chausson.

La canne, ou le bâton, est un exercice qui donne au soldat de l'agilité, de la dextérité et du sang-froid. Un homme maniant bien la canne peut tenir tête à plusieurs autres. Dans des mains expérimentées, la canne peut être une arme aussi sûre qu'une épée ou un sabre.

§ 8. **Tir.** — Comme les armes modernes ne permettent pour ainsi dire plus les rapprochements, comme le combat à l'arme blanche tend à disparaître, il est essentiel que les soldats qui sont armés d'un fusil sachent en tirer le plus de profit possible. Avec la tactique moderne, le tir doit être sûr et rapide ; ce n'est qu'à force de manier le fusil, de tirer véritablement ou de faire très souvent le simulacre de tir que le soldat arrivera à un résultat satisfaisant.

Le muscle qui agit et le nerf qui donne son influx ont pour ainsi dire leur mémoire. Les premières fois qu'un groupe de muscles accomplit un travail, il le

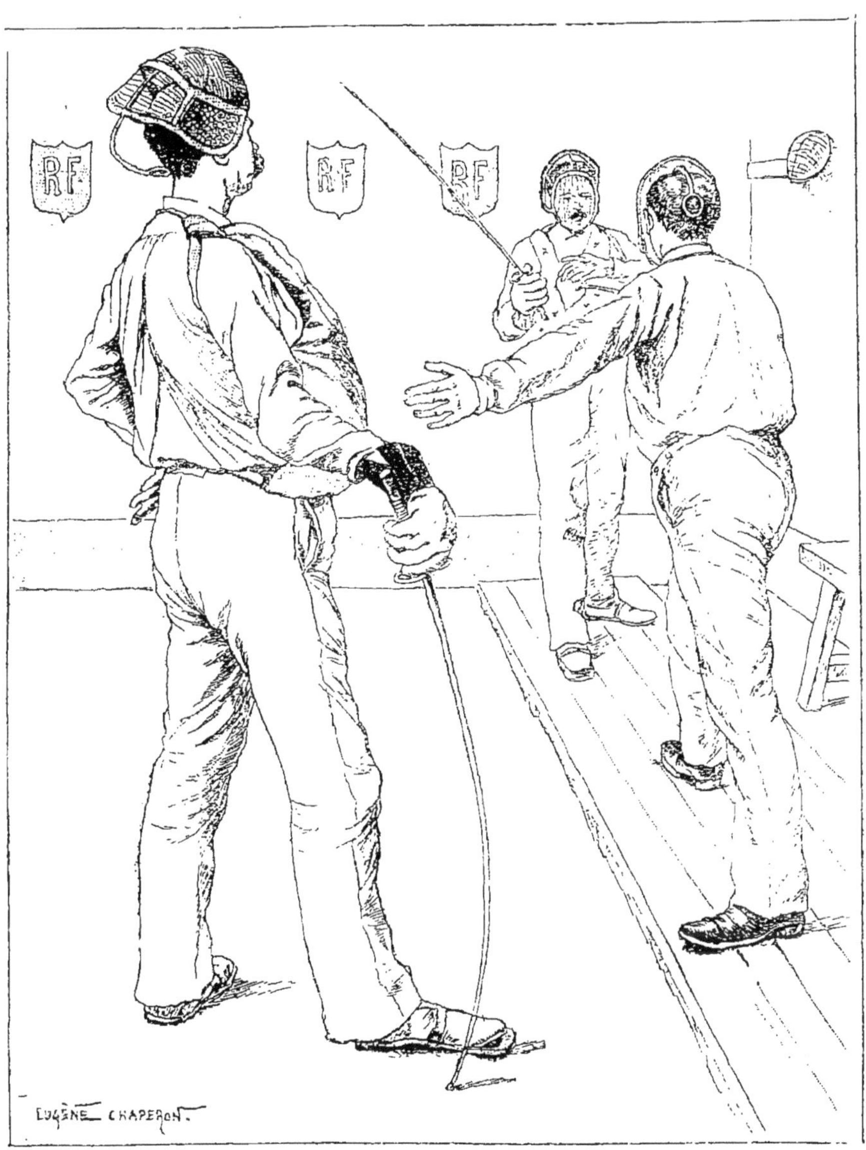

Fig. 48. — Salle d'armes.

Figure empruntée au livre de Charles Leser, *le Soldat*, maison Quantin, Paris 1887.

fait lourdement, lentement, avec hésitation, puis il fait des progrès successifs, et enfin il arrive de premier jet à son but. Le tir demande un ensemble de mouvements et une accommodation rapide de l'œil, qui ne s'acquièrent pas du premier coup; il faut épauler et épauler sans cesse pour arriver à loger une balle convenablement.

Les soldats suisses ont une réputation de tireurs qui n'est pas usurpée. Avant d'arriver au régiment, presque tous ont déjà manié le fusil dans les stands et dans les concours de tir.

Il y a, en France, près de mille deux cent sociétés de tir à portée moyenne et près de trois cents sociétés à longue portée. Le grand concours de tir de Vincennes a prouvé que dans notre pays il y avait des éléments aussi sérieux qu'en Suisse.

§ 9. **Chant. Danse.** — D'après un écrivain humoristique, signant H. de Sarrepont (Chants et Chansons militaires de la France), « une armée triste serait une triste armée. Voilà un aphorisme qui a toujours été et sera éternellement vrai. Nos gens de guerre ne peuvent en effet avoir du *cœur au ventre* qu'à la condition de s'inspirer du souffle de la vieille gaieté française..... Rions donc et chantons! Amassons de la santé physique, faisons de l'hygiène morale ! »

On ne chante plus dans l'armée. Certains chefs de corps défendent même de chanter pendant les routes. Devant l'ennemi soit — et encore — mais le long d'une route, quand il faut arpenter des kilomètres longs et monotones, pourquoi empêcher le soldat de cadencer son pas par une chanson, de relever son courage par un chant de guerre, d'effacer le spleen par une romance du pays ?

Le major H. de Sarrepont cherche à ramener dans l'armée l'amour du chant, sous n'importe quelle forme. Que le chant soit idylesque, héroïque, comique, burlesque ou bachique, qu'importe, pourvu que le soldat soit gai, partant plein d'entrain.

L'armée allemande possède plusieurs recueils de chansons, et nous ne connaissons que trop le *Wacht am Rhein*. Les régiments russes en marche sont précédés de chœurs de chanteurs.

La danse consiste dans des mouvements cadencés du corps, et dans un ensemble plus ou moins harmonieux de pas, de gestes, d'attitudes exécutés presque toujours au son de la musique ou de la voix. Les guerriers grecs avaient la danse pyrrhique. Romulus inventa une danse guerrière appelée *bellicrepa*. Sous les Bourbons, les gardes suisses, dans les cérémonies publiques, exécutaient la *danse de l'épée*. L'armée allemande, pour défiler, prend un pas dit de cérémonie, qui est plutôt une figure chorégraphique qu'une marche. La danse, comme exercice gymnastique, est peu répandue dans l'armée française.

§ 10. **Natation.** — Outre que la natation, par l'ensemble coordonné des mouvements qu'elle provoque, est un exercice gymnastique des plus salutaires, outre qu'elle permet au militaire de s'ablutionner et de se rafraîchir, elle lui donne les moyens de traverser une rivière à la nage, ce qui peut être très utile en expédition ou en campagne, et de porter secours en cas de danger.

La natation est un sport que nous n'avons jamais négligé. En 1793, devant Mayence, des soldats français prirent sur le Rhin, à la nage, un bateau renfermant deux cents Prussiens. En 1799, deux cents soldats de Soult traversèrent le Linth, au mois de novembre, et culbutèrent l'avant-garde d'un corps russe.

Dans les écoles régimentaires, on apprend à nager avant d'aller à l'eau. C'est la natation à sec. Les premières leçons se donnent sur le *chevalet*, appareil sur lequel le soldat se place dans la position horizontale, de manière, ce que ses bras et ses jambes puissent exécuter les mouvements de natation. Le règlement sur le service intérieur des troupes prescrit de profiter de toutes les occasions pour faire nager les sous-officiers, caporaux et soldats.

Presque toutes les villes de garnison ont une école de natation affectée aux militaires. Cette école est dirigée par un officier. Les bains sont pris sous la surveillance du capitaine de semaine. Des maîtres nageurs sont choisis parmi les meilleurs nageurs du régiment. Les écoles ont des pontons du haut desquels on peut exercer une surveillance rigoureuse et qui servent à donner des leçons de natation soit au moyen de cordes, soit au moyen de perches.

CHAPITRE VIII

Service de santé de l'armée

ART. 1er. — MORBIDITÉ ET MORTALITÉ MILITAIRES EN TEMPS DE PAIX

Le soldat, quoiqu'il soit un sujet de sélection, paye son tribut à la maladie. D'après les dix dernières statistiques annuelles parues, sur 1,000 hommes présents, on trouve une moyenne journalière de 48,85 malades.

Pour 1,000 présents nous trouvons annuellement :

2,009 indisponibles à la chambre ;
319 malades à l'infirmerie ;
260 malades à l'hôpital.

Cela nous permet de constater que, dans le courant de l'année, chaque homme court le risque d'être indisposé deux fois, qu'un homme sur trois court le risque de passer par l'infirmerie, et qu'un homme sur quatre est exposé à entrer à l'hôpital.

D'après les mêmes statistiques, nous trouvons 20,67 journées de service pour une journée de maladie ; — 4,82 journées de maladie pour 100 journées de service. La durée moyenne de chaque maladie est de 7,04 jours.

Les affections saisonnières les plus communes sont,

dans la période estivale, les embarras gastriques et les diarrhées; dans la période hivernale, les affections des voies respiratoires, principalement les angines et les bronchites. Les petites épidémies de garnison les plus communes sont la grippe, la rougeole, l'oreillon, la conjonctivite purulente, l'héméralopie, la stomatite ulcéreuse, le goître.

En temps de paix et sur le territoire, il y a annuellement 9,11 décès pour 1,000 hommes ; en Algérie, il y en a 14,05. Les campagnes du Sud Oranais et de la Tunisie, pendant les années 1881 et 1882, nous ont donné une moyenne de mortalité de 43.65 °/₀₀.

La mortalité de la population civile est le double de celle de l'armée. Pour la population *totale* la moyenne de mortalité pendant les années 1873-1877 a été de 22,4 °/₀₀. Il faut se rappeler que dans la population totale entrent les enfants et les vieillards qui payent un large tribut à la mortalité, que dans la même population se trouvent les exemptés des conseils de revision, les réformés de l'armée et tous les déchets de la société.

La moyenne annuelle de mortalité relative aux années 1873-1881 dans les armées étrangères est de :

4,9 °/₀₀ en Allemagne ;
7,25 en Angleterre ;
10,88 en Autriche ;
10.74 en Italie ;
14,14 en Russie.

En Allemagne et en Angleterre, les militaires meurent moins qu'en France, par contre en Autriche, en Italie et en Russie la léthalité militaire est plus grande. Il faut dire qu'en Allemagne le recrutement des hommes est plus sévère que chez nous ; de plus, dans l'armée allemande, quotidiennement on s'empresse d'éliminer tout sujet *suspect* de tuberculose. En Angleterre, les militaires sont *gagistes ;* beaucoup ont une paye supérieure et un *confort* qui ne laisse rien à désirer.

Ce sont les soldats des bataillons d'Afrique et de la légion étrangère qui présentent la plus forte mortalité. Viennent ensuite les infirmiers. Les troupes qui présentent le moins de décès sont celles du génie et de l'administration.

Les maladies qui sont les principales causes de décès dans l'armée sont la phtisie, la fièvre typhoïde, la fièvre palustre, la dysenterie. Les 2/3 des décès sont dus à ces quatre fléaux. Cependant il est permis d'affirmer que l'état sanitaire de l'armée s'améliore : de 1840 à 1846, il y avait encore annuellement 32 décès pour 1,000 hommes ; en 1883, la mortalité fut de 8,15.

Les militaires qui, après avoir contracté une blessure ou une maladie graves, ne sont plus aptes à faire du service, sont *réformés*.

Il y a deux sortes de réformes, celle dite n° 1 et celle dite n° 2. La première est prononcée en faveur du militaire dont la santé a été lésée d'une façon sérieuse, *dans un service commandé.* Elle peut ouvrir des droits à une pension de retraite ou à une gratification renouvelable, lorsqu'il est reconnu par une commission *ad hoc* que le soldat réformé est condamné indubitablement à une incapacité de travail.

Avant d'être retraité, l'officier peut être placé dans

la position de non-activité pendant trois années consécutives.

La réforme n° 2 est prononcée à l'adresse du militaire qui, en dehors du service, a contracté une infirmité ou une maladie le mettant dans l'impossibilité absolue de servir.

La moyenne annuelle des réformes n° 1 (période de 1873 à 1882), pour 1,000 hommes, est de 1,48. Celle des réformes n° 2 est de 10,54; celle des retraites est de 0,24.

ART. 2. — SOINS DONNÉS AUX MILITAIRES MALADES ET BLESSÉS. EXÉCUTION DU SERVICE SANITAIRE

Depuis le premier jusqu'au dernier échelon de la hiérarchie militaire, les gradés doivent veiller à la santé des hommes et concourir à prévenir les maladies. Le règlement sur le service intérieur des corps de troupe prescrit au colonel d'apporter toute sa sollicitude pour la conservation des soldats. « Tenant compte des indications du médecin-major, s'il y a lieu, des renseignements fournis par le régiment qui l'a précédé dans la localité, il arrête les prescriptions hygiéniques particulières qui lui paraissent nécessaires. Le même devoir incombe à tout chef de détachement. Le capitaine commandant est responsable de l'application, dans son escadron, ou dans sa compagnie, de toutes les règles d'hygiène prescrites. Il se fait rendre compte de tout ce qui peut intéresser la santé des hommes de son escadron. Le sous-officier s'assure que les ordres relatifs à l'hygiène et à la propreté corporelle des hommes sont exécutés. Il exige que les brigadiers et cavaliers changent de linge une fois par semaine, que leurs cheveux soient tenus courts, etc. » Si malgré toutes les précautions, toutes les mesures prises, l'homme tombe malade ou se trouve seulement indisposé, il doit avoir recours immédiatement au médecin du régiment.

Les militaires légèrement indisposés sont exemptés de service et comptent dans la catégorie des hommes dits *malades à la chambre*. Ceux qui sont plus gravement atteints sont gardés et soignés à l'*infirmerie* du corps. Ceux qui sont sérieusement malades ou blessés sont dirigés sur l'*hôpital*. Ceux qui ont des affections chroniques non rédhibitoires peuvent être proposés pour une saison aux *établissements thermaux* ou pour les *bains de mer*.

1° *Malades à la chambre*. Un homme à la chambre reçoit les petits soins que nécessite son indisposition. S'il est légèrement blessé, les infirmiers le pensent sous la surveillance d'un médecin; s'il a besoin d'une médication quelconque, elle lui est toujours octroyée. Les exemptions de service peuvent être partielles, c'est-à-dire qu'un soldat qui a une écorchure au pied, par exemple, peut très bien assister aux cours assis, qu'un autre qui a une plaie de main peut étudier sa théorie, qu'un autre qui a un léger furoncle peut faire le pansage.

2° *Malades à l'infirmerie*. Ceux-ci ont déjà une affection intéressante. De par les réglements, il n'est pas permis aux médecins de régiment de conserver dans les salles de malades de l'infirmerie des hommes profondément atteints; dès que la lésion présente une certaine gravité, l'intéressé doit être évacué sur l'hôpital militaire, ou mixte, ou à défaut de ces deux, à l'hospice civil.

On soigne à l'infirmerie le rhumatisme léger, quelques névralgies, les angines simples, les laryngites et laryngo-bronchites sans fièvre, les embarras gastriques, la jaunisse, l'entorse non compliquée, la blépharite, les otites légères, les furoncles, les abcès et les phlegmons peu étendus, l'ongle incarné, quelques maladies de peau, parasitaires ou non, les plaies des parties superficielles, les brûlures et les congélations peu étendues.

Les malades à l'infirmerie sont visités tous les matins et, s'il y a lieu, dans l'après-midi. Ils peuvent être soumis, si leur état l'exige, à un régime alimentaire spécial, préparé par une cantinière du quartier. Pour les locaux de l'infirmerie, voir page 246.

Les *infirmiers régimentaires* sont institués et instruits spécialement pour donner des soins aux hommes. Les corps d'infanterie, de cavalerie et d'artillerie doivent posséder un infirmier par compagnie, escadron ou batterie. L'infirmier est choisi dans la troupe ; on prend généralement un homme dont la moralité, la probité et le dévouement sont indiscutables.

Chaque compagnie d'infanterie et chaque batterie montée doivent avoir en outre quatre *brancardiers*, parmi lesquels sont deux ouvriers, le tailleur et le bottier, désignés pour suivre en cas de mobilisation. Les infirmiers sont placés sous la convention de Genève ; les brancardiers ne le sont pas. Ces derniers sont exercés exclusivement à la manœuvre du brancard d'ambulance, c'est-à-dire au transport des blessés.

Le médecin-major chef de service est responsable de l'instruction des infirmiers et des brancardiers.

3° *Malades aux hôpitaux*. Il y a trois sortes d'hôpitaux à l'usage de l'armée : l'hôpital militaire, l'hôpital mixte ou militarisé, l'hôpital civil.

Le service de santé de l'armée a à sa disposition 81 hôpitaux militaires proprement dits, dont 37 en France et 44 en Algérie. Il possède, en plus, des hôpitaux de création récente en Tunisie, et des hôpitaux-ambulances en Algérie et en Tunisie.

Les hôpitaux militaires proprement dits forment cinq classes. Ceux de la première ont au moins six cents lits ; ceux de la dernière en ont au moins deux cents. Au service des hôpitaux militaires, il faut rattacher un magasin central des effets des hôpitaux et une pharmacie centrale à Paris, un magasin d'effets et un dépôt de médicaments à Marseille, enfin un magasin d'effets à Alger.

Le personnel des hôpitaux militaires comprend un médecin-chef, des médecins et pharmaciens militaires, des officiers d'administration, des sergents, caporaux et soldats infirmiers, enfin des sœurs hospitalières. Les infirmiers sont tirés des sections d'infirmiers militaires.

La visite des malades a lieu à 7 heures en été et à 7 heures et demie en hiver. La contrevisite a lieu à 3 heures. Dans certains hôpitaux il y a, en permanence, un médecin de garde. Partout et toujours il y a des infirmiers et des sœurs de garde.

Sont admis dans les hôpitaux militaires, à la charge du département de la guerre, les officiers, les assimilés, les fonctionnaires militaires ayant rang d'officier, les sous-officiers et soldats y compris les gendarmes, les enfants de troupe, les caserniers, les employés du ministère de la guerre. Sont admis, à charge de remboursement, les militaires en retraite, le personnel de la marine de l'Etat, puis, quand ils sont attachés à l'armée, les employés des douanes, les agents des eaux et forêts, les employés de la trésorerie et des télégraphes.

D'après le décret du 3 février 1880, les hospices de villes de garnison sont classés dans la catégorie des hospices mixtes ou militarisés et doivent recevoir, à charge de remboursement, les militaires de la garnison, ceux de passage, ceux qui sont évacués et les catégories de malades énoncées plus haut. Ces hospices doivent contenir des chambres pour officiers et sous-officiers et des salles distinctes pour les soldats fiévreux, blessés, vénériens. On exige, de plus, des cabinets d'isolement pour les malades atteints d'affections contagieuses, pour les ophtalmiques et pour les détenus.

Dans les hôpitaux mixtes, le traitement des militaires est ordonné et surveillé par les médecins de la garnison.

Quelques villes, elles sont rares heureusement, ne sont pas encore parvenues à s'entendre avec l'administration de la guerre au sujet de la transformation de leur hôpital en hospice mixte. Dans ces garnisons, les militaires hospitalisés sont soumis au régime commun.

4° *Établissements thermaux*. Les militaires en activité, ou considérés comme tels, et les militaires retraités peuvent être dirigés sur des établissements thermaux pour y faire une cure. Ces établissements appartenant exclusivement à l'armée sont situés, en France, à Amélie-les-Bains, Barèges, Bourbonne, Bourbon-l'Archambault, Plombières, Vichy, et, en Algérie, à Hammam-Rira, à Hammam-Mélouane, aux Bains de la Reine et à Hammam-Meskoutine.

Dans l'armée, nous rencontrons des affections chroniques qui sont principalement le résultat de campagnes difficiles, de séjours prolongés dans les colonies ou dans les postes malsains de l'Algérie et de blessures de guerre; nous nous trouvons en présence d'affections rhumatismales chroniques, de rétractions musculaires, d'ankyloses, d'anciennes fractures, de blessures à cicatrice douloureuse, d'impaludisme chronique, d'engorgements des viscères, d'hépatites, de splénites, d'anémies, de cachexis, eh bien! tous ces maux, greffés généralement sur des officiers ou soldats qui ont peiné sous le harnais militaire, doivent trouver un adoucissement, sinon une guérison entière, dans les établissements thermaux.

5. *Bains de mer.* Nous envoyons à Marseille, à Nice, à La Rochelle, à Dunkerque et à Calais, soit en subsistances dans les corps de troupe stationnés dans ces localités, soit en pension dans les hôpitaux militaires, les soldats qui ont besoin de prendre des bains de mer. Ce sont généralement de jeunes militaires lymphatiques, sur la lisière de la scrofule, ou bien des hommes anémiés et éprouvés par des campagnes, ou bien encore des convalescents d'affections graves.

CHAPITRE IX

Hygiène de guerre

Une nation étrangère peut se mettre en marche contre la France, notre territoire peut être envahi, notre honneur national peut avoir subi une grave atteinte, la guerre est inévitable, que va-t-il se passer ?

L'ordre de mobilisation est signé : tous les corps d'armée comblent leurs cadres, assurent leur armement, leurs vivres, et se mettent en branle pour composer des armées. Celles-ci se concentrent et entrent en lutte. Les 19 corps d'armée permanents et le 20e organisé au moyen des bataillons de chasseurs à pied et de troupes de réserve, doivent former quatre armées distinctes.

Les corps d'armée parfont leurs cadres avec les hommes de la disponibilité (c'est-à-dire avec ceux qui ont été renvoyés dans leurs foyers avant l'expiration de leur cinq ans de service actif), avec les réserves, avec les dispensés en vertu de l'article 17, avec les engagés volontaires, avec les engagés pour la durée de la guerre.

Derrière l'armée active se lève l'armée territoriale qui s'organise de la même manière et qui peut être appelée à prendre part directement à la lutte.

Dès les premières heures de la mobilisation, la France entière, jusque dans ses derniers recoins, éprouvera une sorte de tressaillement; l'appel aux armes retentira jusqu'au plus lointain hameau et tout homme valide se mettra en route pour rejoindre le poste qui lui est assigné de longue date. La prochaine guerre nous réservera bien des surprises. Ces masses d'hommes accumulées ne s'empoisonneront-elles pas elles-mêmes? N'exerceront-elles pas une action délétère sur toute une région? Pourront-elles, même en cas de victoire, assurer longtemps leurs subsistances et celles de leurs chevaux? Pourront-elles, en cas de défaite, battre en retraite sans s'entre-choquer et s'écraser?

Chacun sait que la période de paix est la préparation à la guerre; tout ce que nous avons écrit dans les chapitres précédents trouve son application en cas de mobilisation générale. C'est au moment de la guerre, plus que jamais, que l'Etat doit avoir de la sollicitude pour son défenseur, c'est à ce moment surtout que la santé des troupes représente un capital qu'il ne faut pas gaspiller. Le soldat qui fait campagne doit être bien vêtu et bien nourri; si le logement est problématique, la nourriture ne doit jamais l'être et le vêtement ne doit jamais faire défaut. Et puis, lorsqu'il tombe frappé, mortellement ou non, soit par une balle ennemie, soit par la maladie, ce soldat qui s'est sacrifié ne mérite-t-il pas que l'Etat lui donne tous ses soins et fasse des sacrifices pour lui?

Instruit par l'expérience, notre gouvernement saura remplir ces devoirs.

§ 1. **Alimentation en temps de guerre.** Nous avons déjà parlé plus haut des denrées alimentaires. Ces denrées devant être consommées en tous temps pour en permettre le renouvellement, il n'y a pas, à proprement dire, de vivres spéciaux pour le temps de guerre. Il ne nous reste qu'à étudier le mode d'approvisionnement des troupes.

Pendant les transports stratégiques, les soldats reçoivent des aliments dans les *haltes-repas*, c'est-à-dire dans les stations de chemin de fer organisées pour pouvoir fournir aux hommes de passage une nourriture complète.

Aux armées en campagne, les services chargés de l'alimentation se répartissent en trois groupes distincts : 1° la direction générale ; 2° les services de première ligne ou de l'avant ; 3° les services de deuxième ligne ou de l'arrière.

1° La *direction générale* est confiée à un fonctionnaire militaire, chef des services de l'alimentation, qui doit avoir sa place au grand état-major et séjourner au grand quartier général. Il a sous ses ordres l'intendant militaire attaché au quartier général de chaque armée.

2° Le *service de l'avant* puise ses ressources dans les *vivres du sac* du soldat, dans les *vivres des convois régimentaires*, dans les *vivres des convois administratifs*, dans le *troupeau du corps d'armée*, dans les ressources mêmes du pays, c'est-à-dire dans l'*exploitation locale*.

Les vivres du sac (biscuits, petits vivres, conserves) sont une réserve de *deux jours* à laquelle il n'est fait appel qu'à la dernière extrémité. On ne doit employer les vivres du sac que si tout ravitaillement est impossible. — Les vivres de convois régimentaires suivent les corps de troupe et sont distribués au gîte d'étape, ou au cantonnement, ou au bivouac. Les voitures régimentaires peuvent fournir à la subsistance des hommes et des chevaux pendant *deux jours*. Elles sont sous la surveillance de l'*officier d'approvisionnement* qui est chargé de les ravitailler en s'abouchant avec les convois administratifs. — Les vivres des convois administratifs sont attachés aux divisions d'infanterie. Ils sont voiturés, en échelon spécial dans les colonnes de marche, par le train des équipages. Ils représentent *quatre jours* de subsistance. L'officier d'approvisionnement vient y puiser les rations nécessaires à son régiment. Les convois sont alimentés par les magasins de l'armée, par les réquisitions, ou par les prises faites sur l'ennemi. Le troupeau des corps d'armée ferme la marche des services de l'avant. Il doit fournir, pendant *six jours*, de la viande fraîche à tout un corps d'armée.

Une armée peut donc vivre pendant huit jours de ses propres ressources et peut, en outre, être assurée d'avoir de la viande fraîche pendant six jours.

L'exploitation du pays occupé se fait par achats, par réquisitions et par impositions. Le règlement sur le service des armées en campagne prescrit de vivre, autant que possible, sur les pays. Les ordres de réquisition sont adressés aux municipalités ou, à leur défaut, aux notabilités locales. En cas de résistance on enlève les denrées de vive force. Les généraux en chef et de corps d'armée peuvent faire nourrir les hommes et les chevaux par les habitants, à charge de remboursement ultérieur, si l'on est en pays ami, gratuitement, si l'on est en pays ennemi. Dans un pays conquis, les généraux en chef peuvent réclamer pour leurs troupes des distributions et des avantages extraordinaires.

3° *Le service de l'arrière*, d'après le décret de 1884, embrasse tout ce qui assure la continuité et la facilité des relations et échanges entre les armées en campagne et le territoire national. Il est installé, sur la voie ferrée qui conduit à la frontière, une station dite *pointe de départ d'étapes* où arrivent tous les envois de l'intérieur et d'où partent tous les approvisionnements pour les armées en campagne. Ces approvisionnements sont dirigés vers les *stations-magasins* qui déversent à droite et à gauche leur contenu. Si une armée est en détresse et ne peut attendre les approvisionnements des stations-magasins, elle trouve des ressources immédiates dans ce que l'on appelle les *en-cas mobiles*, c'est-à-dire des trains formant magasins roulants et se tenant à proximité des combattants. Les en-cas mobiles représentent, dans le service de l'arrière, les vivres du sac du service de l'avant. Toutes ces opérations de ravitaillement sont sous la direction d'un officier général qui prend le nom de *directeur général des chemins de fer et des étapes*.

Afin que le soldat en campagne puisse prendre ses repas chauds, au moment opportun, il a été inventé différents appareils, tels que les marmites de campagne et les voitures-cuisines. Nous avons parlé plus haut des haltes-repas qui n'ont leur utilité que dans les transports par chemin de fer.

La marmite norvégienne se compose d'un récipient métallique qui est logé dans une boîte en bois, capitonnée sur toutes ses faces internes d'un épais feutrage de laine (fig. 49). Non seulement la soupe et les aliments placés dans la marmite restent chauds, mais encore ils continuent à cuire lentement. On sait que la soupe se cuit mieux à 90° qu'à 100°. Au bout de 5 ou 6 heures, la marmite bien close n'a guère perdu plus de 8° à 10°.

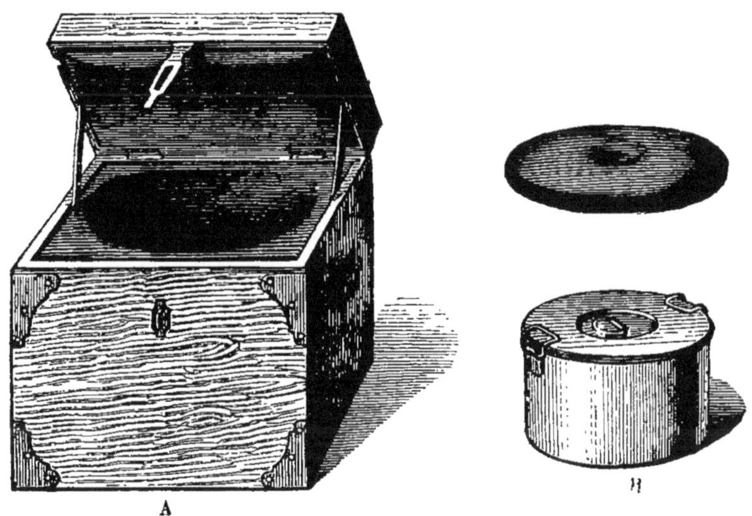

Fig. 49. — Marmite norvégienne.

En Autriche, on a expérimenté une marmite de campagne, *Beursl'sche dampf kochapparat*, qui se rapproche de la marmite norvégienne. Elle est en fer battu; le couvercle s'y applique hermétiquement au moyen d'une rondelle de feutre et de quatre boulons. Il est muni d'une soupape de sûreté. Elle peut contenir 30 litres. On retire la marmite du feu dès que son contenu est porté à l'ébullition, on boulonne le couvercle et on entoure le tout de couvertures et de paille. L'aliment reste chaud 5 ou 6 heures.

Les Allemands ont inauguré les voitures-cuisines

lors de la guerre 1870-1871. Ils n'en ont pas paru satisfaits. Depuis, il a paru divers systèmes qui méritent d'être mentionnés, celui de M. Georges Ville, celui des officiers belges Terwangne et Goffinet, celui d'un officier sarde, M. Cafalli. La voiture du chevalier de Max Pattoni, colonel de honveds, commandant la première demi-brigade hongroise, paraît assez bien conditionnée. Elle est à quatre roues ; sa caisse se compose d'un foyer et d'un four. Le four sert à cuire la viande dans plusieurs casiers superposés. Il est flanqué de deux marmites rectangulaires dans lesquelles se cuisent la soupe, le rata et les goulias (plat national hongrois). Sous le siège du cocher se trouvent deux marmites de rechange et un percolateur à café. Une machine à hacher la viande peut fonctionner automatiquement, pendant la marche, au moyen d'une chaîne sans fin mue par une des roues.

Le biscuit de troupe est une substance alimentaire destinée à remplacer le pain et pouvant se conserver pendant plusieurs mois. Nous avons étudié déjà sa composition et sa fabrication, c'est un aliment sain. Néanmoins, il ne peut indéfiniment tenir lieu de ce pain que les hommes mangent depuis leur jeune âge et qui n'inspire jamais de dégoût. A la longue, le biscuit devient difficile à digérer et les hommes ne le mangent plus qu'avec répugnance. Il est des circonstances de guerre où le pain fabriqué en France ne peut plus arriver jusqu'aux troupes, soit que celles-ci se trouvent à une trop grande distance, soit que les moyens de communication ne présentent plus une sûreté et une accélération suffisantes. Il peut se faire encore qu'outre ces dernières circonstances, l'armée soit en un pays ravagé qui ne peut rien produire et qui est dénué de toutes ressources. Il devient nécessaire de pouvoir fabriquer du pain sur place et de posséder pour cela des appareils portatifs, placés dans le matériel

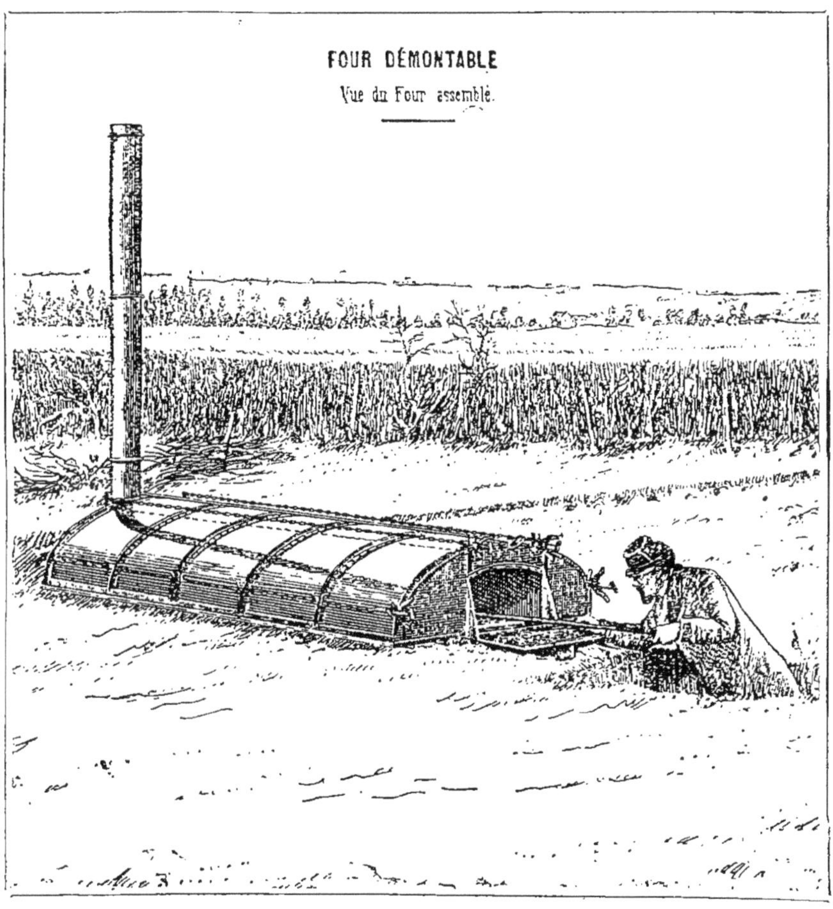

Fig. 50. — Four démontable de campagne, adopté par l'armée française Système Geneste, Herscher et Somasco. Appareil monté sur un so quelconque et prêt à fonctionner.

des subsistances. Bien avant la guerre de 1870-1871, en Algérie et au Mexique, l'administration de la guerre s'était préoccupée de cette question et avait adopté, pour les corps d'armée, un four démontable et transportable sur des fourgons ou à dos de mulet. Ce four, appelé *four Lespinasse*, du nom de son inventeur, se composait de deux cent deux pièces de tôle. Ce chiffre est considérable. Geneste, Herscher et Somasco se sont inspirés du four Lespinasse et ont construit un appareil composé de travées de tôle que l'on juxtapose sur le sol et que l'on serre l'une contre l'autre au moyen de chaînes et de vis à oreilles. On creuse devant la porte un trou dans lequel se place l'homme chargé d'enfourner (fig. 50).

La terre du trou peut être rejetée sur le four pour lui faire une enveloppe isolante. Chaque travée pèse de 20 à 25 kilogrammes. Le nombre des travées varie de 2 à 5; la fournée de pain varie de 25 à 80 kilogrammes. Le chargement et le déchargement, le montage et le démontage du four dmandent du temps: ausssi MM. Geneste, Herscher et Somasco ont-ils fait adopter dans les corps d'armée un deuxième four, le four locomobile (18 fours par corps).

Le four locomobile (fig. 51 et fig. 52) se compose d'un fourgon à quatre roues, de 3 mètres de longueur, en tôle peinte, divisé en deux compartiments superposés. Chaque compartiment peut servir à la cuisson de 40 pains de deux rations. On peut faire douze fournées dans les vingt-quatre heures, soit 1920 rations de 750 grammes. A chaque four sont attachés un brigadier, deux pétrisseurs et deux servants. La préparation du levain et sa fermentation demandent quinze heures. Pendant l'expérience de mobilisation qui a eu lieu en septembre 1887, dans le 16e corps, la boulangerie de campagne fut installée sur la place d'Armes de Carcassonne. Elle comptait huit fours démontables

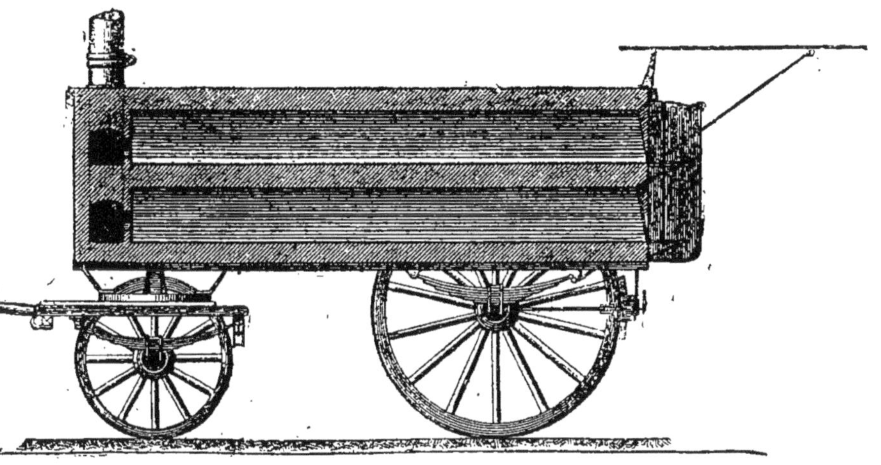

Fig. 51. — Four locomobile de campagne, en usage dans l'armée française. (Coupe longitudinale.)

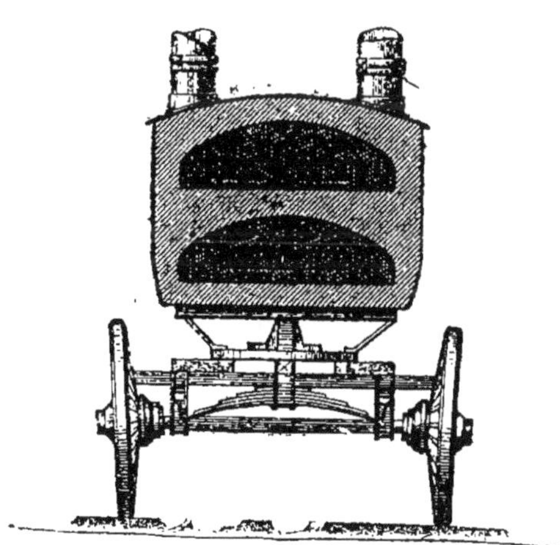

Fig. 52. — Four locomobile de campagne. (Coupe transversale.)

placés sur le sol et huit fours locomobiles. Leur fonctionnement a été parfait.

§ 2. **Vêtement du soldat en campagne.** — Ce vêtement est le même qu'en temps de paix ; il ne varie que sous les latitudes où le climat est extrême. Ainsi, au Tonkin, nos troupes portent le casque indien ; en Crimée, les officiers et les soldats ont reçu des vêtements spéciaux, d'amples capotes dites *criméennes*, munies d'un capuchon ; ils reçurent, en outre, des gilets, des caleçons de laine et des espèces de feutres qui servaient à recouvrir les chaussures.

Les dépôts des corps de troupe assurent, en campagne, les approvisionnements d'effets d'habillement et de chaussures. Ces dépôts dirigent les effets sur les magasins centraux de l'armée mobilisée, et le personnel de ces magasins se charge de la distribution. En cas urgent, le service de l'intendance peut provoquer de l'autorité militaire des réquisitions ; il peut aussi faire installer, à la suite de l'armée, des ateliers de confections, sous la direction d'officiers d'administration du service de l'habillement.

§ 3. **Habitation du soldat en campagne.** — Les habitations du soldat, en temps de guerre, sont les mêmes que celles dans lesquelles il s'abrite en temps de paix, soit temporairement, soit d'une manière stable. Il ne nous reste donc plus qu'à parler du *bivouac*.

Le mot bivouac semble venir de deux mots allemands *bei*, auprès, et *wacht*, garde. Dans l'origine le bivouac n'était qu'une grand'garde. De nos jours, c'est un campement provisoire en plein air ; c'est un établissement à la belle étoile.

Le bivouac est une des dures nécessités de la guerre. On l'a considéré comme une habitation temporaire et dans tous les traités d'hygiène il est cité comme tel ; il est la négation de toute habitation. C'est le sol, comme plancher, avec son contact humide et froid, avec toutes ses émanations ; c'est le ciel, comme plafond, avec ses nuages qui crèvent ou son rayonnement nocturne ; c'est, comme enveloppe, l'atmosphère avec toutes ses variations et toutes ses surprises. Quand les soldats peuvent allumer des feux et se blottir autour, quand ils peuvent allonger vers la chaleur leurs membres transis, le mal a son remède, mais quand les exigences de la guerre interdisent toute flamme qui pourrait dénoncer la présence de troupes, quand il est même interdit de parler, alors la résistance physique et la force morale ne sont pas un vain mot. Il fait nuit, il tombe de l'eau ; les heures sont longues lorsque la patrie est absente, lorsque les camarades qui sont tombés la veille viennent hanter la pensée, lorsque le lendemain est inconnu. Là se révèle le courage aussi précieux que le rayon de soleil qui vous sèchera dans quelques heures, aussi précieux que le succès qui efface le souvenir de toutes les peines.

Quelquefois, il est possible de construire un abri avec quelques branches d'arbre sur lesquelles on pose une couche de paille, de bruyères, de feuilles. Au bivouac, un fantassin a toujours la facilité d'abriter sa tête ; il décroche son sac et le maintient incliné au moyen de sable, de cailloux ou d'effets personnels, c'est un oreiller improvisé ; il soulève le rabat du sac et le laisse retomber sur sa tête, c'est un petit toit protecteur.

Le bivouac dispense de traîner tout l'attirail de

campement ; par ce fait, il allège l'homme de 1,820 grammes.

§ 4. **Service de santé en campagne.** — A. *Morbidité et mortalité en temps de guerre.* — En temps de guerre, il faut considérer la mortalité due au feu de l'ennemi et celle due aux maladies, surtout aux maladies épidémiques.

Les grandes épidémies d'armée sont le typhus, la dysenterie, le choléra, la variole, le scorbut. *La mortalité due aux maladies est bien plus élevée que celle due au feu.*

Pendant la guerre de 1870-71, nous perdîmes 138,871 hommes dont 136,540 de l'armée de terre et 2,331 de l'armée de mer. Nous comptâmes 137,626 blessés et 339,421 malades. Nous perdîmes 2,977 officiers. 17,240 Français de tous grades moururent en captivité, en Allemagne ; 1,701 succombèrent en Suisse ; 124 en Belgique.

L'armée de Versailles perdit par le feu, dans les trois mois qu'elle combattit sous les murs de Paris, 1,062 militaires de tous grades ; elle eut 6,775 blessés.

L'armée allemande (1870-1871) sur un effectif moyen de 850,600 hommes, perdit 44,750 militaires de tous grades dont 30,491 par le feu et 14,259 de maladies.

La mortalité par le feu a été pour l'armée allemande, contrairement à ce qui s'est passé chez nous, supérieure à la mortalité due aux maladies. Le nombre des blessés fut de 127,867, chiffre s'approchant du nôtre. La mortalité des blessés fut de 8.40 °/₀, tandis que chez nous elle fut de 21 °/₀.

D'après les chiffres de mortalité énoncés dans les pages précédentes, on peut conclure que, sur 22 (21,66) combattants, il y a 1 tué ; que sur 7 combattants, il y a 1 blessé.

Sans tenir compte de la perfection des armes actuelles qui ont à faire leur preuve, on peut affirmer que, partant en guerre, on a vingt-deux chances contre une de ne pas être tué et sept chances contre une de ne pas être blessé.

Les médecins qui sont discutés comme combattants, ne sont pas épargnés par le feu de l'ennemi ; ils le sont encore moins par les épidémies d'armée. En Crimée, il est mort 100 médecins, sur un cadre de 400 à 450. Au Mexique, le service de santé perdit le tiers de son personnel.

La balle est l'engin le plus meurtrier. Le maréchal de Saxe disait que, pour tuer un homme à la guerre, il fallait son poids de plomb. D'après M. de Chesnel, il en faudrait davantage : « Il aurait été tiré, du côté des Autrichiens, à la bataille de Solférino, 8,400,000 coups de fusil et on évalue à 2,000 tués et à 10,000 blessés la perte que le feu de l'infanterie a fait éprouver à l'armée franco-sarde. Chaque soldat blessé aurait donc coûté 700 coups de fusil et chaque mort 4,200 coups. Or, comme le poids moyen des balles était de 30 grammes, il aurait fallu au moins 126 kilogrammes de plomb par homme tué. »

Les Allemands auraient tiré, pendant la guerre de 1870-1871, 30,000,000 de coups de fusil et 362,000 coups de canon. Ils nous ont tué ou blessé 137,626 hommes.

D'après une statistique faite sur 206,489 blessés,

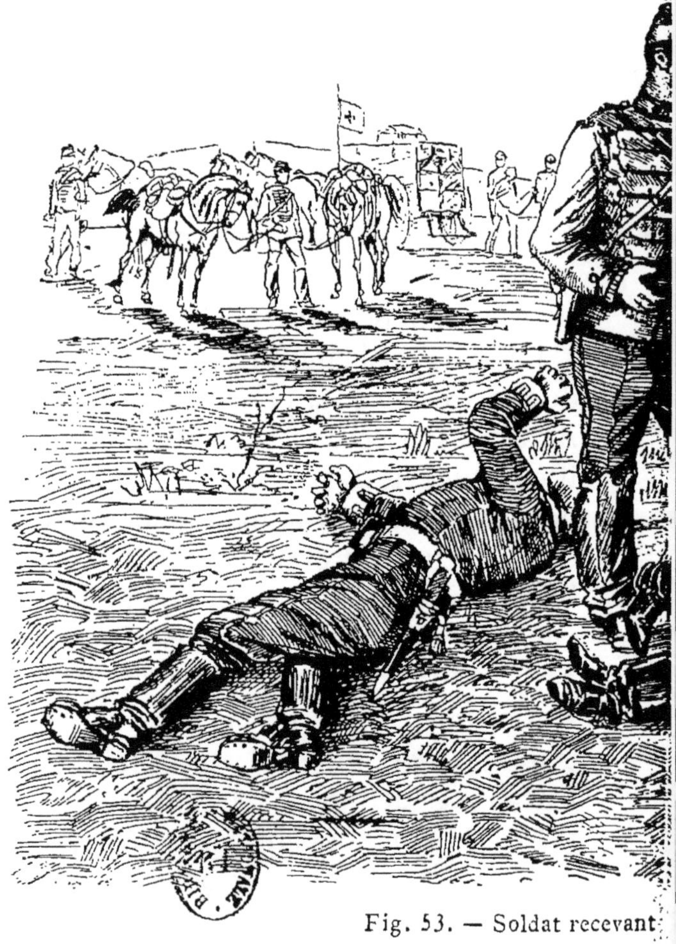

Fig. 53. — Soldat recevant

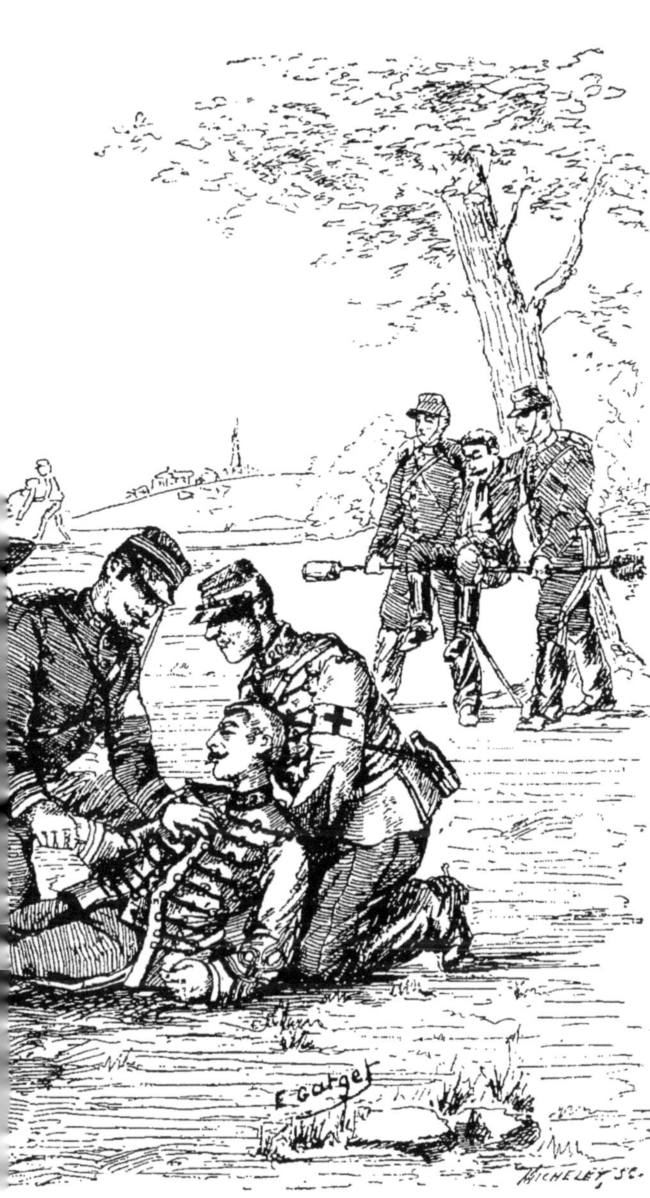

sur un champ de bataille.

les médecins militaires Chassagne et Emery-Desbrousses nous apprennent que sur cent risques d'être blessé, on en a :

34	d'être atteints	aux membres inférieurs ;
31	—	aux membres supérieurs ;
12	—	à la tête ;
10	—	à la poitrine ;
7	—	au bas du tronc ;
5	—	à l'abdomen ;
1	—	au cou.
100		

Les maladies chirurgicales dites du champ de bataille sont le plus communément les contusions superficielles et profondes, les fractures, les plaies, les brûlures.

Les plaies et les fractures réclament des soins immédiats ; les premières, parce qu'elles se compliquent d'hémorragies artérielles et veineuses ; les secondes, parce qu'elles sont extrêmement douloureuses. *Les hémorragies sont la cause de la mort des trois quarts des blessés sur le champ de bataille.* Il est de toute nécessité que les officiers et les soldats sachent : 1° reconnaître l'espèce d'hémorragie en présence de laquelle ils peuvent se trouver ; 2° arrêter cette hémorragie. Des conférences sont faites dans ce but par les médecins de régiment. Chaque militaire devrait, de plus, réglementairement, porter sur lui un paquet de pansement. La fig. 53 ci-contre nous montre un soldat blessé recevant des soins sur un champ de bataille.

B. *Paquet de pansement.* — Dans presque toutes les

nations étrangères, il est prescrit, en cas de mobilisation, de faire coudre dans une partie déterminée du vêtement du soldat ce que l'on appelle le *paquet de pansement*.

Les ministres de la guerre prussien et bavarois ont décrété, au mois de mars 1887, qu'en temps de guerre, tout militaire ou fonctionnaire mobilisé, de n'importe quel grade, serait pourvu d'un sachet de pansement *(verbandpäckelen)* composé des objets suivants : deux compresses en mousseline imprégnées d'une solution antiseptique de bichlorure de mercure, — une bande de pansement imprégnée de la même substance antiseptique, — une épingle de sûreté, — un morceau d'étoffe imperméable. Ce sachet est porté dans le pan gauche de devant de la tunique, de l'attila ou de l'ulanka ; il est cousu entre le drap et la doublure. Une maison spéciale de Berlin a dû délivrer 15,000 paquets de pansement par jour.

Le paquet de pansement de l'armée autrichienne a 7 centimètres de longueur sur 3 de largeur. Dans une enveloppe parcheminée se trouvent : une compresse de mousseline iodoformée de $0^{m}15$ sur $0^{m}20$, — une compresse de calicot, — une bande de deux mètres avec une épingle de sûreté, — 3 à 4 grammes de coton dégraissé et un morceau de tissu imperméable. Son poids est de 25 grammes.

Le professeur Delorme, du Val-de-Grâce (1), estime que « le paquet de pansement ne peut être pour le soldat qu'une surcharge inutile et son adaptation, qu'une perte sèche pour l'État ». — La surcharge n'est pas

(1) Revue critique parue en novembre 1884 dans les *Archives de médecine militaire*.

grande, elle se chiffre par 25 ou 30 grammes. Quant à la perte sèche pour l'État, elle ne pourrait exister si les sachets étaient livrés, au bout d'un certain temps d'emmagasinement, aux infirmeries des corps qui sauraient les utiliser avantageusement et économiseraient par cela même les linges à pansement qui coûtent si cher (bandes roulées 5 francs le kilogramme, linge 6 fr. 50).

Admettons qu'un médecin soit très actif et qu'il soit suivi d'un infirmier très actif. Ils se transporteront où le devoir les appellera : est-ce que le matériel de pansement contenu dans la sacoche d'ambulance (sacoche accrochée aux flancs du cheval de l'infirmier) sera suffisant? 730 grammes de bandes, 735 grammes de linge à pansement et 300 grammes de charpie seront bien vite dépensés !

C. *Plaque d'identité.* — Dès la première période de mobilisation, tout homme de l'armée active, de la réserve et de l'armée territoriale est tenu d'attacher à son cou, au moyen de cordonnets, une plaque de cuivre nickelé, ovale, de trois centimètres de longueur dans son plus grand diamètre, et portant gravés, d'un côté ses nom et prénoms, de l'autre l'indication du corps auquel il appartient et son numéro matricule.

Qui ne comprend combien cette plaque d'identité lèvera de doutes, que de troubles elle évitera dans les familles et quels services elle rendra à la société en faisant disparaître la *présomption de l'absence* ? Il faut espérer que la jurisprudence civile se contentera de cette preuve qui sera irrécusable.

Les soldats de l'armée active sont tous pourvus de

leur plaque d'identité. Pour les appelés, au moment de la mobilisation, ils la trouveront attachée à leur livret individuel.

Quelques colonels des régiments qui combattaient à Paris pendant la dernière guerre, avaient déjà fait coudre, de leur initiative personnelle, sur la doublure de la tunique ou du dolman de leurs hommes, une carte donnant des indications précises. Depuis de nombreuses années, les Prussiens ont adopté une carte en fer-blanc que chaque soldat reçoit en arrivant au corps et qu'il porte au cou, sur sa chemise. Pendant la guerre de sécession, chaque soldat des armées des États-Unis portait au cou une plaque en parchemin épais, sur laquelle étaient écrits ses noms et qualités.

D. *Exécution du service sanitaire en campagne.* — Tout ce que nous avons exposé sur l'exécution du service de santé en temps de paix, trouve son application en temps de guerre, avant, pendant et après l'action. Néanmoins, dans la période des hostilités, le service se complique et doit parer à un grand nombre d'éventualités, telles que le transport des blessés et leur évacuation.

A la tête du service de santé de plusieurs armées réunies se trouve un médecin-inspecteur général ; dans une armée se trouve un médecin-inspecteur ; dans un corps d'armée, un médecin-principal, etc. Le service comprend celui de l'avant ou de première ligne et celui de l'arrière.

a. Service de l'avant. — Il se compose de trois échelons : le service régimentaire, les ambulances, les hôpitaux de campagne.

Le service régimentaire donne des soins aux malades et blessés des corps de troupe en station, en marche et pendant le combat. Il est assuré par les médecins, infirmiers et brancardiers régimentaires. Les médecins et les infirmiers de toutes les formations sanitaires sont neutralisés et portent le brassard de la convention de Genève. Les brancardiers portent un brassard spécial et ne sont pas neutralisés.

Les médicaments, pansements et objets de secours se trouvent dans les sacs et sacoches d'ambulance des infirmiers, dans les musettes des brancardiers, dans les voitures médicales.

Pendant le combat, le médecin chef de service, après avoir installé ses postes de secours, envoie les brancardiers ramasser les blessés ; il les panse ou les fait panser et les évacue, s'il y a lieu, sur une ambulance ou sur un hôpital mobile.

Les ambulances concourent, avec le service régimentaire, à l'enlèvement des blessés, leur donne les secours nécessaires, et, quand ils sont transportables, les évacuent sur les hôpitaux de campagne. Chaque corps d'armée possède quatre ambulances :

L'ambulance du quartier général comprenant 27 voitures (voitures de transports, voitures techniques, fourgons d'approvisionnements), possède les ressources suffisantes pour panser 8.740 blessés ; elle est pourvue de 52 brancards, 10 paires de litières et 20 paires de cacolets ;

Deux ambulances divisionnaires comprenant chacune 21 voitures, 36 brancards, 20 paires de cacolets, 10 paires de litières, peuvent suffire à 8.749 pansements ;

L'ambulance de la brigade de cavalerie comprenant 8 voitures et 22 brancards peut suffire à 960 pansements. *L'approvisionnement total des ambulances d'un corps d'armée est d'environ 27.180 pansements.*

Les hôpitaux mobiles ou de campagne sont au nombre de douze par corps d'armée. Chaque hôpital possède 10 voitures et un approvisionnement suffisant pour faire 3.324 pansements. Certains de ces hôpitaux peuvent être temporairement immobilisés soit pour faciliter la guérison des malades, soit pour servir d'hôpitaux d'isolement en cas d'épidémie. Dans ce cas, ils sont surmontés d'un fanion jaune.

b. Service de l'arrière. — Il se compose des hôpitaux mobiles temporairement immobilisés dont nous venons de parler, des dépôts de convalescents, des hôpitaux d'évacuation, des infirmeries de gare, des transports sur route, par voies ferrées et par voie d'eau.

E. *Transport des blessés et malades.* — Le transport des malades et des blessés est une des nécessités les plus impérieuses en temps de guerre. Sans moyens de transports, pas d'évacuations possibles. Il faut à tout prix chercher à rendre les ambulances et hôpitaux disponibles pour recevoir de nouveaux malades et blessés, pour lutter contre l'agglomération et l'encombrement, pour améliorer la situation des militaires qui ont été éprouvés, enfin pour mettre l'armée d'opération et le pays qu'elle occupe, à l'abri d'épidémies redoutables.

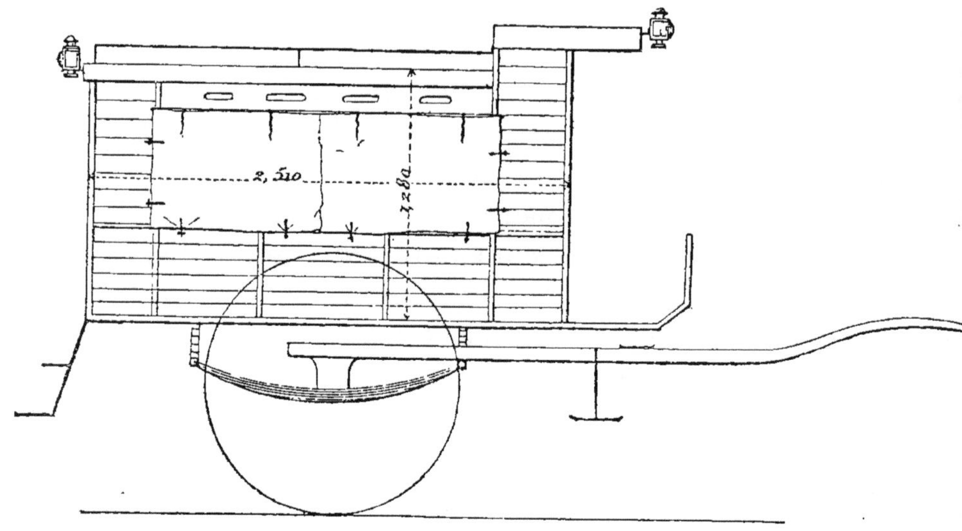

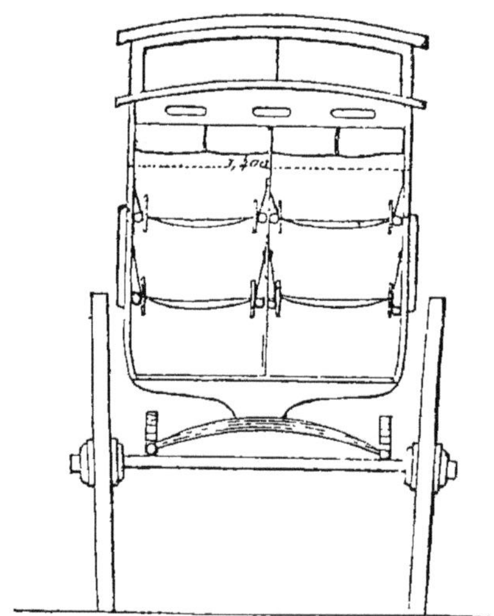

Fig. 54. — Voiture à deux roues pour quatre blessés.

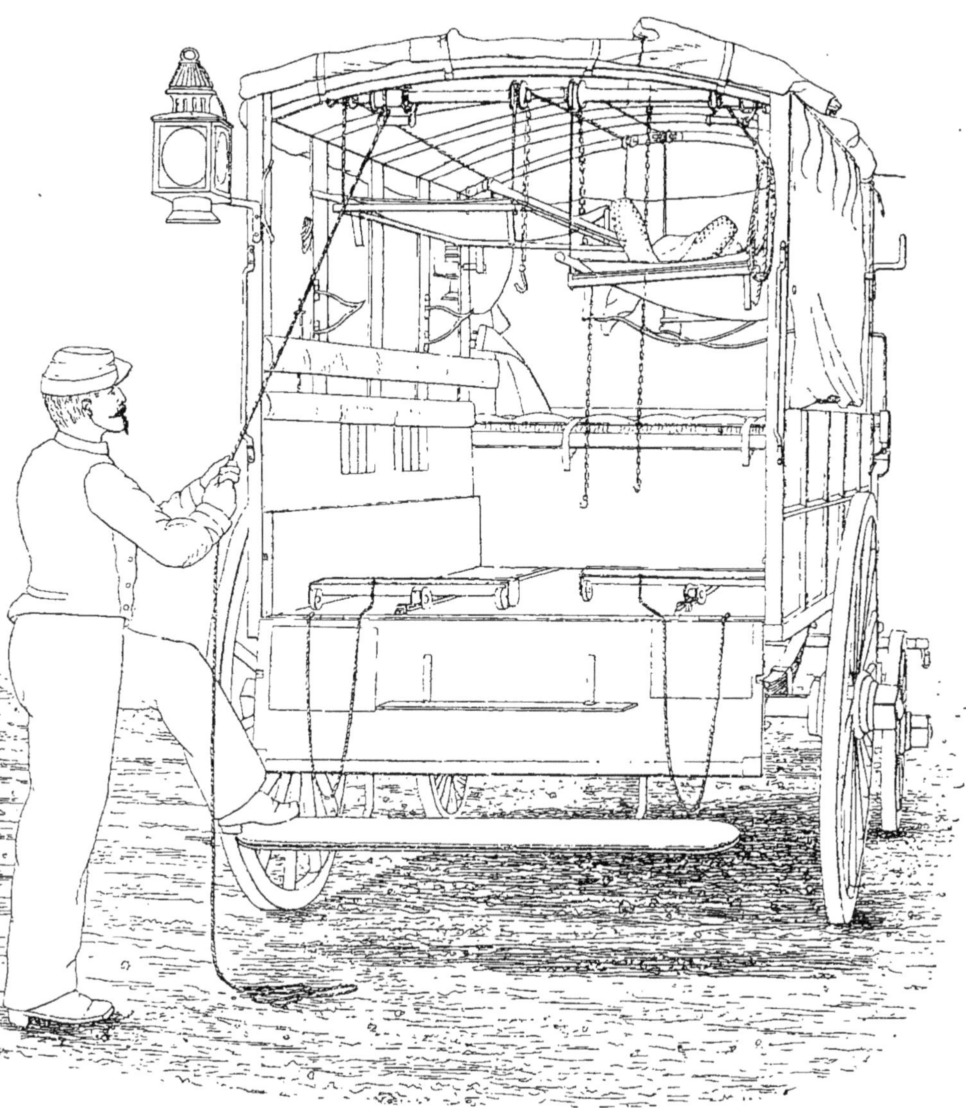

Fig. 55. — Voiture avec le travail et le chariot-rail de M. de Beaufort.

Les fig. 54 et 55 sont empruntées au livre : *Le matériel de secours de la Société française.* Manuel pratique de transport et d'hospitalisation rationnelle et rapide des blessés et malades par le docteur Riant. Paris, 1878.

a. Transport sur route. — Sur la proposition de l'inspecteur général du service de santé et d'après les ordres du directeur des étapes, on organise des convois d'évacuation de blessés et de malades au moyen :

Des *voitures réglementaires* appartenant aux ambulances. Elles sont à quatre roues ou à deux roues. Les premières, dites *omnibus*, peuvent contenir quatre malades couchés ou dix assis et les secondes, deux malades couchés ;

Des voitures spéciales appartenant à la Société française de secours aux blessés. Ces voitures, de types différents, sont presque toutes à quatre roues. Il y en a qui sont très confortables. Elles sont remisées à Auteuil (fig. 54 et 55) ;

Des *voitures auxiliaires* réquisitionnées chez les habitants et spécialement aménagées au moyen de cordes, de perches, de bottes de paille, de sacs de foin, de fagots.

Le *transport à dos d'animaux* ne se fait que dans les pays inaccessibles aux voitures.

b. Transport par voie ferrée. — Ce transport s'effectue au moyen de trains sanitaires permanents, de trains sanitaires improvisés, de voitures à voyageurs, dans les trains ordinaires ou en trains spéciaux.

Les *trains sanitaires permanents* sont de vrais hôpitaux roulants, organisés comme tels et dotés d'un personnel et d'un matériel complets. Leur prix de revient est énorme. Ces trains ne sont d'aucune utilité pendant la période de paix et se dégradent à la remise. La Société de secours aux blessés en possède un à son dépôt d'Auteuil ; les Sociétés de la Croix-Rouge d'Autriche et d'Allemagne en possèdent plusieurs. L'administration de la guerre, désireuse de ne pas immobiliser un capital considérable et de s'assurer un matériel suffisant en temps opportun, a renoncé aux trains sanitaires permanents et s'est rejetée sur les trains sanitaires improvisés.

Les *trains sanitaires improvisés* se composent de wagons de marchandises des compagnies de chemins de fer, wagons qui doivent recevoir, au moment du besoin, un aménagement provisoire facile à placer et à enlever (système du colonel Bry, système du médecin principal Gavoy, appareil du duc de Beaufort, pinces du diable, griffes de Hambourg, etc.).

Le train que l'on a appelé, à la Compagnie de l'Ouest, *train sanitaire permanent n° 1*, quoiqu'il ne soit pas permanent et qu'il n'ait pas été construit dans le but unique de ne servir qu'à l'évacuation des blessés, résume toutes les conditions du programme arrêté par la Commission militaire supérieure des chemins de fer. Il est formé de wagons servant, en temps ordinaire, au transit par grande vitesse. Aucun des modes de suspension des brancards ne mettant les blessés à l'abri des trépidations et des chocs, on a demandé au mode de suspension même du véhicule, l'élasticité nécessaire pour pallier à toutes secousses. Huit blessés trouvent leur place dans chaque wagon. Les véhicules communiquent entre eux par leurs extrémités. Ils sont ventilés, éclairés et chauffés. Leur nombre est de vingt-deux par train, dont seize sont affectés exclusivement au transport des blessés.

Les malades et blessés en état de voyager assis peuvent être placés dans des *voitures de voyageurs* de 1re, 2e et 3e classe, formant des trains spéciaux ou faisant partie de trains ordinaires.

c. Transport par voie d'eau.— Ce mode de transport présente des avantages nombreux. Les secousses sont insignifiantes, surtout sur les rivières et les fleuves. Le service peut s'exécuter facilement. L'eau ne manque jamais; sous les latitudes tempérées, la ventilation est douce et continue. Le règlement sur le service de santé en campagne est catégorique au sujet de ce mode d'évacuation : toutes les fois, prescrit-il, que le transport des malades et blessés, grièvement atteints, peut être opéré par eau, la direction des étapes organise de préférence des convois d'évacuation par eau.

Il faut distinguer les évacuations par mer, par fleuves, par rivières et par canaux. Les premières s'effectuent sur les bateaux-transports de l'Etat ou des grandes compagnies; les secondes, sur des bateaux à vapeur ou sur des bateaux remorqués; les autres sur des bateaux plats à halage. Tous ces bateaux sont aménagés en conséquence.

En cas de guerre, les chalands de la compagnie impériale de navigation du Danube sont transformés en bateaux-ambulances. Les malades et blessés doivent être transportés sur le Danube, la Theïss, la Drave et la Save. En 1877, le rapatriement des blessés et malades des troupes russes, stationnées au nord des Balkans, se fit par voie maritime. Treize vapeurs, dont quatre de la marine militaire, embarquaient les invalides à San-Stefano.

F. *Hygiène des champs de bataille.* — Quand on a vu un champ de bataille quelques heures après l'action, il en reste dans l'esprit un souvenir ineffaçable. Si le spectacle est lugubre, il ne manque pas de grandeur. Là sont toutes les images de la mort, la mort rapide qui laisse aux lèvres une phrase entrecoupée ; la mort du brave, qui se résigne et s'endort ; celle du désespéré qui crispe ses points et cherche à se rattacher à la vie.

Au camp de Sébastopol, le médecin-major Périer écrivit au médecin-major Armand : « Comme je parcourais le champ de bataille de l'Alma, le surlendemain de l'action, mon étonnement fut grand en apercevant çà et là bon nombre de cadavres russes qui conservaient des attitudes et une expression de figure offrant encore l'image de la vie. Quelques-uns paraissaient se tordre dans les angoisses de la douleur et du désespoir, mais la plupart avaient l'air empreint de calme et de pieuse résignation. »

Et Armand écrivit lui-même plus tard : « De tous les spectacles, le plus saisissant était de contempler, le soir à Magenta, les amoncellements de cadavres apportés aux bords de longues et profondes tranchées qu'on creusait pour les inhumer. La plupart de ces figures d'hommes exsangues étaient pâles sans doute, mais elles n'étaient pas livides, et, soit dit sans exagération d'amour-propre national, il y avait surtout chez nos Français tant d'énergique expression sur leurs mâles figures, tant de vie dans la mort, si on peut ainsi parler, qu'on eut été tenté de crier à leurs camarades creusant leurs fosses : Pas encore ! attendez, attendez ! »

Attendre est impossible. « Après la guerre, la peste ! » Ce dicton date des premiers âges de l'humanité. Tous ces hommes morts, qui mériteraient d'être conservés pieusement, deviennent promptement une source de méphitisme. Il faut faire disparaître, et le plus tôt possible, ces glorieuses victimes. Parmi les causes qu'il assignait aux fièvres pestilentielles, Galien signalait la putridité de l'air occasionnée par les corps morts laissés sur les champs de bataille. D'après Chenu, l'armée immobilisée devant Sébastopol fut frappée du typhus, non seulement à cause de l'agglomération de troupes au même endroit, mais à cause de nombreux cadavres d'hommes et d'animaux que la nature rocheuse du terrain n'avait pas permis d'enterrer à la profondeur nécessaire. L'ambulance de la première division du premier corps fut subitement envahie par le typhus : cinq médecins sur six furent frappés, trois succombèrent ; le général de division Brouat, campé à proximité, fut également frappé. On fit une enquête et on trouva la cause de l'infection : des cadavres avaient été mal enterrés dans le voisinage. Dès que l'ambulance fut déplacée, le typhus disparut. Un autre épisode de Crimée : tous les hommes qui prenaient successivement possession d'une certaine tente étaient frappés de typhus ; on creusa le sol de la tente et on trouva, à 33 centimètres de profondeur, le cadavre d'un soldat anglais.

Après la guerre de 1870-1871, à Metz, à Sedan, à Paris, il fallut procéder à des exhumations et à des assainissements considérables pour éviter la propagation du méphitisme. L'expérience servira de leçon. Tous les peuples civilisés savent aujourd'hui qu'après les batailles, il est très hygiénique d'inhumer les cadavres à deux mètres de profondeur, de n'en mettre que six dans la même fosse et de les enfouir à une certaine distance des habitations, des routes, des sources, des rivières, afin que l'eau ne soit pas adultérée et que les survivants ne soient pas intoxiqués par les émanations putrides ; tous les peuples civilisés savent aussi qu'il est opportun d'élever sur les tombes, des tumuli de 1m,50 à 2 mètres d'élévation et d'y planter des végétaux à croissance rapide, absorbant facilement les gaz, de la riante verdure, luzerne, chanvre, avoine ! Toutes les éventualités sont prévues, mais prévoyons-nous quelles seront les hécatombes qu'il faudra encore immoler à la colère des dieux ?

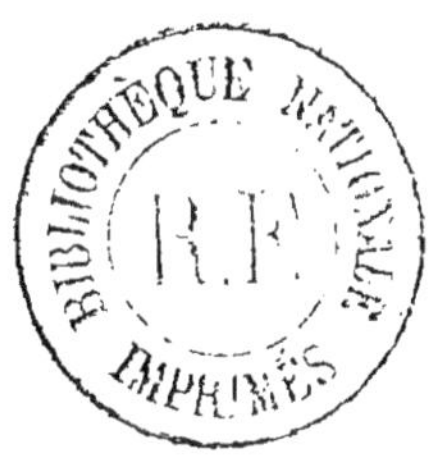

FIN

Tours, imprimerie E. Arrault et Cie.

www.ingramcontent.com/pod-product-compliance
Ingram Content Group UK Ltd.
Pitfield, Milton Keynes, MK11 3LW, UK
UKHW012151240726
13966UKWH00002B/261

9 782011 919090